LA GLYCOSURIE PHLORIDZIQUE

SON APPLICATION A L'EXPLORATION CLINIQUE DES FONCTIONS RÉNALES

PAR

LE Dr VALERY DELAMARE

ANCIEN INTERNE DES HOPITAUX DE PARIS

PARIS

G. STEINHEIL, ÉDITEUR

2, RUE CASIMIR-DELAVIGNE, 2

1899

LA
GLYCOSURIE PHLORIDZIQUE

SON APPLICATION A L'EXPLORATION CLINIQUE
DES FONCTIONS RÉNALES

DU MÊME AUTEUR

Examen extérieur de l'abdomen chez les dyspeptiques. Leçons de M. le Dr A. Mathieu, recueillies en collaboration avec Descazals. *Gaz. des Hôpitaux*, 1896. N°s 84 et 87.

Relation d'une épidémie de psittacose (en collaboration avec Descazals). *Gaz. des Hôpitaux*, 1896. N°s 93 et 94.

Les Diverticules de l'œsophage et du pharynx (en collaboration avec Descazals). *Gaz. des Hôpitaux*, 1897. N° 18.

De l'Emploi des solutions salines en injections massives (en collaboration avec Descazals). *Gaz. des Hôpitaux*, 1897. N° 66.

La Glycosurie phloridzique et l'exploration des fonctions rénales (en collaboration avec M. le Dr Achard). *Soc. de Biologie*, 3 Février 1899.

L'Exploration clinique des fonctions rénales par la glycosurie phloridzique (en collaboration avec M. le Dr Achard). *Bull. et Mém. de la Soc. Méd. des Hôpitaux*, 7 Avril 1899.

Dictionnaire des termes techniques de médecine (en collaboration avec Garnier). 1899.

LA GLYCOSURIE PHLORIDZIQUE

SON APPLICATION A L'EXPLORATION CLINIQUE DES FONCTIONS RÉNALES

PAR

LE DR VALERY DELAMARE

ANCIEN INTERNE DES HOPITAUX DE PARIS

PARIS

G. STEINHEIL, ÉDITEUR

2, RUE CASIMIR-DELAVIGNE, 2

1899

A MON ONCLE

LE DOCTEUR VALERY MEUNIER

INTRODUCTION

Ce travail a pour but de montrer que la glycosurie provoquée par l'injection sous-cutanée de phloridzine peut être employée avec avantage pour l'exploration des fonctions rénales.

Cette exploration est entrée dans le domaine de la clinique à la suite des recherches entreprises par M. Achard sur l'application du bleu de méthylène au diagnostic de la perméabilité rénale.

L'état fonctionnel du rein imprime à la glycosurie phloridzique ; comme à l'élimination du bleu de méthylène, des modifications qui peuvent être utilisées par la clinique. Toutefois, il existe une grande différence dans la manière d'agir de ces deux réactifs. Avec la phloridzine, il ne s'agit plus d'un corps qui traverse simplement l'économie avec une plus ou moins grande facilité suivant l'état du filtre rénal, mais d'une substance agissant directement sur le rein et provoquant la glycosurie lorsque cet organe fonctionne normalement. Le sucre, dont on surveille l'élimination urinaire, n'est plus un corps étranger dont l'organisme se débarrasse, c'est une substance qui faisait partie intégrante des tissus et des humeurs et qui, à l'état physiologique, ne passe dans l'urine qu'après administration de phloridzine. Sous l'influence d'un fonctionnement défectueux de la glande rénale, la glycosurie phloridzique subit des variations dont il importe de connaître les caractères.

Une partie des résultats, provenant des recherches entreprises dans ce but, ont été publiés en collaboration avec

M. le Dr Achard, qui m'a fait l'honneur de m'associer à ses travaux; je suis heureux de penser que les conclusions de cette thèse ont ainsi acquis une plus grande autorité.

Arrivé au terme de mes études médicales, je suis heureux de pouvoir témoigner ici ma reconnaissance aux maîtres qui m'ont accueilli dans leur service comme externe, interne provisoire et enfin interne titulaire.

EXTERNAT

M. le Dr Gingeot (Hôpital Saint-Antoine, 1891).
M. le Dr Millard (Hôpital Beaujon, 1892).

INTERNAT PROVISOIRE

M. le Dr Blum (Hôpital Saint-Antoine, 1893).
M. le Dr Giraudeau (Bastion 36, 1893).
MM. les Drs Deny et Chaslin (Hospice de Bicêtre, 1894).
M. le Dr Brissaud (Hôpital Saint-Antoine, 1894).

INTERNAT

MM. les Drs Chaput et Poirier (Hôpital Tenon, 1895).
M. le Dr Mathieu (Hôpital Andral, 1896).
M. le Dr Œttinger (Hôpital Broussais, 1897).
M. le Dr Achard (Hôpital Tenon, 1898).

M. le Dr Millard a toujours été pour moi un guide bienveillant et m'a prodigué ses conseils affectueux pendant toute la durée de mes études; qu'il me soit permis de lui adresser l'expression de mon inaltérable reconnaissance.

Je désire également témoigner ma gratitude à M. le

Dr Chaput, qui m'a toujours porté le plus amical intérêt; à M. le Dr Mathieu, qui m'a fait profiter de ses connaissances si étendues sur les maladies du tube digestif, et à M. le Dr Brissaud, dont les leçons magistrales sur les maladies du système nerveux m'ont initié à cette partie si intéressante de la pathologie.

J'adresse le témoignage de ma plus vive reconnaissance à M. le Dr Œttinger qui, pendant une année trop courte, m'a donné de si nombreuses marques d'affectueuse sympathie, et à M. le Dr Achard, qui m'a fait profiter de sa grande érudition avec une bienveillance inépuisable pendant ma dernière année d'internat.

Je remercie également M. le Dr Boissard, qui m'a initié à la pratique des accouchements, et a facilité mes recherches cliniques en m'ouvrant largement la Maternité de l'hôpital Tenon.

Que mes autres maîtres dans les hôpitaux, MM. les Drs Perier, Bazy, Galliard, Guinard, Lamy et Macaigne veuillent bien accepter aussi l'hommage de ma profonde gratitude.

Je ne saurais non plus oublier les bons conseils que m'a toujours prodigués le Dr Henri Meunier, mon aîné dans les hôpitaux.

Je remercie particulièrement M. le Prof. Debove du grand honneur qu'il m'a fait en acceptant la présidence de ma thèse et je le prie d'agréer l'expression de ma respectueuse reconnaissance.

LA

GLYCOSURIE PHLORIDZIQUE

SON APPLICATION A L'EXPLORATION CLINIQUE

DES FONCTIONS RÉNALES

HISTORIQUE

I. — Chimie de la Phloridzine.

La phloridzine a été découverte en 1835 par Stas et de Koninck[1] dans l'écorce de la racine du pommier[2]. Elle peut également être extraite de la racine du poirier, du prunier et du cerisier. Rochleder[3] a pu également l'extraire en grande abondance de l'écorce du tronc du pommier. Il est préférable néanmoins de s'adresser à la racine du pommier dont l'écorce contient moins de matières colorantes.

On prépare la phloridzine de la façon suivante : Après avoir fait une décoction aqueuse et concentrée d'écorce de racine de pom-

1. Stas et L. de Koninck. *Ann. der Chem. u. Pharm.*, 1835, Bd. XV, S. 75, u. 258 ; — *J. für prakt. Chem.* Bd. VIII, S. 88.

2. D'où son nom (φλοιός, écorce ; ῥίζα, racine). L'orthographe du mot a beaucoup varié. On l'a d'abord écrit *phloorrhizine*, puis *phlorhizine* (Coolen) et enfin *phlorizine* ou *phloridzine*, c'est cette dernière orthographe que nous adoptons, c'est d'ailleurs celle des auteurs allemands (Phloridzin) qui ont les premiers étudié l'action physiologique de cette substance. Citons enfin l'orthographe phonétique adoptée par les médecins italiens : *florizzina*.

3. Fr. Rochleder. *Wien. Akad. Ber.* Bd. LV, H. 2, S. 211 ; — *Zeitsch. für Chem.*, 1867, S. 237.

mier, on fait bouillir la liqueur obtenue, on la décante et on l'abandonne dans un endroit frais.

La phloridzine se précipite par le refroidissement, sous forme de longues aiguilles soyeuses, légèrement jaunâtres. Pour obtenir des cristaux incolores on défèque la solution avec du noir animal, puis on la concentre et on laisse cristalliser par refroidissement.

Si on veut la préparer en grande quantité, il est nécessaire de l'extraire à l'aide d'alcool très dilué ; l'écorce fraîche de la racine de pommier peut alors fournir jusqu'à 5 p. 100 de phloridzine.

La phloridzine se présente sous forme de très petites aiguilles soyeuses d'un blanc satiné, se réunissant en sphères de quelques millimètres de diamètre. Si elle se dépose lentement dans une solution étendue, les aiguilles sont longues et peuvent atteindre 1 ou 2 centimètres, elles sont de plus aplaties et ont un éclat nacré.

La phloridzine a une saveur amère peu marquée, suivie d'un arrière-goût douceâtre.

Sa densité est de 1,4298 à 19 degrés.

La solution alcoolique de phloridzine dévie à gauche les rayons de la lumière polarisée $[\alpha] = -39°,98$ (Bouchardat).

Les cristaux de phloridzine ont pour formule :

$$C^{21}H^{24}O^{10} + 2H^2O.$$

A 100 degrés ils perdent leur eau de cristallisation, et il reste de la phloridzine anhydre ($C^{21}H^{24}O^{10}$) qui commence à fondre à 106 degrés, mais la fusion n'est complète qu'à 109 degrés. Elle présente alors l'aspect d'une résine incolore qui ne tarde pas à se solidifier si on continue à élever la température ; à 130 degrés, elle est complètement dure. A 160 degrés, elle fond de nouveau, et à 200 degrés elle se décompose en donnant de l'eau et de la rufine.

La phloridzine cristallisée se dissout dans 1016 parties d'eau froide et dans 833 parties d'eau à 22 degrés ; elle est très soluble dans l'eau à 50 degrés et soluble en toutes proportions dans l'eau bouillante. Lorsqu'elle a été chauffée à 130 degrés, la phloridzine ne change pas de propriétés chimiques, mais devient moins soluble dans l'eau. La phloridzine est très soluble dans l'alcool, dans l'éther acétique, dans un mélange d'alcool et d'éther sulfurique, mais elle est insoluble dans ce dernier liquide. Les solutions alcalines faibles dissolvent très facilement la phloridzine, aussi les emploie-t-on de préférence aux solutions aqueuses pour les injections hypodermiques. Ces dissolutions doivent être conservées à l'abri de l'air, car elles absorbent l'oxygène avec avidité, prennent une coloration rouge-brun, et perdent leur réaction alcaline; il se forme des acides carbonique et acétique et une matière colorante rouge-brun.

L'acide sulfurique à 60 ou 70 degrés la transforme en une matière rouge nommée acide rufi- ou rutilo-sulfurique. Les acides sulfurique dilué, phosphorique, iodhydrique, chlorhydrique et oxalique, mis en présence d'une solution de phloridzine, la dédoublent à froid par un contact prolongé, et immédiatement en chauffant à 90 degrés, en glycose qui reste dissoute et en phlorétine qui cristallise.

$$C^{21}H^{24}O^{10} + H^2O = C^6H^{12}O^6 + C^{15}H^{14}O^5.$$

Phloridzine. — Glycose ou Phlorose. — Phlorétine.

Ce qui permet de considérer la phloridzine comme un glycoside de la phlorétine.

II. — La Phloridzine en Thérapeutique.

Environ un an après la découverte de la phloridzine, de Koninck faisait paraître à Louvain un travail sur les propriétés de ce corps [1]. Nous n'avons pu malheureusement trouver cet ouvrage, mais les discussions qu'il souleva à la Société de médecine de Gand et les recherches qu'il suscita parmi les médecins belges nous montrent quelle importance ces derniers attachaient à la nouvelle propriété découverte par de Koninck. Cet auteur avait en effet constaté que la phloridzine jouissait d'un pouvoir anti-fébrile, au moins aussi actif que celui de la quinine, et qu'elle pouvait remplacer avantageusement cette substance dans le traitement des fièvres intermittentes. Il communique notamment à la Société de médecine de Gand [2] l'observation d'une fièvre tierce, qui, ayant résisté aux

1. L. de Koninck. *Mémoire sur les propriétés et l'analyse de la phloridzine.* Louvain, 1836.

2. *Bulletin de la Société de médecine de Gand*, 1836 (séance du 3 mai).

fébrifuges connus, cède après l'administration de 16 grains (0^{gr},85) de phloridzine, en huit doses, le premier jour, de 30 grains (1^{gr},60) en dix doses le second jour, puis de doses décroissantes les jours suivants.

Von Coetsem cite également 6 cas de fièvres intermittentes guéries par une seule dose de 25 grains (1^{gr},30) donnés en une fois une heure avant l'accès. Il a remarqué en outre que la phloridzine ne provoque aucun des troubles digestifs ou nerveux qui accompagnent souvent l'administration du sulfate de quinine. Un mois plus tard[1] il communique les résultats obtenus chez 28 malades à chacun desquels il avait administré de 25 à 30 grains une heure avant l'accès, et n'observe que 2 insuccès.

Colson constate, lui aussi, les bons effets de la phloridzine chez 10 malades atteints de fièvres intermittentes.

La même année, Hanegraeff[2] étudie l'action de ce nouveau médicament chez 27 malades; 17 atteints de fièvre quotidienne et 5 atteints de fièvre tierce sont guéris après une dose de 30 grains donnée une heure avant l'accès; par contre, chez 5 malades atteints de fièvre quarte, il n'obtient que 2 succès avec des doses répétées. Il tire de ses observations les conclusions suivantes :

« 1° La phloridzine jouit de propriétés fébrifuges incontestables dans les fièvres quotidiennes et les fièvres tierces;

« 2° Ce médicament est moins heureux dans les fièvres quartes;

« 3° Il ne produit aucune irritation sensible sur les voies digestives;

« 4° Il n'occasionne ni vertige, ni surdité, ni tintements d'oreilles, symptômes si souvent insupportables à la suite de l'emploi de la quinine;

« 5° Si l'expérience vient corroborer notre douzième et treizième observation[3], la matière médicale ne se sera pas enrichie depuis longtemps d'un moyen aussi précieux. »

Dans la plupart de leurs observations ces médecins insistent surtout sur l'absence des phénomènes généraux lorsqu'ils em-

1. Séance du 7 juin.

2. HANEGRAEFF. *Essai sur la Phloridzine dans le traitement des fièvres intermittentes.* Anvers, 1836.

3. Dans ces deux observations, il s'agit de fièvres quotidiennes dont l'une était en récidive.

ploient la phloridzine; c'est, à leurs yeux, un grand avantage qui doit faire préférer ce corps aux sels de quinine. L'un d'eux fait également remarquer que la phloridzine étant extraite de l'écorce de la racine du pommier, arbre fort répandu en Belgique, on pourra se procurer cette substance à peu de frais, avantage qui n'est pas à dédaigner dans un pays comme les Flandres où les fièvres intermittentes sont très communes, surtout dans la région des polders.

Cependant tous les médecins belges ne partageaient pas l'enthousiasme de von Coetsem, de Colson et de Hanegraeff. C'est d'abord Mareska[1] qui déclare avoir obtenu un insuccès avec 30 grains (1gr,60) administrés en 2 fois, puis Guislain[2] qui sur 3 observations n'a qu'un succès. De Muynck administre de 20 à 25 grains (1 gramme à 1gr,25) de phloridzine à 6 malades atteints de fièvre intermittente non compliquée et n'obtient pas une seule guérison.

Le rapport de Colson[3] sur le travail de Hanegraeff soulève de nombreuses objections. De Muynck n'admet pas l'efficacité de la phloridzine, surtout dans les cas de fièvres pernicieuses. De Black partage cet avis et n'a vu réussir ce médicament que dans un cas très simple de fièvre quotidienne, et Burggrave constate que son action est loin d'être aussi constante que celle du sulfate de quinine.

D'ailleurs, nous voyons bientôt ses anciens défenseurs abandonner la phloridzine, Hanegraeff et Lutens[4] déclarent que, dans la fièvre quarte, la quinine est préférable à la phloridzine; cette dernière substance n'a plus, à leurs yeux, que l'avantage négatif de n'exercer aucune action locale sur le tube digestif; elle exciterait même l'appétit.

La même année, Leonhard[5] ruine définitivement le peu de crédit dont ce médicament pouvait encore jouir. Après avoir administré un grand nombre de fois la phloridzine à des fiévreux, il déclare être intimement convaincu qu'elle n'a aucune action contre la fièvre intermittente.

Il est probable que ces séries d'insuccès firent définitivement abandonner cette substance; les médecins belges revinrent à la

1. *Bull. de la Soc. de méd. de Gand*, 1836, séance du 3 mai.
2. *Ibid.*, séance du 7 juin.
3. *Ibid.*, séances du 6 et du 13 décembre.
4. *Hamb. Zeitschr. f. d. ges. medicin.*, juni 1837.
5. LEONHARD. Versuche mit dem Phloridzin, *Med. Vereinszeitg.*, n° 47, 1837

quinine pour le traitement de leurs paludéens, et la phloridzine disparut pendant près de cinquante ans de la littérature médicale.

III. — Action physiologique de la Phloridzine.

En 1885, on la trouve mentionnée de nouveau dans une note très brève publiée par von Mering dans le *Centralblatt fur die medicinischen Wissenschaften* [1]. Cet auteur a remarqué qu'« après administration de phloridzine, les chiens qui ont été longtemps alimentés exclusivement avec de la viande, présentent une glycosurie intense sans que leur état général soit modifié ».

L'année suivante il communique au Congrès de Wiesbaden le résultat de ses premières recherches sur l'action physiologique de cette substance [2]. En 1887 il continue devant ce même Congrès l'exposé de ses travaux [3]. Puis il reprend l'ensemble de ses recherches sur la phloridzine et fait paraître successivement sur ce sujet deux mémoires dans le *Zeitschrift für klinische Medicin* [4].

Von Mering commence par établir que la substance que l'on trouve dans l'urine après l'injection de la phloridzine, et qui réduit la liqueur de Fehling, est bien de la glycose. Il évapore lentement au bain-marie des urines qui contiennent de 15 à 17 p. 100 de cette substance jusqu'à consistance sirupeuse. Au bout de six semaines, la plus grande partie du sirop est cristallisée. Les cristaux sont recueillis, lavés à l'éther, à l'alcool et repris plusieurs fois avec de l'alcool méthylique bouillant. Il obtient ainsi des cristaux incolores, quadrilatères, réunis en petites sphères, très solubles dans l'eau, insolubles dans l'éther et très peu solubles dans l'alcool. Le pouvoir réducteur est exactement le même que celui de la glycose; 10 centigrammes de ces cristaux décolorent à chaud 19^{cc},8 de liqueur de Fehling, tandis que la même quantité de glycose réduit 20 centimètres cubes de ce réactif.

Le pouvoir rotatoire est le même pour les deux substances et

1. J. von Mering. Ueber kunstlichen Diabetes. *Centralblatt für die Medicinischen Wissenschaften*, 1885, n° 30, p. 531.
2. *Verhandlung des fünf. Congress f. innere Medicin*, 1886, S. 185.
3. *Verhandlung des sechs. Congress f. innere Medicin*, 1887, S. 350.
4. J. von Mering. Ueber Diabetes mellitus. *Zeitschr. f. klin. Medicin*, 1888, Bd. XIV, S. 405; *Ibid.*, 1889, Bd XVI, S. 431.

l'examen au polarimètre donne sensiblement les mêmes chiffres que le dosage avec la liqueur de Fehling.

« Enfin la fermentation des urines sous l'influence de la levure, donne naissance à une quantité d'alcool de très peu inférieure à celle que l'on pouvait prévoir. Ainsi des urines, dont le pouvoir rotatoire correspond à 7,8 p. 100 de sucre, donnent 3,8 p. 100 d'alcool après fermentation ; ce qui correspond à 49 grammes d'alcool pour 100 de sucre, alors que théoriquement 100 grammes de glycose doivent produire 51 grammes d'alcool. »

Après avoir établi que la phloridzine produit de la glycosurie, von Mering étudie ce phénomène dans ses rapports avec l'alimentation (voir le chapitre consacré à la physiologie de la glycosurie phloridzique).

Cette nouvelle propriété de la phloridzine attire rapidement l'attention des physiologistes qui cherchent surtout à l'utiliser dans l'étude de la pathogénie du diabète. Haenisch [1] en fait l'objet de sa thèse. En France paraissent la même année la communication de Germain Sée et E. Gley à l'Académie des Sciences [2] et celle de Quinquaud à la Société de Biologie [3]. G. Sée et Gley répètent les expériences de von Mering et en confirment les résultats. Ils trouvent dans les urines d'un chien phloridziné la même quantité de matière sucrée par le dosage avec le polarimètre et par le dosage au moyen de la liqueur de Fehling titrée. Non seulement ils obtiennent cette glycosurie en faisant ingérer la phloridzine (1 gramme par kilo), mais ils l'obtiennent encore en l'introduisant dans l'organisme par injection intra-veineuse.

Ces auteurs établissent en outre que « c'est bien par elle-même que la phloridzine possède cette action sur la nutrition générale. Si, en effet, on fait absorber à un chien les produits de dédoublement de ce glycoside, ou simplement le premier de ces produits, la phlorétine pure, aux mêmes doses que la phloridzine, il passe à peine dans les urines 1 p. 100 de glycose. L'influence de la phloré-

1. M. Haenisch. *Ueber experim. zu erzeugende Melliturie*, Inaug. Diss. Erlangen, 1887.

2. Germain Sée et E. Gley. Recherches sur le diabète expérimental. *C. R. des séances de l'Acad. des Sciences*, 1889, vol. 108, p. 84-88.

3. Ch. Quinquaud. Action des glycosides et spécialement de la phloridzine sur l'organisme. *C. R. de la Soc. de Biol.*, 1889, 9e série, vol. 41, p. 26-27.

tine est donc si minime qu'il faut admettre évidemment que ce n'est pas par son radical phlorétique que la phloridzine agit, c'est en tant que composé spécial ». Ils font remarquer que cette action ne tient pas non plus à une propriété générale des glycosides. Des expériences faites avec des glycosides non toxiques tels que la fraxine, la quercitrine et la salicine ne leur ont donné que des résultats négatifs.

Enfin ils signalent la grande voracité des animaux soumis à la phloridzine; Hanegraeff, cinquante-deux ans auparavant, avait déjà constaté qu'elle excitait à l'appétit.

Quinquaud s'attache aussi à prouver que la glycosurie phloridzique n'est pas une de ces *glycosuries par dédoublement* que l'on observe après l'ingestion de certains glycosides, mais une sorte de *diabète passager* où la quantité de glycose éliminée est bien supérieure à la quantité de substance introduite dans l'organisme.

Nous mentionnerons ensuite brièvement une série de travaux se rapportant surtout au mécanisme de la glycosurie et sur lesquels nous reviendrons dans le chapitre consacré à la Physiologie.

Moritz et Prausnitz[1] constatent que la glycosurie est sensiblement proportionnelle à la quantité de phloridzine ingérée. Quand on l'administre à des chiens, à raison de 1 gramme par kilogramme d'animal, le sucre apparaît dans l'urine en général au bout de trois heures, passe assez rapidement par un maximum et disparaît le deuxième ou troisième jour. Ces auteurs remarquent dans l'urine la présence d'une substance qui donne avec le perchlorure de fer la même coloration brun-rougeâtre que la phloridzine en solution, et pensent que ce glycoside s'élimine dans les urines.

Jusqu'ici on n'avait guère expérimenté la phloridzine que sur les chiens, sauf cependant Thiel[2] qui avait employé des oies et remarqué que ces animaux sont plus réfractaires que les chiens à ce diabète expérimental.

Külz et Wreight[3] constatent que, chez les lapins, la phloridzine administrée à l'intérieur est loin de provoquer la glycosurie au

1. Moritz et Prausnitz. Studien über den Phloridzin-diabetes. *Zeitschr, f. Biol.*, 1890. Bd. XXVII, N. F. IX, S. 81.

2. Thiel. Inaug. Diss. Kœnigsberg, 1887.

3. E. Külz et A. E. Wreight. Zur Kenntniss des Wirkungen des Phloridzins resp. Phloretins. *Zeitschr. f. Biol.*, 1890, Bd. XXVII, S. 181.

même degré que chez les chiens. Avec une dose de 6 grammes pour un lapin de 1 393 grammes, ils n'observent tout au plus qu'une légère réduction de la liqueur de Fehling. Chez la grenouille, ils ne constatent non plus aucune élimination de sucre à la suite de la dose unique de $0^{gr},1$ à l'intérieur.

Cremer et Ritter[1] montrent que, si la phloridzine agit difficilement sur les lapins par injection, il n'en est plus de même par injection sous-cutanée. Avec 4 grammes de phloridzine, ils déterminent chez un lapin de 2 600 grammes une élimination de $7^{gr},9$ de sucre. Cette différence serait due à ce que le contenu du tube digestif du lapin est généralement acide, la phloridzine se dissolvant difficilement dans un milieu non alcalin.

Zuntz et Vogelius[2] confirment les précédentes recherches et constatent qu'avec $0^{gr},1$ de phloridzine par kilogramme d'animal en injection hypodermique, on peut provoquer chez les lapins une glycosurie d'environ douze heures.

Cremer[3], après avoir rappelé les essais infructueux de Külz et Wreight, sur la grenouille, démontre que la phloridzine introduite en nature dans le sac lymphatique dorsal de ces animaux détermine la glycosurie.

Presque tous les animaux de laboratoire (sauf le cobaye) ont d'ailleurs servi à ces expériences. Coolen[4] employait le chien et le lapin ; Pavy[5] ne se servait que de chats, enfin Paderi[6] expérimentait sur des grenouilles, des poules, des pigeons, des rats, des lapins et des chiens.

Von Mering fut également le premier qui étudia la glycosurie phloridzique chez l'homme. Il rapporte, en effet, à la fin de son second mémoire, qu'il injecta de la phloridzine à la dose de 2 grammes par jour, à un homme atteint de sarcome, et cela pen-

1. M. Cremer et M. Ritter. Phloridzin-Diabetes beim Huhn und Kaninchen. *Zeitschr. f. Biol.*, 1892, Bd. XXVIII, N. F. X, S. 459.

2. N. Zuntz et Vogelius. Ueber die Neubildung von Kohlehydraten in hungernden Organismus. *E. Dubois-Reymond Arch. f. Anat. u. Phys.*, 1893, S. 378.

3. M. Cremer. Phloridzindiabetes beim Frosche. *Zeitschr. f. Biol.*, 1893, Bd. XXIX, N. F. XI, S. 175.

4. Coolen. Contribution à l'étude de l'action physiologique de la phloridzine. *Bull. de l'Acad. roy. de Méd. de Belgique*, 1894, 4e série, vol. VIII, p. 559-604.

5. Pavy. On phloridzin diabetes. *Journal of Physiology*, 1896, vol. 20.

6. Paderi. Sul mecanismo d'azione della florizzina. *Boll. de Soc. médico-chirurgica di Pavia.*

dant trente jours consécutifs. Il détermina ainsi une glycosurie intense (97^{gr},7 de sucre en moyenne par jour, et au total 2 727^{gr},9) qui disparut un jour après que l'on cessa de donner de la phloridzine au malade.

Les physiologistes qui s'inspirèrent de ses travaux ne répétèrent pas ses expériences de diabète artificiel chez l'homme. C'est seulement en 1896 que Klemperer[1], dans un mémoire sur *la Glycosurie régulatrice et le Diabète rénal*, parle de la glycosurie phloridzique qui réalise, pour lui, le type du diabète rénal, et, s'appuyant sur ce fait que la glycosurie diminue ou disparaît chez les diabétiques atteint du mal de Bright, il pense que la glycosurie phloridzique manque également chez ces mêmes malades. Ses expériences semblent d'ailleurs lui donner raison. A 10 malades, atteints de néphrite chronique, il donne par ingestion de la phloridzine (jusqu'à 10 grammes), et 7 fois, il note l'absence de glycosurie. Il en conclut que le rein malade possède la propriété de retenir le sucre, ou qu'il perd celle de l'élaborer.

Les résultats de Klemperer et la conclusion qu'il en tire ont été contestés par Magnus Levy[2]. Cet auteur, administrant la phloridzine par voie hypodermique à la dose de 0^{gr},20, 0^{gr},50 et 1 gramme, déclare avoir toujours observé de la glycosurie ; pour lui, « tout rein, sans exception, qu'il soit sain ou malade, élimine du sucre après injection sous-cutanée de phloridzine », et « les expériences faites avec la phloridzine chez l'homme n'apportent aucun argument à la théorie du diabète rénal ». Nous discuterons plus loin ces conclusions qui visent d'ailleurs surtout la théorie du diabète rénal de Klemperer ; car il est important de remarquer que Klemperer lui-même ne voyait dans l'absence de la glycosurie phloridzique chez les brightiques qu'un argument en faveur de sa théorie du diabète rénal. Il n'avait pas songé à utiliser, au point de vue du diagnostic clinique, cette particularité qu'il avait pourtant entrevue. En outre, il ne s'était occupé ni du moment de l'apparition, ni de la durée de la glycosurie ; enfin, il avait le grand tort,

1. G. Klemperer. Ueber regulatorische Glykosurie und renalen Diabetes. *Verhandlungen des Vereins für innere Medicin* zu Berlin, 18 mai 1896.

2. Magnus Levy. *Verandlungen für innere Medicin zu Berlin*, 15 juin 1896. *Deutsche med. Wochenschrift*, 12 nov. 1895, n° 30, S. 202.

comme Magnus Levy le faisait remarquer, d'administrer la phloridzine par voie buccale et non par voie hypodermique.

IV. — Application clinique de la Glycosurie phloridzique.

Depuis l'époque où Stas et de Koninck découvrirent la phloridzine, cette substance eut à subir des applications fort diverses. Préconisée d'abord dans un but thérapeutique par ceux-là mêmes qui l'avaient fait connaître, elle fut bientôt discréditée à juste titre et tomba dans l'oubli, jusqu'au jour où von Mering signala la singulière propriété qu'elle possédait de déterminer la glycosurie. A partir de ce moment, les physiologistes s'en emparent, et l'utilisent pour étudier d'abord la pathogénie du diabète sucré, puis la formation du sucre dans l'organisme. Il arrivent à démontrer, comme nous le verrons plus loin (voir : *Mécanisme de la Glycosurie phloridzique*), que la glycosurie phloridzique est d'origine rénale, et ceux qui admettent l'existence d'un diabète rénal, comme Klemperer, considèrent ce phénomène comme une confirmation de leurs vues théoriques. Personne jusqu'ici n'avait pensé à utiliser ces diverses notions sur la pathogénie de la glycosurie phloridzique pour *l'exploration clinique des fonctions rénales*. M. Achard, qui avait déjà institué l'exploration clinique du rein à l'aide de l'épreuve du bleu de méthylène [1], songea à employer cette propriété de la phloridzine dans un but analogue, et entreprit une série de recherches auxquelles il voulut bien nous associer [2].

La glycosurie phloridzique étant d'origine rénale, on conçoit

1. Ch. Achard et J. Castaigne. Diagnostic de la perméabilité rénale. *Bull. et Mém. de la Soc. médic. des hôpitaux*, 30 avril 1897, p. 637; Sur l'application du bleu de méthylène au diagnostic de la perméabilité rénale, *ibid.*, 18 juin, p. 831; Sur l'élimination du bleu de méthylène *ibid.*, 30 juillet, p. 1128; Sur la décoloration du bleu de méthylène par les éléments vivants. *Soc. de biologie*, 18 décembre 1897; La perméabilité rénale et la composition des urines dans la congestion d'origine cardiaque et dans le mal de Bright. *Bull. et Mém. de la Soc. médic. des hôpitaux*, 14 janvier 1898, p. 5; Sur les rapports de la réaction de l'urine avec l'élimination du bleu de méthylène. *Soc. de biologie*, 23 avril 1898, p. 450; L'élimination prolongée du bleu de méthylène dans l'imperméabilité rénale. *Soc. médic. des hôpitaux*, 24 février 1899, p. 243.

2. Ch. Achard et V. Delamare. La glycosurie phloridzique et l'exploration des fonctions rénales. *Soc. de Biologie*, 3 février 1899, p. 48; L'exploration clinique des fonctions rénales par la glycosurie phloridzique. *Bull. et Mém. de la Soc. médic. des hôpitaux*, 7 avril 1899, p. 381 à 395.

en effet qu'un trouble dans le fonctionnement du rein se traduise par une modification de ce phénomène, modification qui peut porter soit sur la quantité de glycose éliminée, soit sur le moment où la glycosurie apparaît, soit enfin sur sa propre durée. Il s'agissait donc, en premier lieu, de déterminer ces trois éléments de la glycosurie phloridzique (quantité, moment de l'apparition et durée), pour une dose constante du médicament, chez des individus dont les reins n'étaient pas malades. En opérant chaque fois exactement dans les mêmes conditions (les sujets soumis à l'expérience recevant la même alimentation, les injections de phloridzine étant faites à la même heure, etc.), nous avons pu obtenir des chiffres assez constants pour qu'ils puissent nous servir de points de repère dans nos recherches ultérieures. Nous avons répété ces expériences d'abord sur des malades qui présentaient des signes indiscutables de néphrite aiguë ou chronique (néphrite confirmée plusieurs fois par l'autopsie), et nous avons pu constater, à l'encontre des assertions de Magnus Levy, de grandes modifications dans la glycosurie. Elles consistent le plus souvent en une diminution considérable, ou même en une suppression complète; parfois, au contraire, la glycosurie est exagérée ou prolongée, mais jamais elle ne réalise le type normal.

Encouragés par ces résultats nous avons appliqué cette nouvelle méthode d'investigation clinique à l'exploration de la fonction rénale chez divers malades et nous avons pu nous rendre compte que, dans la grande majorité des cas, l'épreuve de la phloridzine permet de déceler un trouble passager ou une lésion plus ou moins marquée du rein. Deux fois même (Obs. LXXV et LXXVI), elle nous a révélé des néphrites chroniques non soupçonnées qui furent constatées ultérieurement à l'autopsie.

Nous pensons donc que la phloridzine ne doit plus servir uniquement aux recherches des physiologistes. Elle doit entrer ou plus tôt rentrer dans le domaine de la clinique, non plus, comme jadis, en qualité de médicament, mais comme un des plus utiles réactifs destiné à explorer les fonctions rénales.

PREMIÈRE PARTIE

LA GLYCOSURIE PHLORIDZIQUE ET SON MÉCANISME PHYSIOLOGIQUE

CHAPITRE PREMIER

MÉCANISME DE LA GLYCOSURIE PHLORIDZIQUE

Malgré les nombreuses recherches expérimentales entreprises dans le but de déterminer le mécanisme de la glycosurie phloridzique, ce problème est loin d'être complètement résolu. Un seul fait semble cependant acquis dès maintenant, c'est le rôle du rein dans la production de cette glycosurie. Von Mering, dès sa première communication au Congrès de Wiesbaden (1886), avait remarqué qu'elle n'était nullement influencée par le régime alimentaire, et il avait noté dans ses publications ultérieures, comme une particularité remarquable, l'absence d'hyperglycémie chez les animaux soumis à la phloridzine. Minkowski, constatant également une légère diminution de la glycémie, émit le premier l'hypothèse d'un diabète purement rénal; puis d'autres recherches entreprises par un certain nombre de physiologistes, étant venues confirmer les premières expériences, presque tous les auteurs, actuellement, ont admis la théorie rénale du diabète phloridzique. Cependant, avant d'exposer l'ensemble des faits qui semblent avoir permis la vérification de cette hypothèse, il nous paraît utile d'examiner et de discuter les autres théories qui ont été émises sur la genèse de la glycosurie phloridzique.

Dans son remarquable travail sur la physiologie de la phloridzine, Coolen[1], étudiant l'action de cette substance chez le chien et le lapin, cherche à déterminer la richesse en sucre du sang de ces animaux après l'action de la phloridzine. Sans entrer dans le détail de ses expériences, il déclare que, chez le chien rendu glycosurique par des injections hypodermiques de phloridzine, il n'a jamais constaté d'hyperglycémie. Il n'en est plus de même chez le lapin, qui est moins sensible à la phloridzine que le chien et qui doit recevoir une plus forte dose de cette substance pour présenter de la glycosurie. Coolen, expérimentant sur 6 lapins dont les poids variaient de 2 500 grammes à 2 800 grammes, leur injecte sous la peau 1 gramme de phloridzine en suspension dans 7 grammes d'huile d'olive et retire de leur carotide 50 centimètres cubes de sang, six heures après l'injection pour les quatre premiers, dix heures pour le cinquième, et onze heures pour le sixième; chez les trois derniers il avait de plus extirpé les reins entre l'injection et la saignée. Les dosages du sang lui donnent $1^{gr},600$, $2^{gr},016$, $2^{gr},500$, $3^{gr},500$, $2^{gr},770$ et $2^{gr},800$ de sucre p. 1 000.

Coolen en conclut qu'il existe évidemment de l'hyperglycémie, « et celle-ci augmente encore après l'extirpation du rein. La glycémie des lapins atteints de glycosurie phloridzique présente donc absolument les mêmes modifications que lors du diabète pancréatique ou autre. Il en résulte, ajoute-t-il, que nous ne sommes plus autorisé à attribuer d'une manière générale à la glycosurie phloridzique une origine rénale; nous sommes plutôt tenté d'attribuer à cette glycosurie le même mécanisme que celui admis pour toutes les autres glycosuries connues, c'est-à-dire l'hyperglycémie d'abord, qui détermine ensuite l'élimination du sucre par le filtre rénal ».

Coolen pense également que cette hyperglycémie doit exister chez le chien mais à un bien moindre degré.

Pavy[2], à la suite d'une série d'expériences dans lesquelles il se servait de chats comme sujets, arrive à la même conclusion que Coolen. Chez 11 de ces animaux il injecte $0^{gr},50$ de phloridzine, et au bout d'un laps de temps qui varie de une heure à cinq

1. F. Coolen. Contribution à l'étude de l'action physiologique de la phloridzine. *Bull. de l'Acad. roy. de Méd. de Belgique*, 1894, VIII, p. 559-604.

2. Pavy. On phloridzin diabetes. *Proceeding of the physiological Society Journ. of Physiology*, 1896, vol. 20.

heures, il les sacrifie, recueille leur sang et y dose la glycose par un procédé qu'il a imaginé et qui met, paraît-il, à l'abri de toute cause d'erreur. Admettant que le sang des animaux contient dans les conditions normales, un peu moins de 1 p. 1000 de sucre et jamais beaucoup plus, il constate dans toutes ses analyses une augmentation de la glycémie qui est représentée par des chiffres dont le plus faible est 1gr,02 p. 1000 et le plus élevé 1gr,869.

Il conclut donc « qu'il est incorrect de dire que la glycosurie phloridzique ne s'accompagne pas d'hyperglycémie ».

Les expériences de Coolen et de Pavy, malgré les soins apportés dans les analyses, ne sont pas exemptes de toute critique ; elles supposent connu le chiffre de la glycémie chez chaque animal avant l'injection de phloridzine : or ce chiffre est important à connaître d'une façon aussi exacte que possible, puisque l'on cherche à déterminer les variations que lui fait subir l'action de la phloridzine. Il faudrait donc pratiquer chez chaque animal deux analyses, une avant, l'autre après l'administration de cette substance, en ayant soin de se mettre autant que possible dans les mêmes conditions d'expérience. C'est l'absence de cette première analyse, destinée à servir de point de comparaison, qui diminue la valeur des travaux de ces deux physiologistes.

Admettons cependant les résultats des recherches de Coolen sur le lapin et de Pavy sur le chat. On doit en conclure que la glycosurie phloridzique n'est pas d'origine rénale. Elle provient donc nécessairement de l'action du glycoside sur le pancréas ou sur le système nerveux central (4e ventricule), ou enfin sur le foie.

Quant à ne voir dans ce phénomène qu'une conséquence du dédoublement de la phloridzine en glycose et phlorétine, il suffit, pour montrer l'invraisemblance de cette hypothèse, de faire remarquer que quelques milligrammes de cette substance, en injection sous-cutanée, suffisent pour provoquer l'élimination de 2 ou 3 grammes de glycose.

I. — Théorie pancréatique.

Examinons d'abord l'hypothèse d'une origine pancréatique. Si la glycosurie de la phloridzine dépendait de l'action de ce glycoside sur le pancréas ou sur une partie du système nerveux central en rapport avec cet organe, l'administration de phloridzine ne devrait pas modifier la glycosurie d'un animal auquel on a extirpé le pancréas. Or les expériences de Minkowski, de Hédon et de Paderi nous montrent au contraire l'accroissement de la glycosurie.

Minkowski[1] constate en effet que la phloridzine provoque de la glycosurie lorsqu'on l'administre à des oies, animaux chez lesquels l'extirpation du pancréas ne détermine pas de diabète; en outre, le diabète provoqué chez le chien par l'extirpation du pancréas augmente encore à la suite de l'administration de la phloridzine.

Reprenant les expériences de Minkowski sur les chiens privés de leur pancréas, Hédon[2] attend, pour leur faire ingérer la phloridzine, que ses animaux en expérience soient complètement usés par la consomption et que le sucre ait à peu près disparu de leurs urines. Un premier chien, maintenu à jeun après l'extirpation du pancréas, n'a plus de sucre dans l'urine le vingt-cinquième jour. Le vingt-sixième jour, ingestion de 5 grammes de phloridzine (pas d'aliments), on recueille 660 centimètres cubes d'urine contenant $18^{gr},8$ de sucre, et le lendemain 120 centimètres cubes avec $4^{gr},8$ de sucre. Un deuxième chien n'a plus de sucre dans les urines onze jours après l'extirpation du pancréas. On lui donne 4 grammes de phloridzine (sans aucun aliment). Il élimine dans les vingt-quatre heures 220 centimètres cubes d'urine contenant $10^{gr},5$ de sucre.

Paderi[3] répète ces expériences en administrant la phloridzine par injection hypodermique (1 ou 2 grammes à la fois), mais il ne maintient pas à jeun ses animaux privés de pancréas; on voit néanmoins fort nettement le taux du sucre urinaire s'élever après chaque injection.

Le pancréas ne joue donc aucun rôle dans la glycosurie phloridzique.

1. O. Minkowski. Untersuchungen über den Diabetes mellitus nach Extirpation des Pankreas. *Arch. f. experim. Pathol. und Pharm.*, 1893, Bd. XXXI, S. 137.

2. Hédon. Action de la phloridzine chez les chiens diabétiques par l'extirpation du pancréas. *C. R. de la Société de Biologie*, 16 janv. 1897.

3. C. Paderi. Sul mecanismo d'azione della florizzina. *Societa medico-chirurgica di Pavia*, luglio 1897.

II. — Théorie nerveuse.

L'origine nerveuse de la glycosurie phloridzique, cette substance agissant directement sur le centre bulbaire découvert par Cl. Bernard, a été soutenue par Paderi[1] dans le travail que nous avons mentionné plus haut. Après avoir démontré que la phloridzine n'agit pas sur le pancréas, cet auteur étudie son action sur le rein, et il constate, après injection intra-artérielle ou intra-veineuse de phloridzine, que le sang de la veine rénale contient un peu plus de sucre que le sang de l'artère correspondante. Au lieu d'attribuer cette différence à une élaboration de sucre par le parenchyme rénal comme l'avait fait Levene, il invoque la décomposition du glycoside en glycose et phlorétine, et il ajoute que d'ailleurs cette différence est trop faible pour que « la phloridzine ait une action sur le rein dont puisse dépendre la glycosurie ».

Il se trouve ainsi amené à songer à une action élective de cette substance sur le système nerveux central ; et il entreprend, sur les grenouilles, les poules, les pigeons, les lapins, les rats et les chiens, une série d'expériences destinées à étudier les phénomènes généraux provoqués par l'intoxication phloridzique.

Chez ces différents animaux il provoque l'intoxication aiguë par de fortes doses de phloridzine en injections hypodermiques (0gr,03 pour une grenouille, 2 grammes à une poule de 800 grammes, 0gr,70 à un pigeon de 300 grammes, 1 gramme à un rat de 227 grammes, 3 grammes à un lapin de 1 000 grammes et 7 grammes à un chien de 2100 grammes) et il analyse les différents symptômes présentés par ces animaux jusqu'à leur mort. « L'empoisonnement aigu par la phloridzine, fait-il remarquer, ne se révèle pas par beaucoup de signes, mais ces derniers sont assez caractéristiques pour mettre en évidence le point de l'organisme où cette substance a son action élective. »

Ces symptômes consistent uniquement en troubles des fonctions respiratoire et cardiaque et ne peuvent s'expliquer, ajoute Paderi, que par une action de la phloridzine sur le bulbe où se

1. Nous profitons de l'occasion qui nous est offerte pour remercier M. le Dr Paderi de l'offre courtoise qu'il nous a faite de son ouvrage sur la phloridzine.

trouvent les centres qui président à ces fonctions. « L'action se manifeste d'abord par de l'excitation qui provoque l'accélération des mouvements respiratoires et des contractions cardiaques, accélération que nous avons toujours rencontrée chez les animaux en expérience. A cette première période d'excitation succède le ralentissement de l'activité bulbaire qui se traduit par de la diminution de l'activité respiratoire et circulatoire, et par les autres phénomènes dépendant de l'asphyxie, tels que les convulsions que nous avons toujours observées plus ou moins nettement dans cette seconde période de l'empoisonnement. »

C'est cette action bulbaire de la phloridzine qui explique, suivant Paderi, l'origine de la glycosurie que l'on observe après l'administration de cette substance. « La phloridzine qui agit sur le bulbe, d'abord en excitant, puis en paralysant les centres respiratoire et cardiaque, peut agir aussi sur le centre glycogénique en l'excitant et en produisant les mêmes effets qu'une excitation mécanique. Cette hypothèse semble confirmée par la précoce apparition du sucre dans l'urine des animaux soumis à la phloridzine et l'indépendance de cette glycosurie vis-à-vis de l'alimentation. » L'absence d'hyperglycémie constatée par de nombreux expérimentateurs et par lui-même ne trouble pas l'auteur; il l'attribue à la faible intensité de l'excitation provoquée par la phloridzine, excitation à la fois lente et graduelle qui produit une quantité restreinte de glycose passant tout entière par le rein et ne s'accumulant pas dans le sang. Aussi termine-t-il en concluant que « la glycosurie phlorhidzique dépend très probablement d'une excitation exercée par la substance sur le centre glycogénique ».

Il nous semble que Paderi ne tient pas assez compte des résultats donnés par les analyses du sang. Sauf les chiffres obtenus par Coolen chez les lapins, les dosages du sucre sanguin après administration de phloridzine n'ont jamais donné d'hyperglycémie. Au contraire, la plupart des expérimentateurs ont trouvé, comme nous le verrons plus loin, une très légère diminution du taux du sucre sanguin; c'est d'ailleurs ce que nous avons pu constater nous-même à plusieurs reprises. Si la phloridzine agissait réellement sur les centres nerveux, la différence, si minime qu'elle fût, ne pourrait être qu'une augmentation de la glycémie, et c'est du reste ce que l'on observe dans certains cas de glycosuries d'origine toxique (par inhalation d'éther, de chloroforme, d'oxyde de carbone, etc.), que l'on attribue à une action de ces substances sur les centres nerveux. Bien que la glycosurie observée dans ces empoisonnements soit beaucoup plus faible que la glycosurie phloridzique, on constate nettement une légère hyperglycémie [1].

Quant à l'action exercée par la phloridzine sur les fonctions respiratoire et circulatoire, nous ferons d'abord observer que Paderi n'a obtenu ces phénomènes qu'avec des doses considérables, toujours mortelles (sauf chez la grenouille). A ces doses, il se peut que la phloridzine agisse sur les centres respiratoire et cardiaque, et cela ne nous semble pas absolument prouvé; d'ailleurs, même en admettant cette hypothèse, il resterait à démontrer l'action de cette substance sur le centre glycogénique, car les différents noyaux bulbaires, malgré leur voisinage, jouissent d'une certaine indépendance, et il est même peu fréquent de rencontrer simultanément les troubles cardiaques, les troubles respiratoires et la glycosurie d'origine bulbaire. Quoi qu'il en soit, il n'est pas nécessaire, pour obtenir la glycosurie, de recourir à ces doses qui, d'après Paderi, provoqueraient des accidents bulbaires; des quantités infiniment moindres suffisent. Nous l'obtenons couramment chez les malades du service de M. le Dr Achard avec des doses de 5 milligrammes, et jamais nous n'avons vu cette glycosurie s'accompagner de troubles cardiaques ou respiratoires. Nous avons pu, d'ailleurs, étudier sur nous-même l'action de ce glycoside dont nous nous étions injecté 20 milligrammes, et nous n'avons constaté qu'une légère polyurie, phénomène assez constant et ne se prolongeant pas au delà de la glycosurie. Les auteurs qui ont expérimenté sur les animaux et ont employé de plus fortes doses que nous ont constaté également cette polyurie ; von Mering a en outre signalé quelques rares cas de diarrhée légère chez des chiens qui absorbaient par la voie digestive de fortes doses (1 gramme par kilogramme). Il constate du reste dans ses conclusions que « ses animaux, au moment où ils présentaient le maximum de glycosurie, n'avaient aucun trouble fonctionnel et conservaient une glouton-

1. Pavy. On phloridzin diabetes. *Proceeding of the physiological Society*; in *the Journal of Physiology*, 1896, vol. 20.

nerie marquée ». Tels sont les seuls phénomènes, en dehors des modifications de l'excrétion urinaire, qui ont été notés lorsque l'on fait usage de doses modérées de phloridzine.

Enfin M. Lépine [1] a démontré, par une expérience très élégante, que la glycosurie phloridzique est absolument indépendante du système nerveux central. S'inspirant des expériences de MM. Chauveau et Kaufmann qui montrèrent que l'extirpation du pancréas ne provoque plus la glycosurie lorsqu'on a sectionné la moelle à la partie inférieure de la région cervicale ou à la partie supérieure de la région dorsale, cet auteur coupe la moelle à différentes hauteurs, à partir de la cinquième cervicale, chez dix chiens ; « puis, une demi-heure après, il leur ingère dans l'estomac, ou leur injecte sous la peau, en solution alcaline, de 0gr,5 à 0gr,2 de phloridzine par kilogramme. Ces chiens ont survécu plus de vingt-quatre heures ; chez tous, la glycosurie a débuté dans les quatre heures consécutives à l'administration de la substance. Elle n'a pas paru notablement différer chez eux de celle qu'on observe chez les chiens sains après l'administration de la phloridzine, sauf en ceci que, la section de la moelle diminuant la diurèse, la quantité totale de glycose éliminée dans les vingt-quatre premières heures est moindre que chez les chiens n'ayant pas subi cette opération ».

Cette existence de la glycosurie, malgré la section de la moelle, chez des chiens soumis à l'administration de la phloridzine semble bien démontrer que le système nerveux central n'est pour rien dans la genèse du diabète phloridzique.

III. — Théorie hépatique.

Il nous reste à examiner la dernière hypothèse, celle d'une action de la phloridzine sur le foie ; soit qu'elle entrave, d'une façon passagère, la fonction glycogénique de cet organe, qui laisserait alors passer les sucres charriés par le sang de la veine porte (glyco-

1. Lépine. Sur l'existence de la glycosurie phloridzique chez les chiens ayant subi la section de la moelle. *C. R. de l'Acad. des Sciences*, 1895, t. 121, p. 450 ; séance du 23 septembre.

surie alimentaire); soit, au contraire, que la phloridzine active la transformation du glycogène hépatique en sucre.

C'est le premier de ces deux mécanismes que semblent admettre MM. Willm et Hanriot lorsqu'ils disent : « La phloridzine offre une propriété fort curieuse, celle de s'opposer à l'assimilation de la glycose; de sorte qu'après son ingestion la glycose s'élimine par les urines[1]. »

La phloridzine provoquerait ainsi une véritable glycosurie alimentaire et déterminerait une insuffisance glycolytique passagère. On peut encore objecter à cette théorie l'absence d'hyperglycémie dont nous avons déjà parlé, mais, dans ce cas particulier, cet argument n'a pas une grande valeur, car, dans le diabète spontané, contrairement à ce qu'on admettait autrefois, l'hyperglycémie n'est pas toujours très manifeste, surtout lorsque l'excrétion du sucre n'est pas très considérable. C'est du moins ce qui résulte des nombreuses analyses de sang faites par Seegen chez des diabétiques[2]. Il est vrai que, dans ces diabètes légers, il existe une inaptitude générale de l'organisme à fixer et à utiliser le sucre introduit dans le tube digestif ou sous la peau.

Or la glycosurie alimentaire n'existe pas dans l'intoxication phloridzique, car le sucre apparaît aussi bien chez les animaux à jeun que chez ceux qui sont nourris, et la nature des aliments a peu ou pas d'influence sur la quantité de sucre excrété. Von Mering, qui a particulièrement étudié la glycosurie phloridzique chez des animaux soumis à différents modes d'alimentation[3], relate vingt-quatre expériences dans lesquelles il donna à des chiens tantôt une nourriture exclusivement carnée, tantôt une alimentation mixte comprenant à la fois de la viande et de la graisse (2e expérience), ou de la viande et des hydrates de carbone (22e et 24e expériences), et il conclut que « la quantité de sucre contenue dans l'urine est indépendante de la nourriture. Quand l'alimentation est très riche en amidon, comme dans les dernières expériences, elles ne contiennent pas plus de sucre qu'avec un régime exclusivement carné ».

1. Willm et Hanriot. *Traité de Chimie minérale et organique*, 1889, t. IV, p. 258.

2. I. Seegen. *Der Diabetes mellitus.* Berlin, 1893.

3. Von Mering. Ueber Diabetes mellitus. *Zeitschrift für klinische Medicin*, 1888, Bd. XIV, S. 405.

D'autres physiologistes ont répété les expériences de von Mering et ont confirmé ses conclusions.

Cependant Richter[1], comparant l'action diurétique de la diurétine et de la phloridzine, rapporte l'expérience suivante qui pourrait être interprétée comme un argument en faveur de la glycosurie alimentaire. Il fait prendre à un chien 15 grammes de lactose; pendant les quinze heures qui suivent cette ingestion, les urines ne contiennent pas de sucre. A la quinzième heure, il fait une injection hypodermique de 60 centigrammes de phloridzine, et constate, dans les urines émises une demi-heure après, la présence de glycose seule; dans les urines obtenues trois heures et demie plus tard, il trouve un mélange de glycose et de lactose (la différenciation de ces deux sucres est obtenue par la fermentation avec le *Saccharomyces apiculatus* qui ne fait fermenter que la glycose). Cette expérience que Richter a répétée plusieurs fois pourrait faire croire que la phloridzine empêche le foie de fixer, du moins en partie, les sucres absorbés par la voie digestive, puisqu'on trouve de la lactose dans l'urine alors qu'elle ne passait pas avant l'injection de la phloridzine. Cela serait vrai, s'il s'agissait non de lactose, mais d'un autre sucre, tel que la lévulose qui partage avec la glycose la propriété de se transformer en glycogène, mais, comme l'ont montré les recherches de C. Voit et celles de Richter, la lactose ne se transforme en glycogène que dans une très faible mesure; n'étant pas arrêtée par le foie, elle passe donc dans la circulation et de là dans l'urine d'autant plus facilement que la phloridzine est nettement diurétique.

Nous venons de démontrer que la phloridzine ne provoque pas la glycosurie alimentaire; peut-être détermine-t-elle l'insuffisance glycolytique des autres tissus de l'organisme? Pour élucider cette question, nous avons combiné l'épreuve de la glycosurie par injection sous-cutanée, telle que l'ont instituée MM. Ch. Achard et E. Weil[2], avec celle de la glycosurie phloridzique, et nous avons comparé chez cinq sujets la quantité de sucre émise après une

1. Richter. Diuretica und Glykosurie, nebst Versuchen über Glycogenbildung. *Zeitschr. für klin. Medicin*, 1898, Bd. XXXV, S. 481.

2. Ch. Achard et E. Weil. L'insuffisance glycolytique. *Soc. de Biologie*, 29 janv. 1898. — Diabète fruste. *Soc. médic. des Hôpitaux*, 18 fév. 1898, p. 149.

simple injection de phloridzine et après une injection simultanée de la même dose de phloridzine et de 10 grammes de glycose.

Expérience I. — HERM., 26 ans, mouleur en cuivre, salle Parrot, n° 18. *Lumbago.*

26 août 1898. — A 7 h. du matin, injection de 5 milligrammes de phloridzine. Le sucre apparaît dans l'urine au bout d'une demi-heure et son élimination ne dure également qu'une demi-heure (de 7 h. 1/2 à 8 h. inclus).

Urines sucrées : 185 centimètres cubes; sucre éliminé : 0gr,660.

28 août. — A 6 h. 1/2 du matin, injection de 5 milligrammes de phloridzine et de 10 grammes de glycose dissous dans 20 centimètres cubes d'eau distillée. Le sucre apparaît dans l'urine au bout d'une demi-heure et son élimination persiste pendant deux heures (de 7 h. à 9 h. inclus.)

Urines sucrées : 400 centimètres cubes; sucre éliminé : 2gr,500.

Expérience II. — GÉR., 21 ans, salle Lorain, n° 1. Convalescent d'une *fièvre typhoïde* légère.

3 octobre 1898. — A 6 h. 1/2 du matin, injection de 5 milligrammes de phloridzine. Le sucre apparaît dans l'urine au bout d'une demi-heure et son élimination se prolonge pendant une heure et demie (de 7 h. à 8 h. 1/2 inclus.)

Urines sucrées : 275 centimètres cubes; sucre éliminé : 1gr,405.

7 octobre. — A 6 h. 1/2 du matin, injection de 5 milligrammes de phloridzine et de 10 grammes de glycose. Le sucre apparaît dans l'urine au bout d'une demi-heure et son élimination persiste deux heures et demie. (de 7 h. à 9 h. 1/2 inclus.)

Urines sucrées : 190 centimètres cubes; sucre éliminé : 0gr,971.

Expérience III. — WAG., 23 ans, salle Lorain, n° 17. *Insuffisance et rétrécissement aortique.*

8 octobre 1898. — A 6 h. 1/2 du matin, injection de 5 milligrammes de phloridzine. Le sucre apparaît dans l'urine au bout d'une demi-heure et son élimination dure une heure et demie (de 7 heures à 8 h. 1/2 inclus).

Urines sucrées : 150 centimètres cubes. Sucre éliminé : 1gr,278.

11 octobre. — A 6 h. 1/2 du matin; injection de 5 milligrammes de phloridzine et de 10 grammes de glycose. Le sucre apparaît dans l'urine au bout d'une demi-heure, et son élimination dure deux heures et demie (de 7 heures à 9 h. 1/2 inclus).

Urines sucrées : 255 centimètres cubes; sucre éliminé : 0gr,931.

Expérience IV. — MONN., 50 ans, boulanger, salle Lorain, n° 10. *Fièvre typhoïde* guérie.

13 octobre 1898. — A 10 h. 1/2 du matin, injection de 20 milligrammes de phloridzine. Le sucre apparaît au bout d'une demi-heure et son élimination se prolonge pendant trois heures et demie (de 11 heures du matin à 2 h. 1/2 du soir inclus.)

Urines sucrées : 375 centimètres cubes; sucre éliminé : 5gr,990.

18 octobre. — A 11 heures du matin, injection de 20 milligrammes de phloridzine et de 10 grammes de glycose. Le sucre apparaît au bout d'une demi-heure et son élimination dure pendant quatre heures et demie (de 11 h. 1/2 à 3 heures inclus).

Urines sucrée : 290 centimètres cubes; sucre éliminé 7gr,412.

Expérience V. — Schm., 49 ans, domestique, salle Parrot, n° 32. Sujet bien portant.

5 janvier 1899. — A 6 h. 1/2 du matin; injection de 5 centigrammes de phloridzine et de 10 grammes de glycose. Le sucre apparaît au bout d'une demi-heure et son élimination dure trois heures et demie (de 7 heures à 10 h. 1/2 inclus).

Urines sucrées : 225 centimètres cubes; sucre éliminé : 0gr,639.

10 janvier 1899. — A 6 h. 1/2, injection de 5 milligrammes de phloridzine. Le sucre apparaît au bout d'une demi-heure et son élimination dure deux heures et demie (de 7 heures à 9 h. 1/2 inclus.)

Urines sucrées : 250 centimètres cubes; sucre éliminé : 1gr,125.

Nous résumons dans le tableau suivant les résultats de ces cinq expériences.

TABLEAU I

EXPÉRIENCES	OBSERVATIONS	DOSES INJECTÉES DE		SUCRE ÉLIMINÉ APRÈS INJECTION DE	
		Phloridzine	Glycose	Phloridz. seule	Phlor. et Glyc.
		gr.	gr.	gr.	gr.
I		0,005		0,660	
	2 jours après	0,005	10		2,500
II		0,005		1,405	
	4 jours après	0,005	10		0,971
III		0,005		1,278	
	3 jours après	0,005	10		0,931
IV		0,020		5,990	
	5 jours après	0,020	10		7,412
V		0,005	10		0,639
	5 jours après	0,005		1,125	

Les résultats obtenus dans ces cinq expériences sont, on le voit, fort variables. Dans les expériences II, III et V, nous avons trouvé une glycosurie plus faible sous l'influence combinée de la phloridzine et de la glycose que sous l'influence de la phloridzine seule.

Les deux autres expériences nous donnent, il est vrai, des différences bien plus considérables qui semblent rendre vraisemblable la théorie de l'insuffisance glycolytique. Cependant, il faut observer que, dans l'expérience I, la seconde épreuve n'a été faite que deux jours après la première, or nous verrons que les injections de phloridzine, répétées à court intervalle, provoquent une glycosurie croissante; l'influence de la glycose est donc douteuse. La même explication peut être donnée pour l'augmentation de la glycosurie constatée dans l'expérience IV; l'intervalle entre les deux épreuves est, il est vrai, de cinq jours, mais les doses de phloridzine injectées sont quatre fois plus fortes que dans les autres expériences, et, si la glycosurie croissante que nous avons observée est due, ce qui est vraisemblable, à une accumulation de la phloridzine, on conçoit que dans l'expérience IV l'action de la première injection n'ait pas été épuisée complètement au moment de la deuxième épreuve.

On ne peut donc pas plus invoquer l'insuffisance glycolytique que la glycosurie alimentaire pour expliquer la glycosurie phloridzique. Reste à examiner l'hypothèse d'une suractivité dans la transformation en glycose des réserves de glycogène accumulées dans le foie, suractivité qui serait due à l'action directe de la phloridzine sur la glande hépatique.

Contre cette théorie, nous sommes obligé d'invoquer encore une fois l'absence d'hyperglycémie, phénomène que l'on constaterait fatalement si le foie, sous l'influence *directe* de la phloridzine, lançait dans le torrent circulatoire une plus grande quantité de glycose qu'il ne fait habituellement. Le foie d'ailleurs intervient dans la genèse de la glycosurie phloridzique, comme nous le verrons plus loin, mais d'une façon indirecte, en livrant son glycogène peu à peu pour ramener la glycose du sang, diminuée par la glycosurie, à son taux normal.

Le glycogène n'est cependant pas indispensable à la glycosurie phloridzique, comme le prouvent les recherches faites par un certain nombre de physiologistes sur des animaux en état d'inanition. Von Mering, dans sa communication au Congrès de Wiesbaden de 1887 et dans son premier article du *Zeitschrift für klinische Medicin*[1],

1. V. MERING. *Verandlung des sechs. Congress f. innere Medicin*, 1887, S. 350. *Zeitschr f. klin. Medicin*, 1888, Bd. XIV, S. 405.

avait montré que la phloridzine détermine la glycosurie chez des animaux privés de nourriture depuis longtemps et dont les organes, pensait-il, étaient complètement dépourvus de glycogène. Dans son deuxième travail[1] il reconnaît qu'il est très difficile de débarrasser complètement un sujet de son glycogène, car la méthode de dosage de Külz, plus exacte que celle qu'il avait primitivement employée, permet de révéler chez des animaux à jeun depuis longtemps des quantités appréciables de glycogène, mais il continue à parler d'animaux dépourvus de glycogène et d'hydrate de carbone et déclare que « les chiens ne renfermant plus d'hydrate de carbone éliminent encore des quantités considérables de sucre ».

Prausnitz[2], cherchant aussi à résoudre cette question de la glycosurie phloridzique chez les animaux en inanition, entreprend une série d'expériences dans lesquelles il dose parallèlement le sucre éliminé sous l'influence de la phloridzine et le glycogène chez des chiens alimentés normalement et chez des chiens en état d'inanition. Les résultats de ces analyses démontrent que le sucre éliminé à la suite de l'administration de la phloridzine ne peut pas dériver uniquement du glycogène qui existe dans l'organisme avant l'administration de la phloridzine.

Cremer et Ritter[3] constatent également la glycosurie phloridzique chez les lapins privés de nourriture.

On est arrivé d'ailleurs à provoquer cette glycosurie chez des animaux dont le foi avait été supprimé au point de vue fonctionnel par des ligatures ou par des injections caustiques dans le canal cholédoque. Pick[4], après avoir pratiqué l'injection d'une solution acide dans le canal cholédoque de plusieurs chiens, leur administre, après un intervalle de six à vingt heures, des doses variables de phloridzine (5 décigrammes à 6 grammes), soit à l'intérieur, soit en injections hypodermiques. Il ressort de ses expériences qu'une altération hépatique, qui entraîne même la mort, ne

1. V. Mering. Ueber Diabetes mellitus. *Zeits. f. klin. Medicin*, 1889, Bd. XVI, S. 431.

2. W. Prausnitz. Die Abstammung des beim Phloritzindiabetes Ausgeschiedenen Zuckers. *Zeitschr. f. Biologie*, 1893, Bd. XXIX, S. 168.

3. M. Cremer et A. Ritter. Phloridzin-Versuche am Carenz-Kaninchen. *Zeitschr. f. Biologie*, Bd. XXIX, N.F. XI, S. 256.

4. F. Pick. Ueber die Beziehungen der Leber zum Kohlenhydrat Stoffwechsel. *Arch. f. exper. Path. u. Pharm.*, 1894, Bd. XXXIII, S. 313.

modifie pas l'intensité de la glycosurie phloridzique; d'où Pick conclut que le sucre éliminé à la suite de l'administration de la phloridzine doit se former ailleurs que dans le foie.

L'extirpation du foie, ou son isolement par la ligature de ses vaisseaux, rendus possibles grâce aux travaux de Naunyn de Kœnigsberg, ont permis à von Mering de déterminer la glycosurie phloridzique chez deux oies privées de leur foie. La glycosurie, à vrai dire, était plus faible que chez ces mêmes animaux avant l'opération, mais elle n'en apparaissait pas moins d'une façon indiscutable (1^{gr},3 et 735 milligrammes après administration de 4 grammes de phloridzine). Ces observations ont été confirmées par les recherches faites par Thiel[1] sur la glycosurie expérimentale chez les oiseaux. Enfin Langendorff (cité par v. Mering) a montré aussi que la phloridzine provoque le diabète chez des grenouilles dont on a extirpé le foie.

IV. — Théorie rénale.

Aucune des trois théories que nous venons d'exposer (théorie pancréatique, théorie nerveuse, théorie hépatique) ne nous donne une explication satisfaisante de la glycosurie phloridzique : par contre, un phénomène rénal déterminé par une action directe de la phloridzine sur le rein explique facilement cette glycosurie.

D'ailleurs une expérience de Zuntz[2] permet de saisir sur le fait cette action de la phloridzine sur le rein. Après avoir ouvert la vessie d'un chien de petite taille, il introduit dans l'orifice de chacun des deux uretères une fine canule de verre. Puis il dénude l'une des artères rénales, et avec une seringue de Pravaz y injecte une solution alcaline de phloridzine. En comparant les urines émises dans le même espace de temps par les deux uretères, il reconnaît que le sucre apparaît d'abord, et en plus grande quantité, dans l'urine provenant du rein injecté.

La conclusion de cette expérience s'impose; et la glycosurie

1. O. Minkowski u. A. Thiel. *Arch. f. exper. Path. u. Pharm.*, 1887, Bd. XXIII, S. 142. — Thiel. Inaugural-Dissertation. Königsberg, 1887.
2. Zuntz. *Verhandl. der physiol. Gesellschaft zu Berlin*, 1894-95, S. 51.

nous apparaît bien comme l'effet d'une action locale de la phloridzine sur le rein.

Mais quel est exactement le rôle du rein dans la genèse de cette glycosurie?

Nous nous trouvons encore ici en présence d'opinions divergentes. Les uns pensent que le sucre sécrété n'est autre que la glycose du sang, et considèrent le rein comme un filtre qui, sous l'action de la phloridzine, cesserait momentanément de retenir le sucre sanguin. C'est l'opinion de v. Mering, de Minkowski, de Rosenfeld, de Richter, et en général des physiologistes allemands. Les autres pensent que le rein élabore, avec des éléments empruntés au sang, la glycose excrétée. Telle est la théorie soutenue par Levene; c'est également la théorie invoquée par Paderi, avec cette restriction que la production du sucre n'a lieu que par suite de l'excitation du centre glycogénique.

A. **Théorie de l'élimination.** — La première hypothèse, qui consiste à voir dans le sucre sécrété la glycose préformée dans le sang, s'appuie sur la diminution légère de la glycémie après l'injection de phloridzine. C'est von Mering[1] qui constate le premier que la glycosurie phloridzique ne s'accompagne pas d'hyperglycémie comme les autres formes de diabète. Chez trois chiens auxquels il avait administré des doses de phloridzine calculées à raison de 1 gramme par kilogramme d'animal, il prélève 50 centimètres cubes de sang dans la carotide, au moment où la glycosurie semblait être la plus intense. Les trois dosages lui donnnent 90, 95 et 82 centigrammes de sucre par litre de sang. Or, d'après cet auteur, la quantité normale de glycose contenue dans 1 litre de sang de chien est de 1 gramme. Les chiffres obtenus sont donc notablement inférieurs à cette normale; aussi von Mering n'hésite pas à conclure que « l'on peut constater des glycosuries parfois considérables sans hyperglycémie ».

Bien que cette conclusion ait été confirmée par la plupart des expérimentateurs qui ont répété les recherches de von Mering, et dont nous allons passer en revue les travaux, on est forcé de

1. Von Mering. Ueber Diabetes mellitus. *Zeitschr. f. klin. Medicin*, 1889, Bd. XVI, S. 433.

reconnaître que les trois expériences qui lui servent de base ne sont pas à l'abri de toute critique. Sa méthode de dosage peut, à elle seule, expliquer la légère hypoglycosurie qu'il a constatée, comme le fait remarquer Pavy[1]. « Le sang, dit von Mering, recueilli dans environ 2 litres d'eau acidulée avec quelques gouttes d'acide acétique est maintenu à l'ébullition pendant quelques minutes. Le filtrat est réduit à un plus faible volume et on y pratique le dosage avec la liqueur de Fehling. » Cette méthode, bien qu'imparfaite, aurait pu cependant le renseigner assez exactement sur la variation de la glycémie, s'il avait dosé la glycose non seulement après l'administration de la phloridzine, mais encore avant. Il aurait obtenu ainsi des chiffres sinon exacts, du moins comparables, les mêmes erreurs se répétant dans les deux séries d'analyses.

Quinquaud[2] répète les expériences de von Mering en ayant soin de doser le sucre sanguin avant l'injection de phloridzine ; il relate l'observation d'un chien dont le sang artériel contenait 0gr,70 de glycose p. 1000 avant la phloridzine; dans les heures qui suivent, la quantité de sucre sanguin ne s'élève pas au delà de 0gr,62, 0gr,57, 0gr,58, pour descendre même à 0gr,51 p. 1000.

Minkowski[3] reprend ces recherches, et constate lui aussi que le sang des chiens rendus diabétiques par la phloridzine est moins riche en sucre qu'à l'état normal; de plus, si on extirpe les deux reins de ces chiens phloridzinés, leur sang reprend tout au plus sa teneur normale en sucre.

Schabad[4] avait d'ailleurs obtenu les mêmes résultats que Minkowski en pratiquant la ligature des uretères au lieu d'extirper les reins.

Levene[5], cherchant à déterminer aussi exactement que possible les modifications apportées à la composition du sang par la phlo-

1. PAVY. On phloridzin diabetes. *Proceeding of the physiological Society* in *the Journal of Physiology*, 1896, t. XX.

2. CH.-E. QUINQUAUD. Action des glycosides et spécialement de la phloridzine sur l'organisme. *C. R. de la Soc. de Biologie*, 1889, 9e série, t. XLI, p. 26, 27.

3. MINKOWSKI. Untersuchungen über den Diabetes mellitus nach Extirpation des Pankreas. *Arch. f. exper. Path. u. Pharm.*, 1893, Bd. XXXI, S. 137.

4. SCHABAD. *Vratch*, 1892, n° 49 (cité par MINKOWSKI).

5. LEVENE. *Journal of Physiology*, 1894, t. XVII, nos 3 et 4.

ridzine, dose, chez cinq chiens, non seulement la glycose, mais l'eau, les matières solides, les protéides, la sérum-globuline, la sérum-albumine et l'extrait éthéré qui comprend la graisse, la cholestérine et la lécithine, avant et après l'injection de phloridzine. Nous ne citerons que les chiffres concernant la glycose, les seuls qui nous intéressent actuellement. Dans la première expérience, la glycémie passe de $0^{gr},161$ p. 100 avant, à $0^{gr},143$ p. 100 après la phloridzine; dans la seconde, elle passe de $0^{gr},117$ p. 100 à $0^{gr},113$ p. 100; dans la troisième, de $0^{gr},114$ p. 100 à $0^{gr},121$ p. 100; dans la quatrième, de $0^{gr},210$ p. 100 à $0^{gr},131$ p. 100, et le jour suivant à $0^{gr},223$ p. 100; dans la cinquième, de $0^{gr},150$ p. 100 à $0^{gr},114$ p. 100, et le jour suivant à $0^{gr},150$ p. 100.

Une seule expérience, la troisième, donne une légère augmentation de la glycémie sous l'influence de la phloridzine, les autres expériences montrent au contraire une légère diminution, que Levene est forcé de constater, bien qu'il n'admette pas ce mécanisme de la simple élimination du sucre sanguin. Les deux dernières expériences sont particulièrement intéressantes, car elles montrent le relèvement rapide de la glycémie à son taux normal.

Hédon[1] constate également l'hypoglycosurie consécutive à l'administration de la phloridzine. Chez un chien, en état d'inanition, soumis à la phloridzine pendant plusieurs jours consécutifs, le sang contenait une quantité de sucre presque indosable. Il répète la même expérience avec un chien rendu diabétique par extirpation du pancréas, et constate, non sans surprise, que l'administration d'une seule dose de phloridzine fait disparaître l'hyperglycémie du diabète pancréatique. Avant la phloridzine, le sang contenait $0^{gr},45$ de glycose p. 100. Après l'ingestion de 5 grammes de phloridzine, il ne contenait plus, au bout d'une heure, que $0^{gr},34$ p. 100; au bout de trois heures, $0^{gr},19$ p. 100, et au bout de cinq heures, $0^{gr},15$ p. 100; tandis que la proportion du sucre contenu dans l'urine passait de 7 grammes p. 100 à $8^{gr},2$ p. 100, une heure après la phloridzine, $10^{gr},4$ p. 100, trois heures plus tard, et $9^{gr},5$ p. 100 au bout de cinq heures. Il constate en outre, chez le même chien, que, lorsque l'hyperglycémie est ainsi tombée sous l'influence de la phloridzine, la piqûre du bulbe ne peut plus la faire reparaître.

1. HÉDON. *Soc. de Biologie*, 16 janv. 1897,

Nous avons entrepris une série de recherches dans le but de vérifier chez l'homme l'absence d'hyperglycémie. Dans chacun des cas nous avons procédé à deux dosages du sucre sanguin, l'un avant l'injection de phloridzine, l'autre en pleine période de glycosurie, et, pour chacun de ces deux examens, nous nous sommes placé, autant que possible, dans les mêmes conditions.

Après avoir pris les précautions antiseptiques d'usage, nous prélevons, dans une veine du bras, environ 10 ou 20 centimètres cubes de sang à l'aide d'une seringue de Debove. Ce sang est immédiatement versé dans une capsule contenant un poids sensiblement supérieur de sulfate de soude humecté d'un peu d'eau distillée, le tout préalablement taré, et on détermine rapidement le poids du sang recueilli par une double pesée. On chauffe ensuite jusqu'à ébullition, puis on le porte à l'autoclave où on le maintient pendant environ un quart d'heure à une température de 120°. Le coagulum est broyé avec de l'eau distillée, jeté sur un filtre qui est lavé à l'eau distillée, les produits de ces filtrations ou lavages successifs sont réunis et c'est dans ce liquide que l'on dose la glycose à l'aide de la liqueur de Fehling titrée fraîchement préparée.

Expérience I. — Guill., 52 ans, boulanger, salle Parrot, n° 1. Malade atteint d'*hémiplégie* droite ancienne, légèrement artério-scléreux, ne présentant d'ailleurs aucune lésion viscérale.

11 juillet 1898. — A 2 heures du soir, prise de sang : $10^{gr},90$, contenant $1^{gr},340$ de glycose p. 1 000 (c'est-à-dire par kilogramme de sang).

12 juillet. — A 9 heures du matin, injection hypodermique de $0^{gr},015$ de phloridzine en solution dans 3 centimètres cubes d'eau distillée. Le sucre apparaît dans l'urine au bout d'une demi-heure et son élimination dure trois heures et demie (de 9 h. 1/2 à 1 heure du soir inclus).

Urines sucrées : 560 centimètres cubes; sucre éliminé : $1^{gr},320$.

A 11 h. 1/2 (en pleine glycosurie), prise de sang : $10^{gr},98$, qui contient $1^{gr},201$ p. 1000.

Expérience II. — Thieb., 62 ans, concierge, salle Lorain, n° 24. *Hémiplégie*, athérome; pas de lésion viscérale.

19 juillet 1898. — A 11 h. 1/2, prise de sang : $20^{gr},50$; teneur en sucre : $1^{gr},013$ p. 1000.

20 juillet. — A 6 h. 1/2 matin, injection sous-cutanée de $0^{gr},30$ de phloridzine. Le sucre apparaît dans l'urine au bout d'une heure et demie, et son élimination dure deux heures (de 8 h. à 10 h. inclus). Sucre éliminé : 2 grammes.

A 11 heures (après la disparition de la glycosurie), prise de sang : 19gr,20; teneur en sucre : 1gr,121 p. 1000.

Expérience III. — Arm. Bl., salle Maurice Reynaud, n° 4. *Diabète.*

25 juillet 1898. — A 1 h. 1/2, prise de sang : 11gr,40 ; teneur en sucre : 4gr,164 p. 1000.

26 juillet — A 6 h. 1/2 du matin, ingestion de 4 grammes de phloridzine. A 1 h. 1/2, prise de sang : 10gr,90; teneur en sucre : 3gr,959 p. 1 000. (La malade ayant de l'incontinence d'urine, on n'a pu procéder au dosage du sucre éliminé.)

Expérience IV. — Mar., 36 ans, charretier, salle Parrot, n° 10. *Néphrite chronique* sans albuminurie.

28 juillet 1898. — A 1 h. 1/2 du soir, prise de sang : 10gr,50; glycose du sang : 1gr, 786 p. 1000.

29 juillet.—A 6 h. 1/2 du matin, injection hypodermique de 0gr,050 de phloridzine. Le sucre apparaît dans les urines au bout d'une demi-heure, et les urines, recueillies d'heure en heure, continuent à réduire la liqueur de Fehling jusqu'à 4 heures du soir (pendant huit heures). Sucre éliminé : 10gr,083.

A 1 h. 1/2, prise de sang : 14gr,20; glycose du sang : 1gr,175 p. 1 000.

30 juillet. — A 10 h. 1/2, prise de sang : 14gr,37; glycose du sang : 1gr,112 p. 1000.

Expérience V. — Fag., 44 ans, salle Lorain, n° 18. *Tabes spasmodique infantile* avec attaques d'épilepsie.

1er août 1898. — A 2 heures, prise de sang : 12gr,40 ; glycose du sang : 1gr,251 p. 1000.

2 août. — A 6 heures du matin, injection hypodermique de 0gr,050 de phloridzine. Le sucre apparaît dans l'urine au bout d'une demi-heure, et son élimination se prolonge pendant quatre heures et demie (de 6 h. 1/2 à 11 heures). Urines sucrées : 395 centimètres cubes; sucre éliminé : 7gr,166.

A 2 heures du soir (après la disparition de la glycosurie), prise de sang : 19gr,60; glycose du sang : 1gr, 078 p. 1000.

Expérience VI. — Dema., salle Lorain, n° 6. *Néphrite interstitielle.*

23 août 1898.—A 9 heures du matin, prise de sang : 13gr,50 ; glycose du sang : 0gr,777 p. 1000.

9 h. 1/2, injection de 0gr,050 de phloridzine. Le sucre apparaît au bout d'une heure et son élimination persiste pendant cinq heures (de 10 h. 1/2 à 4 heures du soir inclus). Glycose éliminée : 2gr,52.

1 h. 1/2, prise de sang : 17gr,30; glycose du sang : 0gr,846 p. 1 000.

Expérience VII. — Guill. (sujet de l'Exp. I).

25 août.—A 7 heures du matin, injection de 0gr,050 de phloridzine. Le sucre apparaît au bout d'une heure, et son élimination se prolonge pendant six heures (de 8 heures du matin à 2 heures du soir inclus). Glycose éliminée : 14gr,80.

3 heures soir, prise de sang : 14gr,80 ; glycose du sang : 0gr,830 p. 1 000. (Il n'a pas été fait de dosage préalable de la glycose du sang; cependant cet examen pratiqué un mois et demi auparavant avait donné le chiffre de 1gr,340, que l'on peut adopter comme chiffre moyen de la glycémie chez ce sujet.)

Expérience VIII. — Rol., 60 ans, salle Lorain, no 10. *Néphrite saturnine.*

26 août. — 9 heures du matin, prise de sang: 8gr,25 ; glycose du sang : 1gr,274 p. 1 000.

9 h. 1/2, injection de 0gr,050 de phloridzine.

Les urines obtenues par cathétérisme à 10 heures, 11 heures et 3 h. 1/2 ne contiennent pas de sucre.

3 h. 1/2, prise de sang : 8gr,50; glycose du sang : 1gr,028 p. 1 000.

Expérience IX. — Saint-Mar., salle Parrot, no 8. *Diabète.* (Il a été procédé en outre, chez ce malade, à une série de dosages de sucre dans l'urine.)

6 mars 1899. — Urines des vingt-quatre heures : 2100 centimètres cubes; sucre éliminé : 115 grammes.

4 heures du soir, prise de sang : 20 grammes; glycose du sang : 2gr,857 p. 1000.

7 mars. — A 7 heures du matin, injection hypodermique de 0gr,050 de phloridzine.

A 10 heures, prise de sang : 20 grammes; sucre du sang : 2gr,706 p. 1 000.

8 mars. — Urines émises du 7 au 8 mars (de 7 heures mat. à 7 heures mat.), sous l'influence de la phloridzine : 2 550 centimètres cubes; sucre éliminé : 140 grammes.

9 mars. — Urines : 3 928 centimètres cubes; sucre éliminé : 87 grammes.

10 mars. — Urines : 4 100 centimètres cubes; sucre éliminé : 119 grammes.

17 mars. — Urines : 7 870 centimètres cubes; sucre éliminé : 149gr,5.

Nous résumons dans le tableau suivant le résultat de ces neuf expériences.

TABLEAU II

EXPÉRIENCES	DOSE DE PHLORIDZINE injectée	SUCRE SANGUIN POUR MILLE		DIFFÉRENCE		SUCRE de L'URINE
		Avant	Après	en +	en —	
		gr.	gr.	gr.	gr.	gr.
I	15 milligram.	1,340	1,201		0,139	1,320
II	30 —	1,013	1,121	0,108		2
III	4 gr. en ingestion	4,164	3,959		0,205	Diabétique
IV	50 milligram.	1,786	1,175		0,611	10,083
V	50 —	1,251	1,078		0,173	7,166
VI	50 —	0,777	0,846	0,069		2.520
VII	50 —	1,340 (?)	0,830		0,510	14,800
VIII	50 —	1,274	1,028		0,246	0
IX	50 —	2,857	2,706		0,151	Diabétique

Sur ces neuf expériences, nous avons obtenu deux différences en plus (Exp. II et VI), assez faibles d'ailleurs, surtout la seconde, pour être comprises dans les limites de l'erreur possible; la glycosurie observée dans ces deux cas était, du reste, assez faible.

Il n'en est pas de même dans les expériences qui nous ont donné des différences en moins (sauf l'Exp. VIII), et il est intéressant de noter que, parmi celles-ci, les plus fortes différences nous sont données par les deux expériences (IV et VII), dans lesquelles la glycosurie est la plus intense.

Quant à l'Expérience VIII, qui se rapporte à un sujet atteint de néphrite interstitielle avec anaglycosurie complète, il semble étonnant, au premier abord, de constater une légère diminution de la glycémie; mais cette différence peut s'expliquer par la présence du sucre dans les autres excreta (bile, sueur, etc.).

Les recherches de Cornevin, de Levene et les nôtres qui seront exposées plus loin montrent, en effet, que la phloridzine n'agit pas seulement sur le rein, mais sur un grand nombre de glandes telles que la glande mammaire, le foie (considéré comme glande biliaire) et les glandes de la peau.

Chez deux diabétiques (Exp. III et IX) nous avons constaté aussi une diminution de la teneur en sucre du sang, mais cette diminution, relativement faible, ne répond pas complètement à ce que pouvait faire prévoir chez les diabétiques l'expérience de Hédon rapportée plus haut. Cet auteur ayant vu disparaître l'hyperglycémie du diabète pancréatique artificiel sous l'influence de la phloridzine, on devait s'attendre, chez des diabétiques vrais, à voir l'hyperglycémie s'atténuer dans de plus fortes proportions. Il est vrai que l'un d'eux, dont nous avons pu analyser les urines, a éliminé, sous l'influence de la phloridzine, 21 grammes de sucre de plus que la veille (de 115 gr. le sucre éliminé est passé à 140 gr.) tandis que le lendemain la glycosurie tombait à 87 grammes pour remonter le surlendemain à 119 grammes.

Nous avons cherché d'autre part à augmenter la glycosurie phloridzique en augmentant artificiellement la glycémie, par une injection sous-cutanée profonde de glycose, chez un individu ne présentant pas d'insuffisance glycolytique. L'expérience fut faite chez le sujet de l'Expérience V.

Expérience X. — *14 août.* — 9 h. matin, prise de sang : 12gr,80 ; glycose du sang : 0gr,820 p. 1 000.

9 h. 1/4, injection de 50 milligrammes de phloridzine.

10 heures, injection de 10 grammes de glycose.

Le sucre apparaît dans l'urine à 10 heures et son élimination se prolonge jusqu'à 3 heures du soir inclusivement.

2 heures soir, prise de sang : 8gr,95 ; glycose du sang : 2gr,353 p. 1 000.

Urines sucrées : 450 centimètres cubes ; sucre éliminé : 11gr,250.

Cette expérience nous montre d'abord, une glycosurie plus considérable sous l'influence des injections hypodermiques de phloridzine et de glycose que sous l'influence de la phloridzine seule (voir Exp. V) ; en second lieu, elle nous permet de constater l'hyperglycémie notable qui succède à l'injection de glycose et qui ne semble pas influencée par la phloridzine. Ici encore, comme chez les deux diabétiques, la phloridzine ne semble pas avoir eu grande action sur l'hyperglycémie.

A l'argument tiré de la légère hypoglycémie observée dans la glycosurie phloridzique s'en ajoute un autre, fourni par les résultats des dosages du sucre contenu dans la lymphe du canal thoracique. Ces dosages, pratiqués par Levene[1], montrent une diminution

1. P. A. Levene. The influence of phloridzine on the bile and lymph. *The Journal of experimental Medicine*, 1897, t. II, n° 1, p. 107-115.

assez notable de la glycose de la lymphe après injection de phloridzine. Des six expériences rapportées par cet auteur, deux (les Exp. I et IV) doivent être écartées par suite d'erreur de technique; les quatre autres donnent des résultats concordants. Les chiffres de glycose s'abaissent dans l'Expérience II de 279 milligrammes p. 100 avant l'injection à 74 milligrammes p. 100 après; dans l'expérience III, de 259 milligrammes p. 100 à 177 milligrammes p. 100; dans l'Expérience V, de 196 milligrammes p. 100 à 175 milligrammes p. 100; et dans l'Expérience VI, de 300 milligrammes p. 100 à 130 milligrammes p. 100. Ajoutons que les chiens employés par Levene étaient à jeun depuis vingt-quatre heures au moins, et que pendant toute la durée de l'expérience ils étaient anesthésiés par l'éther et soumis à la respiration artificielle.

La même opération, répétée sur un chien dont il avait préalablement lié les deux hiles rénaux, donne pour la première lymphe : 240 milligrammes p. 100 de glycose et 150 milligrammes p. 100 seulement après l'injection de phloridzine. Ce résultat est à rapprocher de celui que nous avons obtenu dans notre Expérience VIII et trouve également son explication dans l'élimination du sucre par les autres émonctoires.

Cette diminution du sucre de la lymphe est vraisemblablement due à ce fait, que « le sang étant dépouillé d'une partie de sa glycose par le rein en cède une quantité moindre aux différents tissus de l'organisme ; il en résulte que la lymphe s'écoulant de ces tissus est plus pauvre en sucre que dans les conditions normales ».

Tels sont les principaux arguments de la théorie de l'élimination : hypoglycémie légère et diminution de la glycose contenue dans la lymphe.

Le mécanisme intime de cette glycosurie a été l'objet de nombreuses recherches entreprises dans ces dernières années, surtout par les physiologistes allemands. Rappelons d'abord l'ingénieuse hypothèse de Minkowski[1]. S'appuyant sur la propriété présentée par la phloridzine de se décomposer en glycose et phlorétine, il suppose que la phloridzine subit cette décomposition au niveau des

1. *Loc. cit.*, p. 152 (note).

reins; et, tandis que la glycose est éliminée avec l'urine, la phlorétine mise en liberté se combine au sucre sanguin; ce dernier est presque aussitôt soustrait à sa combinaison au niveau du rein et éliminé par cet organe, tandis que la phlorétine est mise de nouveau en liberté.

On peut faire à cette hypothèse beaucoup d'objections, comme son auteur se plaît, d'ailleurs, à le reconnaître. Nous citerons seulement la présence de la phloridzine en nature, constatée souvent dans les urines des sujets auxquels on a administré cette substance, comme s'accordant assez mal avec la décomposition en glycose et phlorétine.

Quelle que soit, du reste, la valeur de cette hypothèse, elle ne donne aucune indication sur la partie de l'appareil glandulaire au niveau de laquelle la glycose se trouve mise en liberté.

Trambusti et Nesti [1] ont, les premiers, entrepris l'étude anatomo-pathologique des organes de lapins et de chiens auxquels ils avaient administré journellement à l'intérieur des doses croissantes de phloridzine (jusqu'à 50 centigrammes par kilogramme d'animal). Outre la glycosurie, ils observèrent, chez tous les chiens qui avaient reçu de fortes doses, de l'albuminurie et souvent de la polyurie. L'étude histologique des reins de ces animaux leur montra la dégénérescence hyaline des cellules épithéliales des tubes droits compris dans la zone limitante (lésion d'Armanni-Ehrlich), et la dégénérescence des tubes contournés connue sous le nom de lésion d'Ebstein. Ils ne purent constater de lésion histologique chez le lapin [2]. Ces altérations, analogues à celles que l'on observe parfois dans le diabète vrai, pourraient faire penser que l'excrétion du sucre dans la glycosurie phloridzique est identique au processus de la glycosurie du diabète ordinaire.

Seelig [3] a voulu chercher *de visu* le sucre dans le rein d'animaux soumis à l'action de la phloridzine, et déterminer ainsi exactement

1. A. Trambusti et G. Nesti. Pathologisch-anatomische Untersuchungen über Phloridzin-Diabetes. *Beitr. zur Pathol. Anat. und zur allgem. Path. E. Ziegler*, 1893, Bd. XV, S. 341. — *Lo Sperimentale*, fasc. V et VI, 1893.

2. Cette absence d'altération chez le lapin rendu glycosurique par la phloridzine est au moins partiellement réfutée par les recherches de Rosenfeld (Congrès de Wiesbaden, 1894).

3. Seelig. *Arch. für experim. Pathologie*, Bd. XXXVII, S. 156.

le point où s'accomplit le travail glycogénique de la glande rénale. Il injecte à des lapins 1 gramme à $1^{gr},50$ de phloridzine, et au bout de trois quarts d'heure il fait l'extirpation d'un rein et en jette un fragment dans une solution bouillante concentrée de phénylhydrasine acidulée avec de l'acide acétique. Au bout de vingt minutes le fragment du rein est lavé dans de l'eau légèrement acidulée, durci dans une solution de formol à 10 p. 100 fréquemment renouvelée, congelé et coupé. Sur des coupes fines, il a vu de nombreux cristaux de phénylglycosazone, surtout dans les espaces interstitiels, entre les canalicules, et, en moindre abondance, dans les capsules des glomérules. Les canalicules urinaires étaient à peu près vides.

Malgré les précautions dont l'expérimentateur s'est entouré, il semble difficile d'éviter la diffusion de la glycose pendant les manipulations qui précèdent la formation des cristaux de phénylglycosazone ; d'ailleurs la présence de ces cristaux dans les espaces qui entourent les canalicules paraît être une preuve de cette diffusion. Aussi peut-on tout au plus conclure de cette expérience que la glycose, sous l'influence de la phloridzine, est plus abondante autour des canalicules qu'au niveau des glomérules. Le passage de la glycose par l'épithélium des canalicules paraît donc probable.

C'est également ce mécanisme que défend Marcuse[1]. Employant la méthode introduite dans l'étude de la physiologie rénale par Nüssbaum, il obtient des résultats qui, sans être absolument concluants, semblent prouver que l'élimination du sucre, dans le diabète phloridzique, se fait au niveau de l'épithélium des tubes contournés. On sait par les expériences de Nüssbaum que la glycose passe, chez les diabétiques, au niveau des glomérules; les recherches de Marcuse tendraient donc à prouver que le mécanisme intime de la glycosurie phloridzique est tout à fait différent du mécanisme du diabète vrai.

Quel que soit d'ailleurs le siège vrai de ce phénomène biologique, on peut le concevoir comme une simple élimination de la glycose contenue dans le sang. Mais la quantité du sucre sanguin diminue relativement peu après les injections de phloridzine, et on ne peut qu'être frappé de la discordance parfois considérable

1. Marcuse. Société de Médecine interne de Berlin, séance du 4 avril 1898, *in Sem. Med.* et *Riforma medica.*

qui existe entre la quantité de sucre éliminé et le chiffre assez faible représentant la différence des deux dosages de glycose (avant et après la phloridzine). Pour expliquer cette discordance, il faut, ou bien supposer une diminution considérable de la glycolyse, ou bien admettre un apport incessant de glycose.

Lépine et Barral[1] ont montré que chez des chiens rendus diabétiques par ingestion de phloridzine (0gr,5 par kilog. d'animal), le pouvoir glycolytique était nettement augmenté ; il n'y a donc pas diminution de la glycolyse, mais bien production exagérée du sucre. C'est le foie, d'après Richter[2] et la plupart des physiologistes allemands, qui est chargé de maintenir la glycémie à un taux à peu près constant en lançant dans la circulation son glycogène disponible à mesure que la richesse en sucre du sang diminue. Le foie se trouve ainsi influencé par la phloridzine, mais l'action de cette substance s'exerce d'une façon indirecte, en quelque sorte, par l'intermédiaire du rein.

Aussi, bien que la glycosurie phloridzique se produise chez des animaux à jeun, il n'est pas tout à fait exact de dire que l'alimentation n'a aucune influence sur elle. Moritz et Prausnitz[3] ont les premiers étudié les modifications apportées à la glycosurie phloridzique par les changements de régime. Bien que les résultats de leurs expériences ne soient pas toujours aussi précis que pourraient le faire croire leurs conclusions, ils ont fort justement signalé l'augmentation de la glycosurie phloridzique sous l'influence d'une nourriture abondante composée de viande et de substances hydro-carbonées. L'alimentation dans ce cas, renouvelant largement la provision du glycogène hépatique, fait tous les frais de la glycosurie.

Mais, lorsque les sujets en expérience sont à l'état d'inanition, le peu de glycogène qui leur reste se trouve rapidement épuisé, et le foie est obligé, pour fabriquer du glycogène et par conséquent

1. Lépine et Barral. Sur la variation des pouvoirs glycolytique et saccharifiant du sang dans... le diabète phloridzique. *C. R. de l'Acad. des Sc.*, 1891, t. CXIII, p. 1014 (28 déc.).

2. Richter. Diuretica und Glykosurie. *Zeitschr. f. Klin. Med.*, 1898, Bd. XXXV, S. 481.

3. Moritz et Prausnitz. Studien über den Phloridzindiabetes. *Zeitschr. f. Biol.*, 1890, Bd. XXVII, N. F. IX, S. 81.

du sucre, d'avoir recours soit aux substances albuminoïdes de l'organisme, soit, peut-être, aux graisses[1]. Or la transformation des albumines en sucre doit s'accompagner d'une augmentation de l'excrétion azotée, par conséquent les variations du chiffre de l'urée excrétée permettront d'apprécier la quantité d'albumine détruite pour fournir à la glycosurie.

Von Mering avait déjà étudié[2] ces variations de l'azoturie qui accompagne la glycosurie phloridzique, sous l'influence des modifications du régime alimentaire. Il avait d'abord constaté que, chez des chiens nourris de pain, de lard et de viande, de très fortes doses de phloridzine (jusqu'à 23 grammes en une fois) n'arrivaient pas à modifier sensiblement la quantité d'azote excrétée journellement. La consommation d'albumine ne se trouvant pas augmentée, malgré la glycosurie, cette dernière se produisait donc aux dépens des substances ingérées.

Il n'en est plus de même chez les animaux en état d'inanition. Dans les trois expériences dont il donne les protocoles, on voit qu'à chaque dose de phloridzine correspond une augmentation de l'urée excrétée, augmentation qui dénote un accroissement considérable de la consommation d'albumine (30,50 et même 100 p. 100). Il semble donc bien que les substances albuminoïdes contribuent pour une large part à la glycosurie phloridzique ; l'organisme vit sur son propre fonds.

Chez les animaux alimentés exclusivement avec de la graisse (beurre fondu ou lard), on voit également, sous l'influence de la phloridzine, augmenter l'azoturie, mais dans des proportions moindres que précédemment.

Moritz et Prausnitz, reprenant les recherches précédentes, constatent aussi que l'azoturie qui accompagne la glycosurie est plus considérable chez les animaux soumis à l'alimentation carnée que chez ceux qui absorbent des hydrates de carbone, plus considérable encore chez ceux qui sont nourris uniquement avec

1. La transformation des albumines en glycogène est en effet admise aujourd'hui, car cette substance se rencontre chez des animaux soumis à un régime exclusivement azoté. Quant à la transformation de la graisse en glycogène ou même directement en sucre (Seegen), elle n'est encore admise que par quelques auteurs.

2. VON MERING. *Zeitschr. f. Klin. Med.*, 1888, Bd. XIV.

de la graisse, et présente son maximum chez ceux qui sont en état d'inanition.

Prausnitz[1] institue une nouvelle série d'expériences destinées à montrer qu'une partie du sucre dans la glycosurie phloridzique provient de la décomposition de l'albumine.

Cremer et Ritter[2], expérimentant sur des lapins en inanition, trouvent qu'il existe un parallélisme entre l'élimination de l'azote et de la glycose sous l'influence de la phloridzine. Ils en concluent après avoir examiné les différentes hypothèses possibles, que le sucre provient de la décomposition des albumines de l'organisme.

En dernier lieu, Graham Lusk[3], introduisant quelques modifications dans les expériences précédentes, constate que chez des animaux recevant régulièrement de la phloridzine, le sucre emmagasiné est excrété après les premières doses de cette substance. Le lendemain l'excrétion de sucre s'accompagne d'une excrétion d'azote plus considérable, ce qui prouve que le sucre vient de l'albumine. Le troisième jour, il ajoute de la dextrose à la phloridzine; la glycosurie s'accroît, mais ce n'est plus au dépens de l'albumine, car l'azote n'augmente plus. Ainsi l'ingestion de sucre augmente la glycosurie phloridzique, mais une partie de ce sucre est brûlée et épargne la combustion de l'albumine.

Il reste à envisager la possibilité d'une production de sucre aux dépens de la graisse. Cette hypothèse, déjà défendue par Seegen[4], admise partiellement par Bunge[5], considérée comme probable par Coolen, a fait l'objet des recherches de Contejean[6]. Cet auteur fait d'abord remarquer que si le sucre de l'organisme est fabriqué aux dépens de l'albumine, il résulte d'une formule établie par Chauveau que, à 1 gramme d'azote apparaissant dans l'urine, correspondent au plus 2gr,86 de glycose fabriqué. Il relate ensuite les

1. W. Prausnitz. Die Abstammung des beim Phloridzindiabetes ausgeschiedenen Zuckers. *Zeitschr. f. Biol.*, 1893, Bd. XXIX, S. 168.

2. M. Cremer et A. Ritter. Phloridzin - Versuche am Carenz-Caninchen. *Zeitschr. f. Biol.*, Bd. XXIX, N. F. XI, S. 258.

3. Graham Lusk. Ueber Phloridzindiabetes und über das Verhalten desselben bei Zuführ verschiedenen Zuckerarten. *Zeitschr f. Biol.*, XVIII, S. 82.

4. I. Seegen. *Der Diabetes mellitus.* Berlin, 1893.

5. G. Bunge. *Lehrbuch der physiol. und pathol. Chemie.* Leipsig, 1894, S. 357.

6. Contejean. L'excrétion azotée dans le diabète de la phloridzine. *Comptes rendus de la Soc. de Biol.*, 1896, t. III, p. 344-347.

expériences faites avec deux chiens débarrassés de leur glycogène par un jeûne prolongé et chez lesquels la quantité d'azote éliminée après les injections de phloridzine correspondait à une quantité de sucre inférieure à celle qui constituait la glycosurie. L'autopsie de ces animaux ne révélait nulle part la présence de graisse anatomique, sauf dans le canal rachidien, où on en trouve à l'état de gouttelettes visibles au microscope. Aussi Contejean conclut qu'il lui « semble vraisemblable que dans le diabète de la phloridzine, le sucre est fabriqué, au moins partiellement, sinon exclusivement, avec la graisse de l'organisme ».

Les travaux de Rosenfeld[1] sur le foie gras du diabète phloridzique semblent aussi favorables à cette manière de voir. Dans la première partie de son travail, il montre que si on administre à un chien en état d'inanition une forte dose de phloridzine, dès le lendemain le foie est chargé de graisse. Or cette adipose ne s'accompagne pas de dégénérescence cellulaire, elle est due à une simple infiltration graisseuse du parenchyme. On n'observe pas ce phénomène chez les animaux qui reçoivent, avec les doses de phloridzine, une alimentation mixte composée de viande et d'hydrates de carbone. D'ailleurs, si, au lieu de tuer l'animal en expérience le lendemain de l'administration de phloridzine, on ne le sacrifie que deux ou trois jours plus tard, on ne constate plus cette infiltration graisseuse; il y a eu guérison rapide du foie gras, on trouve des cellules hépatiques contenant ou ne contenant pas de glycogène suivant que le sujet a été alimenté ou non.

Dans la seconde partie de son mémoire, Rosenfeld cherche l'origine de cette graisse; il montre d'abord qu'elle ne provient pas de l'albumine du foie, et, par une série d'expériences fort ingénieuses, où il s'appuie sur le chiffre d'iode contenu dans les diverses graisses et sur les différences qui existent entre leurs points de fusion, il arrive à démontrer que cette graisse hépatique provient des différentes réserves nutritives disséminées dans l'organisme (pannicule adipeux sous-cutané, grand épiploon, atmosphère adipeuse péri-rénale, etc.).

1. Rosenfeld. Die Fettleber beim Phloridzindiabetes. I Theil. *Zeitschr. f. klin. Med.*, 1895, Bd. XXVIII, S. 256-269. — II Theil. *Zeits. f. kl. Med.*, 1898, Bd. XXXVI, S. 232-246.

En résumé, il faut admettre que la glycosurie phloridzique a de multiples origines. L'organisme fabrique du sucre avec les éléments qui sont à sa disposition. Il met d'abord et surtout à contribution le glycogène et les substances hydro-carbonées; à leur défaut il a recours à l'albumine, dont la combustion est mise en évidence par l'excès d'azote excrété, et enfin les graisses elles-mêmes semblent prendre part à cette glycogénèse forcée.

En un mot l'organisme, sous l'influence de la phloridzine, fait du sucre comme il peut, avec ce qu'il trouve.

B. **Théorie de l'élaboration rénale.** — Après avoir développé la théorie de l'élimination, il nous reste à exposer cette seconde théorie rénale, qui consiste à admettre que le rein, sous l'influence de la phloridzine, fabrique du sucre avec des éléments empruntés au sang. C'est l'application à la glycosurie phloridzique du mécanisme invoqué par Porter pour le diabète rénal; le rein, d'après cet auteur, élabore une partie de la glycose éliminée, aux dépens des « *sugar producing elements* » qui circulent dans le sang.

Ouchinsky [1] est le premier physiologiste qui émette cette hypothèse, d'une façon d'ailleurs peu explicite. Il relate fort brièvement une série de dosages de sucre sanguin faits chez des chiens auxquels il administrait des doses de phloridzine calculées à raison de 1 gramme par kilogramme. Aux uns il avait préalablement lié les vaisseaux du rein, aux autres il avait lié les uretères. Chez les chiens du premier groupe, le sucre sanguin variait de 0gr,087 à 0gr,12 p. 100; chez ceux dont les uretères avait été liés le sucre sanguin était de 0gr,18 à 0gr,21 p. 100. Il semble bien que, dans le second groupe d'expériences, le sucre fabriqué par le rein ne pouvant s'éliminer par l'uretère déterminait une légère hypoglycémie, tandis que chez les animaux dont le rein avait été séparé de la circulation par ligature de ses vaisseaux, le taux du sucre sanguin ne variait pas.

Nous avons vu plus haut que Pick, après avoir supprimé la fonction de la cellule hépatique par l'injection d'une solution acide dans le canal cholédoque, obtenait néanmoins la glycosurie phlo-

1. OUCHINSKY. Des échanges gazeux et de la calorimétrie chez les chiens glycosuriques à l'aide de la phloridzine. *Archive de médecine expérimentale*, 1893, p. 545. — Résumé d'un travail publié en langue russe en 1891.

ridzique; il en concluait que le sucre éliminé ne provenait pas du foie. Il put constater en outre la persistance et l'exagération de la glycosurie chez un chien qui avait reçu une injection acide dans le cholédoque. A la suite d'une seule dose de 0gr,6 de phloridzine, il vit la glycosurie durer sept jours et fournir une quantité totale de 60 grammes de sucre. Il suppose donc que la suppression de la fonction hépatique non seulement ne prévient pas la glycosurie phloridzique, mais même l'augmente. Par conséquent, chez les animaux dont le foie est intact et auxquels on administre de la phloridzine, une partie du sucre produit sous l'influence de cette substance est détruite par la glande hépatique.

Cette expérience de Pick, expérience qui du reste n'a pas été répétée, aboutit à des résultats fort contestables, car nous ne savons jusqu'à quel point la fonction glycogénique du foie a été détruite, et, en tout cas, l'animal sur lequel il a opéré était loin d'être dans des conditions physiologiques.

Néanmoins elle suggère l'idée que le rein n'élimine pas un sucre fabriqué par le foie, mais élabore lui-même la glycose excrétée.

Levene[1] est le premier qui ait cherché, par une série d'expériences fort ingénieuses, à démontrer méthodiquement ce rôle glycoso-formateur de la glande rénale.

Il commence par répéter les expériences de Minkowski et dose le sucre sanguin avant et après l'injection de phloridzine, lorsque le rein est exclus de la circulation par ligature de ses vaisseaux. Il obtient des résultats assez discordants, trouvant tantôt une légère augmentation, tantôt une légère diminution. Il fait d'ailleurs remarquer que l'extirpation des reins ou la ligature de leurs vaisseaux est une opération qui trouble tellement le fonctionnement de l'organisme qu'elle entraîne la mort en moins de deux jours.

Il cherche alors un autre mode d'investigation et entreprend une série d'expériences dans lesquelles il compare la teneur en sucre d'échantillons de sang pris dans l'artère et dans la veine rénale pendant la glycosurie phloridzique. Sur neuf expériences, il trouve huit fois un chiffre plus élevé pour le sucre sanguin de la

1. Levene. *Journal of Physiology*, 1894, t. XVII.

veine rénale, et dans deux cas la différence est réellement considérable (0gr,023 et 0gr,024 p. 100). Au contraire, dans l'expérience qui aboutit à une diminution de sucre, le chiffre de cette dernière (0gr,005 p. 100) est assez faible pour être compris dans les limites de l'erreur possible.

Ces résultats sont en contradiction avec la théorie de l'élimination et s'expliquent au contraire facilement par la formation de glycose dans le rein. On pourrait invoquer, il est vrai, la perte d'eau subie par le sang à son passage dans le rein et sa plus grande concentration dans la veine rénale. Levene, qui soulève lui-même cette objection, déclare n'avoir trouvé aucune relation entre la quantité d'urine éliminée et l'augmentation du sucre dans le sang veineux.

Il fait ensuite un certain nombre de dosages du sucre contenu non plus dans le sang, mais dans le rein lui-même après l'action de la phloridzine. Chez deux chiens il extirpe un rein, dose le sucre qu'il contient, puis fait une injection de phloridzine, et le lendemain pratique la même opération sur l'autre rein. Chez quatre autres chiens, il calcule le chiffre du sucre seulement après l'injection de phloridzine. Dans tous les cas, il trouve une augmentation considérable du sucre rénal après l'injection, et il en conclut que cet excès de sucre a été élaboré par le rein. D'ailleurs la plupart des organes et des tissus, comme l'a montré Paschoutine, peuvent subir la dégénérescence hydro-carbonée lorsque leur nutrition est troublée; c'est, pour Levene, l'effet produit par la phloridzine sur le rein.

Une grave objection a été faite par Zuntz à cette manière d'interpréter ce groupe d'expériences. Il fait en effet remarquer qu'il se trouve forcément dans le système vasculaire du rein une certaine quantité d'urine, et cette urine, après l'administration de la phloridzine, contient 10 p. 100 et plus de glycose. L'évaluation du sucre dans la totalité du rein doit donc fournir un chiffre plus élevé que chez l'animal à l'état physiologique, sans que l'on puisse en inférer une élaboration de sucre par le parenchyme rénal.

Levene termine son travail en donnant les résultats des analyses de sang avant et après la phloridzine chez cinq chiens. Il dose l'eau, les matières solides, le sucre, les protéides, et l'extrait éthéré qui contient la graisse, la cholestérine et la lécithine. Il trouve presque toujours « une diminution de la quantité totale des protéides et un changement dans les rapports de la sérum-albumine et de la sérum-globuline; la première diminue tandis que la seconde augmente. Ces résultats sont importants, car ils tendent à prouver l'augmentation de la décomposition des substances protéiques ». L'extrait éthéré était augmenté dans la plupart des cas. Quant aux chiffres de la glycose, ils étaient légèrement diminués.

Levene admet que le rein, dans la glycosurie phloridzique, fabrique la glycose aux dépens des protéides. Quant à l'absence de l'hyperglycémie, qui devrait être la conséquence de ce mécanisme, il l'explique en supposant que l'organisme n'a pas perdu le pouvoir de se débarrasser de l'excès de sucre par l'élimination rénale et par la suractivité des combustions : cette suractivité serait d'ailleurs confirmée par l'augmentation de l'extrait éthéré qui représente probablement les déchets de cette combustion.

Paderi[1], tout en considérant la glycosurie phloridzique comme un diabète nerveux, est aussi d'avis que le sucre se forme au niveau des reins; mais il s'écarte de Levene en lui refusant pour origine la décomposition des substances albuminoïdes. La formation du sucre dans l'organisme serait due, pour lui et pour Baldi[2], non à des phénomènes analytiques, mais à une sorte de synthèse comparable au travail accompli par le protoplasma de certains végétaux.

Dans un travail plus récent[3], Levene invoque en faveur de sa thèse l'action de la phloridzine sur d'autres organes sécréteurs tels que la glande mammaire[4] et le foie considéré comme glande biliaire. Il a pu en effet constater, chez des animaux porteurs de fistules biliaires, que la bile réduisait la liqueur de Fehling après l'injection de phloridzine, tandis qu'avant cette injection aucune réduction ne se produisait. Il en conclut que l'action de la phloridzine n'est pas limitée au rein, mais qu'elle modifie la sécrétion

1. Paderi. *Loc. cit.*
2. Baldi. Sulla formazione dello zucchero nell' organismo animale. *Lo Sperimentale*, t. XLVIII, F. I.
3. Levene. *The Journal of experimental Medicine*, 1897, t. II, p. 107-115.
4. Cornevin. *C. R. de l'Acad. des Sc.*, 6 février 1893.

d'un certain nombre de glandes, qui, sous son influence, élaborent du sucre.

Sans vouloir prendre parti pour l'une ou pour l'autre de ces deux théories (théorie de l'élimination et théorie de l'élaboration), nous pouvons ajouter que les expériences que nous avons faites pour étudier l'action de la phloridzine sur la sécrétion sudorale et la sécrétion lactée tendent à confirmer la théorie soutenue par Levene[1]. Nous avons même pu démontrer que le sucre qui se trouvait en excès dans le lait, après l'action de la phloridzine, était non de la glycose, sucre qui se trouve dans le sang, mais de la lactose ou sucre spécial au lait. Il y aurait donc fabrication exagérée de lactose par la glande mammaire, et, en supposant que les autres glandes, et en particulier les reins, réagissent de la même façon à la phloridzine, on se trouve amené à conclure avec Levene que les reins fabriquent, en totalité ou en partie, le sucre excrété dans la glycosurie phloridzique.

1. Voir, plus loin, le chapitre consacré à l'action de la phloridzine sur la glande mammaire et les glandes de la peau.

CHAPITRE II

VARIATIONS DE LA GLYCOSURIE PHLORIDZIQUE

La quantité de glycose éliminée sous l'influence de la phloridzine est soumise à de nombreuses variations. Les unes sont dues à des causes générales, comme l'influence de l'espèce animale à laquelle appartient le sujet sur lequel on opère, ou le mode d'administration de la phloridzine, d'autres sont provoquées par l'action simultanée de quelques-unes des substances qui ont été préconisées contre le diabète sucré. Enfin des modifications fort importantes au point de vue clinique sont déterminées par le plus ou moins bon fonctionnement du rein.

Nous étudierons d'abord chacune des deux premières causes de variations. Elles ont été l'objet, de notre part, d'un certain nombre d'expériences qui nous ont permis de vérifier les travaux antérieurs et de préciser quelques-unes de leurs conclusions.

Quant aux modifications d'ordre clinique entrevues par Klemperer, elles n'ont fait jusqu'ici le sujet d'aucune recherche avant celles que nous avons entreprises sous la direction de M. Achard.

I. — Variations déterminées par des causes générales.

Nous réunirons sous ce titre les variations dues : 1° à l'influence de l'espèce animale à laquelle appartient le sujet sur lequel on opère ; 2° à l'influence de la dose de phloridzne employée ; 3° à l'influence de son mode d'administration ; et 4° à l'influence de la répétition des doses.

A. **Influence du sujet.** — Nous avons vu que la phloridzine avait été expérimentée avec des succès fort divers sur la plupart des animaux de laboratoire. Les oiseaux n'ont donné à Minkowski et Thiel[1] puis à von Mering que de très faibles glycosuries. Chez la grenouille, la phloridzine ne semble agir qu'après avoir été injectée dans le sac lympathique dorsal. Le lapin n'élimine pas de glycose lorsqu'on lui fait ingérer des doses calculées à raison de 1 gramme par kilogramme; il faut pour obtenir une glycosurie sensible faire ingérer à cet animal un minimum de 2 grammes par kilogramme. En injections hypodermiques, bien que des doses moindres suffisent, la phloridzine a encore une plus faible action sur lui que sur le chien. Par contre, le chien semble être un des animaux les plus sensibles à l'action de la phloridzine. Von Mering remarque que la plus faible dose qui produise la glycosurie chez le chien est de 20 centigrammes par kilogramme lorsqu'on l'administre à l'intérieur. En injection hypodermique, cette dose minima s'abaisse chez le chien à moins de 1 centigramme par kilogramme (Exp. XLIII de von Mering). D'ailleurs ce minimum est assez difficile à déterminer chez les animaux en raison de la difficulté que l'on a de recueillir les urines méthodiquement à des intervalles rapprochés.

La glycosurie phloridzique est bien plus facile à provoquer chez l'homme. D'après nos recherches, une dose unique de 5 milligrammes suffit, chez un individu bien portant, à provoquer l'élimination de 1 à 2 grammes de glycose.

B. **Influence de la dose.** — Tous les auteurs (Von Mering, Moritz et Prausnitz, Coolen, etc.) sont d'accord pour admettre que la quantité de sucre éliminée augmente en raison directe des doses de phloridzine administrées; mais, d'après Coolen, cette « quantité devient rapidement maximale, et à partir de ce moment, on ne peut plus dire que la phloridzine augmente avec la dose ».

Nous avons aussi constaté que la glycosurie augmente avec les doses de la phloridzine, mais pas d'une façon proportionnelle, c'est-à-dire que les malades auxquels on avait injecté 50 milligrammes (la plus forte dose employée dans nos recherches) n'éli-

1. O. Minkowski et A. Thiel. Sur la glycosurie expérimentale chez les oiseaux. *Arch. f. exper. Path. u. Pharm.*, 1887, Bd. XXIII, S. 142.

minaient pas dix fois plus de sucre que les malades auxquels on avait injecté 5 milligrammes (dose ordinaire de l'épreuve), leur glycosurie n'était en général que cinq ou six fois plus forte.

C. **Influence du mode d'administration.** — Von Mering dans ses premières expériences, administrait la phloridzine par la voie digestive [1] et était obligé de donner des doses relativement fortes (le plus souvent 1 gramme par kilogramme d'animal). Il reconnaît d'ailleurs dans son second mémoire que la phloridzine donnée en injection hypodermique ou en injection intraveineuse provoque la glycosurie à des doses plus faibles, il constate également que l'action est plus rapide, la glycosurie commençant plus tôt et sa durée étant moindre.

L'absorption de la phloridzine, comme celle de toutes les substances solubles, est plus rapide par la voie hypodermique. L'absorption par la voie digestive est soumise à trop de vicissitudes, surtout quand il s'agit de recherches physiologiques opérées sur de petites doses, pour qu'on ne lui préfère, chaque fois que cela est possible, l'injection sous-cutanée. L'action successive des différents liquides organiques (salive, suc gastrique, bile, suc intestinal, suc pancréatique, etc.) avec lesquels se trouve en contact la substance étudiée, peut modifier sa composition. Il en est de même du séjour plus ou moins prolongé auquel elle se trouve astreinte dans les diverses parties du tube digestif, et surtout de son passage à travers le foie, qui arrête ou retarde les diverses substances charriées par le sang de la veine porte.

Pour la phloridzine qui agit directement sur le rein, le mode d'administration qui permet l'utilisation la plus rapide et la plus complète et l'injection dans l'artère rénale, comme l'a fait Zuntz [2]; on voit alors la glycose apparaître immédiatement dans l'urine sécrétée par le rein ainsi injecté.

On observe d'ailleurs une action presque aussi rapide par l'injection intraveineuse ou mieux l'injection hypodermique qui est le véritable procédé de choix. Chez un individu sain, en effet, la glycosurie se produit ordinairement moins de une demi-heure après

1. Il la donnait en petits paquets enveloppés de papier brouillard qu'il introduisait dans le gosier des chiens.

2. Zuntz, *Verhandl. der physiolog. Gesellschaft zu Berlin*, 1894-95, S. 51.

l'injection de 5 milligrammes qui peut être considérée comme une dose minima. Chez une nourrice (qui n'avait pas de lactosurie antérieure), nous avons même constaté la glycosurie dix minutes après l'injection de 50 milligrammes. D'ailleurs, la plupart des physiologistes ont eu recours à l'injection sous-cutanée d'une solution de phloridzine soit dans l'eau distillée bouillante et refroidie à 40°, soit dans l'eau additionnée de 2 1/2 p. 100 de carbonate de soude.

Coolen [1], tout en ayant recours à la voie hypodermique, préconise l'emploi de phloridzine en suspension dans l'huile d'olive ou dans un mucilage de gomme arabique. 1 gramme de phloridzine pulvérisée est ajoutée à 5 centimètres cubes d'huile d'olive et le mélange est agité longuement. Le mucilage de gomme est fait au dixième. « La phloridzine ainsi administrée, déclare Coolen, loin d'être moins active que lorsqu'elle est donnée en solution carbonatée, détermine au contraire une glycosurie plus intense et plus prolongée. » On s'explique facilement cette prolongation par la faible solubilité de cette substance, qui doit rester au point injecté et ne passer que fort lentement dans la circulation.

D. **Influence de la répétition des doses.** — Il arrive souvent qu'une même dose de phloridzine administrée à quelques jours d'intervalle détermine une plus forte glycosurie lors de la seconde injection. On voit aussi assez souvent, chez les animaux qui reçoivent chaque jour une même quantité de phloridzine, le chiffre journalier de la glycose éliminée augmenter pendant trois ou quatre jours. Coolen, qui avait fait le premier cette remarque, se demanda s'il ne pourrait, par une série d'injections, arriver à renforcer le diabète phloridzique et même à le rendre permanent en dehors de toute injection du glycoside. La solution de ce problème était du plus haut intérêt, car elle aurait réalisé un diabète en tout point semblable au diabète vrai.

Mais les expériences qu'il institue dans le but de résoudre cette question l'amènent à conclure que l'injection de phloridzine répétée journellement détermine une glycosurie qui atteint rapidement son maximum et se maintient au même niveau pendant toute la durée

1. Coolen. *Loc. cit.*

des injections. Quant à la persistance de la glycosurie après la cessation des injections de phloridzine, Coolen conclut de huit expériences que « la phloridzine peut provoquer chez le chien une glycosurie intense, prolongée, devenant même mortelle, mais elle ne peut produire le diabète permanent; son administration cessant, la glycosurie disparaît au bout d'un certain temps ».

Nous avons été plus d'une fois frappé des différences assez notables qui existent entre les quantités de sucre éliminées par un même individu soumis deux fois de suite à l'épreuve de la phloridzine. Une seconde injection pratiquée quatre ou cinq jours après la première provoque une glycosurie dont l'intensité peut être deux fois plus forte que celle de la précédente; ce qui constitue une cause d'erreur importante à connaître pour l'étude de la fonction rénale au moyen de la phloridzine. Nous avons étudié chez deux malades ces variations de la glycosurie dues à la répétition des doses, en employant chaque fois 5 milligrammes de phloridzine.

Expérience I. — Frém., âgé de 56 ans, salle Parrot, n° 1, malade atteint de *tuberculose pulmonaire* au premier degré.

Chez ce premier sujet l'injection était pratiquée tous les trois jours, et on se contentait de noter la quantité de sucre éliminée dans les six heures consécutives à l'injection, sans l'astreindre à uriner toutes les heures.

13 janvier 1899. — Le malade élimine 1gr,395 de glycose.
16 — — 0gr,183 —
19 — — 2gr,880 —
22 — — 1gr,687 —
25 — — 5gr,580 —

Les quatre premières injections furent faites le matin, entre 6 et 7 heures, et le malade resta à jeun pendant la durée de la glycosurie : la dernière fut faite à 11 heures, immédiatement avant le repas, et fut suivie d'une diurèse très abondante. L'alimentation et la polyurie expliquent peut-être le chiffre élevé obtenu par le dernier dosage.

Expérience II. — Abra., âgé de 48 ans, salle Lorain, n° 12; malade atteint d'*hystérie* d'origine traumatique (explosion de grisou).

Chez ce deuxième sujet, l'injection était pratiquée tous les quatre jours. On a pris soin de noter non seulement la quantité de sucre éliminée, mais aussi le début et la durée de la glycosurie et le volume d'urine sucrée. En outre l'injection était toujours pratiquée à la même heure (6 h. 1/2 du matin); et le régime du malade (4e degré) ne fut pas modifié.

TABLEAU III

DATES	GLYCOSURIE		URINE	SUCRE
	DÉBUT	DURÉE	SUCRÉE	ÉLIMINÉ
9 janvier 1899	1/2 heure.	2 h. 1/2	280 cm. c.	1 gr. 374
13 — —	1/2 —	2 h. 1/2	215 —	1 gr. 935
17 — —	1/2 —	2 h. 1/2	270 —	2 gr. 209
21 — —	1/2 —	2 h. 1/2	350 —	3 gr. 150
25 — —	1/2 —	5 h. 1/2	375 —	3 gr. 375
29 — —	1/2 —	2 h. 1/2	245 —	3 gr. 240

Dans cette seconde expérience, faite dans des conditions plus rigoureuses que la première, nous voyons la quantité de glycose éliminée augmenter assez régulièrement à chaque nouvelle injection, jusqu'à la cinquième. Le maximum de sucre susceptible d'être éliminé sous l'influence de $0^{gr},005$ de phloridzine semble être atteint, et la sixième injection est marquée par une légère diminution.

Le volume d'urine sucrée ne suit pas la même courbe, bien qu'il présente également son maximum à la cinquième injection.

La durée de la glycosurie, qui avait toujours été de deux heures et demie, augmente considérablement le 25 janvier, et cette prolongation coïncide encore avec le chiffre le plus élevé de glycose dans l'urine.

On peut conclure de ces expériences que la quantité de sucre éliminée sous l'influence de la phloridzine augmente lorsque l'on administre ce glycoside d'une façon répétée à intervalles suffisamment rapprochés. Le volume d'urine sucrée et la durée de la glycosurie ont également tendance à augmenter, mais leur accroissement n'est pas proportionnel à celui du chiffre de la glycose.

II. — Modifications déterminées par les médicaments réputés antidiabétiques.

Bien qu'il y ait une grande différence entre la pathogénie de la glycosurie phloridzique et celle du diabète sucré, quelques-uns des médicaments préconisés, à tort ou à raison, contre cette maladie, semblent diminuer également la glycosurie phloridzique.

Germain Sée et Gley[1] eurent les premiers l'idée de soumettre des animaux rendus glycosuriques par ingestion de phloridzine à divers modes de traitement usités dans le diabète. Ils essayèrent successivement le *bicarbonate de soude, l'arsenic, le bromure de potassium* et *l'antipyrine*, qui seule leur donna des résultats satisfaisants.

Hildebrandt[2] préconisa la *pipérazine* et le *syzygium jambolanum*, substances qui doivent, d'après lui, leur action antiglycosurique à la propriété qu'elles possèdent de diminuer le pouvoir saccharifiant du sang.

Coolen[3], un des rares physiologistes, peut-être le seul, qui assimile, au point de vue pathogénique, la glycosurie phloridzique et le diabète sucré, étudia l'action, sur la glycosurie phloridzique, de la plupart des substances réputées antidiabétiques (*chlorure, carbonate, sulfate de soude, chlorhydrate d'ammoniaque, arsenic, bromure de potassium, glycérine, salicylate de soude, antipyrine, pipérazine, opium, sizygium jambolanum*).

Les différents sels qui se trouvent dans l'eau de Vichy ou de Carlsbad (*sels de Vichy*) ne lui donnèrent aucun résultat chez le lapin malgré l'administration de la dose assez élevée de 2 grammes. D'ailleurs Germain Sée et Gley avaient aussi conclu de leurs expériences que le *bicarbonate de soude* est sans action sur la glycosurie phloridzique.

Le *chlorhydrate d'ammoniaque* en injection hypodermique chez le lapin diminue légèrement, d'après Coolen, les quantités relative et absolue de sucre aux doses de 0gr,10 et 0gr,50, en outre on voit la glycosurie augmenter notablement dès que l'on cesse l'administration de cette substance.

A la dose toxique de 1 gramme, il y a diminution, mais non abolition complète de la glycosurie, qui persiste jusqu'à la mort;

1. Germain Sée et E. Gley. Recherches sur le Diabète expérimental. *C. R. des séances de l'Acad. des Sc.*, 1889, t. 108, p. 84-88.

2. Hildebrandt. *Berlin. klin. Wochens.*, 1894, S. 142. — *Virchows Archiv.*, 1893, Bd. 131, S. 26.

3. Coolen. Étude des médicaments réputés antidiabétiques sur la glycosurie phloridzique. *Arch. de Pharmacodyn.*, 1896, t. II, fasc. III et IV, p. 255-314.

cette substance, expérimentée par Adamkiewicz dans le diabète vrai, avait d'ailleurs provoqué la diminution de la glycosurie à la dose de 10 grammes par jour.

L'*arsenic*, qui, d'après les expériences de Saikowsky[1] et de Quinquaud[2], diminue ou supprime la glycosurie due à la piqûre du plancher du 4e ventricule, et qui, d'après les recherches de Masoin[3], a la même action sur la glycosurie provoquée par le curare, reste sans effet sur la glycosurie phloridzique. Germain Sée et Glay puis Coolen sont d'accord sur ce point. Ce dernier injecte à deux lapins soumis à des injections quotidiennes de 1 gramme de phloridzine 8 gouttes de liqueur de Fowler (4 milligrammes d'acide arsénieux). Dès qu'il cesse l'administration du médicament il voit la glycosurie diminuer légèrement.

Le *bromure de potassium* a été administré par Germain Sée et Gley pendant huit jours, à raison de 1 gramme par jour, à une chienne rendue glycosurique par la phloridzine. Pendant cette période la moyenne journalière de sucre tomba chez elle de 12 à 10 grammes. Les recherches de Coolen aboutissent à des résultats analogues lorsqu'il opère sur le chien; au contraire, deux lapins auxquels il injecte, pendant cinq jours, du bromure de potassium, éliminent une quantité plus considérable de sucre.

La *glycérine*, expérimentée par Luchsinger[4] dans la glycosurie curarique et dans la glycosurie obtenue par piqûre du plancher du 4e ventricule, avait fait disparaître complètement le sucre de l'urine à la dose de 12 grammes (30 centimètres cubes d'une solution à 40 p. 100). Eckhard[5], opérant dans les mêmes conditions, ne put obtenir cette anaglycosurie après piqûre du 4e ventricule et injection de glycérine.

Coolen administre la glycérine à la même dose que Luchsinger à un lapin soumis depuis deux jours à la phloridzine. Il détermine le premier jour de l'hémoglobinurie, le second jour la glycosurie disparaît et l'animal meurt le troisième jour. Avec des doses moindres, n'entraînant pas la mort du sujet, il obtient la diminu-

1. Saikowski. *Centralb. f. die med. Wissenschaften*, 1855, S. 769.
2. Quinquaud. *C. R. des séances de la Société de Biologie*, 1882, p. 355.
3. Masoin. *Rev. méd. de Louvain*, 1884, p. 97.
4. Luchsinger. *Pflüger's Archiv*, 1875, Bd. XI, S. 502.
5. Eckhard. *Centralb. f. die med. Wissenschaften*, 1876, S. 273.

tion de la glycosurie, mais non l'anaglycosurie complète. Coolen conclut de ses expériences que « la glycérine injectée à doses relativement élevées est mortelle, qu'alors elle diminue ou supprime même la glycosurie phloridzique et qu'à doses relativement minime elle détermine encore peut-être une diminution de la glycosurie ».

Le *salicylate de soude*, expérimenté par Coolen chez le lapin, diminue la glycosurie phloridzique sans la supprimer, lorsqu'on l'administre à doses massives (1 gramme par jour dissous dans 10 centimètres cubes d'eau distillée en injection hypodermique). Chez le chien, une dose journalière de 50 centigrammes suffit pour provoquer cette diminution. Dès que l'on cesse l'administration du médicament, la quantité de sucre éliminée augmente notablement.

Le *laudanum de Sydenham*, administré à la dose journalière de 1 centimètre cube en injection hypodermique, ne donne qu'une diminution légère. Des doses progressivement croissantes injectées au même animal (sixième jour, 1$^{cm^3}$,500 ; septième jour, 2 centimètres cubes; huitième jour, 2$^{cm^3}$,500) ne déterminent pas une diminution sensible. L'administration en une fois d'une dose de 2$^{cm^3}$,500 provoquant la narcose, non seulement ne diminue pas le sucre, mais semble au contraire l'augmenter. Coolen conclut que l'opium, qui a été tant vanté dans le diabète humain, augmente au contraire l'intensité de la glycosurie phloridzique.

L'action sur la glycosurie phloridzique de la *pipérazine*, du *syzygium jambolanum* et de l'*antipyrine*, a été l'objet d'une série d'expériences que nous avons faites sous la direction de M. Achard dans le but de vérifier les propriétés attribuées à ce corps par quelques auteurs.

A. **Action combinée de la phloridzine et de la pipérazine ou du lycétol.** — L'action de la pipérazine sur la glycosurie phloridzique a été signalée par Hildebrandt[1], qui fut amené à étudier cette substance après avoir constaté qu'elle diminuait le pouvoir saccharifiant du sang, pouvoir qui, d'après Lépine et Barral[2], serait augmenté dans la glycosurie phloridzique.

1. HILDEBRANDT. Ueber eine Wirkung des Piperazin und seinen Einfluss auf des experimentallen Diabetes. *Berlin. Klin. Wochensch.*, 1894, n° 6, S 142.

2. LÉPINE et BARRAL. Sur les variations du pouvoir glycolytique et sacchari-

Hildebrandt relate cinq expériences dans lesquelles, après avoir donné à des chiens, par voie stomacale, de la phloridzine à la dose de 1 gramme par kilogramme, il étudie l'action de la pipérazine donnée soit par injection hypodermique, soit par la voie interne, à la dose de 2 à 3 grammes en une fois.

Dans les trois premières il administre la pipérazine vingt-quatre heures après la phloridzine, et il constate un abaissement considérable de la glycosurie.

Expérience I. — Le sucre, qui le premier jour était de 20 grammes, descend le second jour à 1gr,20.

Expérience II. — Le premier jour : 21 grammes de sucre ; le second : 1gr,75.

Expérience III. — Le premier jour : 9gr,16 ; le second : 0gr,10.

Dans les deux dernières expériences, il essaye d'arrêter complètement l'action glycosurique de la phloridzine. Dans la quatrième, il administre la pipérazine quatre heures après la phloridzine ; l'animal élimine 8gr,93 de sucre. Dans la cinquième, la pipérazine est administrée seulement une heure après la phloridzine, et le lendemain matin il donne une nouvelle dose de pipérazine. En trois jours ce chien n'élimine que 2gr,05 de sucre.

Ajoutons que Hildebrandt n'observa jamais la moindre altération dans l'état général des animaux en expériences, même après des doses de 3 grammes de pipérazine.

Ces expériences furent reprises par Coolen[1] sur des lapins, rendus glycosuriques par une injection journalière de 1 gramme de phloridzine. L'injection sous-cutanée de 1 gramme de pipérazine par jour (en solution dans 10 centimètres cubes d'eau distillée) provoque de l'inappétence et de l'albuminurie, et les animaux succombent rapidement. Coolen conclut que la pipérazine à doses mortelles détermine peut-être une diminution de la glycosurie, mais cette diminution peut résulter des troubles fonctionnels accompagnant l'intoxication.

Administrée à dose moitié moindre, la pipérazine ne provoque

fiant du sang dans..... le diabète phloridzique..... *C. R. des séances de l'Acad. des Sc.*, 1891, T. CXIII, p. 1014.

1. Coolen. *Loc. cit.*

plus de troubles fonctionnels, mais se trouve sans action appréciable sur la quantité totale de sucre éliminée.

Nous avons repris les expériences de Hildebrandt et de Coolen en employant la dose de phloridzine (5 milligr. dont nous nous servons habituellement pour explorer les fonctions rénales. Un peu avant l'injection de phloridzine, ou au moment même de cette injection, nous donnions à nos sujets, soit de la pipérazine, soit du lycétol son dérivé et succédané, par voie stomacale ou en injection hypodermique. Ces recherches ont donné lieu aux trois expériences suivantes.

Expérience I. — Ni., 46 ans, salle Parrot, n° 32. Malade atteint de *paralysie saturnine légère* avec hystérie, sans lésion rénale.

10 décembre 1898. — Injection de bleu et de phloridzine (5 milligr). Le bleu apparaît au bout d'une demi-heure et disparaît le quatrième jour (perméabilité normale). — Le sucre apparaît au bout d'une demi-heure et persiste pendant deux heures. Pendant ce laps de temps le malade émet 375 centimètres cubes d'urine qui contiennent 1^{gr},012 de glycose.

20 décembre. — A 6 h. 1/2 du matin, ingestion de 50 centigrammes de pipérazine; à 8 h. 1/2, nouvelle dose de 50 centigrammes de pipérazine et injection hypodermique de 5 milligrammes de phloridzine. Le sucre apparaît au bout d'une heure et persiste pendant quatre heures (de 9 h. 1/2 du matin à 1 h. 1/2 du soir inclus.)

Le malade émet 625 centimètres cubes d'urine qui renferment 2^{gr},978.

Expérience II. — Per., 18 ans, salle Lorain, n° 12, malade atteint d'*hystérie légère*. Bon état général (pas de lésion rénale).

21 décembre 1898. — A 6 h. 1/2 du matin, injection hypodermique de 10 centigrammes de pipérazine et de 5 milligrammes de phloridzine. On constate la présence de sucre dans les urines émises une demi-heure, une heure et deux heures après cette injection. Le total des urines sucrées est de 500 centimètres cubes, leur densité est de 1018 (tandis qu'après la glycosurie la densité monte à 1020). La quantité de glycose éliminée est de 1^{gr},928.

Le malade quitte le service le lendemain, avant qu'on ait pu rechercher la quantité de sucre éliminée sous l'influence de la phloridzine seule.

Expérience III. — Mét., 19 ans, salle Parrot, n° 7. Malade atteint de *bronchite légère*. Bon état général; pas de lésion rénale.

23 décembre 1898. — Injection hypodermique de phloridzine (5 milligr.) Le sucre apparaît dans l'urine une demi-heure après l'injection, et ne disparaît que cinq heures après.

Total des urines sucrées : 250 centimètres cubes; le glycose éliminé s'élève au chiffre de 5gr,625.

26 décembre. — A 6 h. 1/2 du matin, ingestion de deux cuillerées à café de lycétol. Les urines sont ensuite recueillies d'heure en heure, et on mesure leur volume et leur densité dans le but de constater l'action diurétique du lycétol.

A 6 h. 1/2, au moment de l'ingestion, leur densité est de 1020
A 7 heures, le malade émet 50 cent. cubes d'urine dont la dens. 1023
A 7 h. 1/2 — 20 — — 1023
A 8 h. 1/2 — 45 — — 1016
A 9 h. 1/2 — 20 — — 1024
A 10 h. 1/2 — 55 — — 1022

Dans la nuit il est pris d'une légère diarrhée.

27 décembre. — A 6 h. 1/2 du matin, ingestion de deux cuillerées à café de lycétol.

A 7 h. 1/2, injection hypodermique de phloridzine (5 milligr.).

Le sucre apparaît dans l'urine une demi-heure après, et ne disparaît que sept heures après (de 8 heures matin à 3 heures soir inclus).

La quantité d'urine émise pendant ce temps est de 300 centimètres cubes, qui contiennent 8gr,100 de glycose.

Les résultats obtenus dans ces expériences sont loin de concorder avec ceux de Hildebrandt. Non seulement la pipérazine et le lycétol semblent ne pas diminuer la glycosurie phloridzique, mais dans les expériences I et III, où l'on peut comparer la glycosurie provoquée par la phloridzine avec la glycosurie due à l'action combinée de la phloridzine et de la pipérazine ou du lycétol, c'est cette dernière qui, contrairement aux prévisions, présente le chiffre le plus élevé et la durée la plus longue. Quant à la deuxième expérience, malheureusement incomplète, la quantité de glycose que l'on y relève ne diffère pas du chiffre obtenu chez les sujets sains à la suite d'une injection de phloridzine.

B. Action combinée de la phloridzine et du jambul (*Syzygium jambolanum*). — C'est encore Hildebrandt[1] qui préconise le premier le jambul dans les différentes formes de glycosurie, après avoir constaté que cette substance, comme la pipérazine, diminue le pouvoir saccharifiant du sang. En administrant le jambul à des animaux soumis à la phloridzine, il trouve en effet ce pouvoir très diminué,

1. Hildebrandt. *Virchow's Archiv.*, 1893, Bd. CXXXI, S. 26.

mais ne donne malheureusement pas les résultats obtenus sur l'élimination du sucre par les urines.

Minkowski[1] fait l'essai du jambul dans le diabète pancréatique, sans constater une diminution du sucre éliminé.

Coolen[2], expérimentant sur des animaux rendus glycosuriques par l'injection journalière de 1 gramme de phloridzine, n'obtient pas de meilleurs résultats. Il administre le jambul sous forme d'extrait fluide par la sonde stomacale à la dose de 3 grammes par kilogramme d'animal ou en pilule de 15 centigrammes et à une dose correspondante.

Des deux animaux soumis à l'expérience, le premier reçoit de l'extrait fluide alcoolique, l'autre des pilules. Cependant tous deux ont une forte diarrhée, de l'inappétence, et ils meurent l'un au neuvième jour, l'autre au treizième. A l'autopsie on constate des symptômes de gastro-entérite.

Il existe chez tous les deux une diminution relative et absolue de l'élimination du sucre, « mais, fait remarquer Coolen, nous ne savons si cette diminution est réellement la conséquence de l'action antidiabétique du jambolanum, ou bien si, grâce à cette altération du tube digestif, il se fait une absorption moindre du sucre ».

Nous avons étudié l'action du jambul sur la glycosurie obtenue chez des sujets bien portants soumis à l'épreuve de la phloridzine. Dans les deux expériences auxquelles nous nous sommes livré, nous n'avons pas voulu dépasser la dose de 1 gramme, prise en deux fois, pour éviter les phénomènes toxiques observés souvent avec ce médicament (gastrite, engourdissements généralisés avec prédominance aux membres inférieurs). D'ailleurs les doses que nous avons employées, comparées à la dose de phloridzine injectée (5 milligrammes), sont relativement supérieures aux doses administrées par Coolen (3 grammes de jambul pour 1 gramme de phloridzine).

Expérience I. — Be., 30 ans, salle Lorain, n° 14. Malade atteint de *rhumatisme déformant.*

15 mars 1899. — A 8 heures du soir, administration de 30 centigrammes de jambul dans du pain azyme.

1. Minkowski. Untersuchungen über den Diabetes mellitus nach. Extirpation des Pankreas. *Arch. f. exp. Path. et Pharmak.*, 1893, Bd. XXXI, S. 125-133.
2. Coolen. *Loc. cit.*

16 mars. — A 6 h. 1/2 du matin, administration d'une nouvelle dose de 30 centigrammes.

A 7 h. 1/2, injection hypodermique de 5 milligrammes de phloridzine. On constate la présence de sucre dans l'urine au bout d'une demi-heure et la glycosurie persiste pendant deux heures (de 8 heures à 10 heures du matin inclus). On recueille 375 centimètres cubes d'urines sucrées qui contiennent en tout 1gr,425 de glycose.

21 mars. — A 6 h. 1/2 du matin, nouvelle injection de 5 milligrammes de phloridzine. La glycosurie se manifeste au bout d'une demi-heure et persiste pendant deux heures et demie (de 7 heures à 9 h. 1/2 du matin inclus).

On recueille 300 centimètres cubes d'urines sucrées qui contiennent en tout 4gr,023 de glycose.

Expérience II. — MAIN., 21 ans, salle Parrot, n° 21, convalescent d'une *grippe légère.*

18 mars 1899. — A 6 h. 1/2 du matin, injection de bleu et de phloridzine (5 milligrammes). La glycosurie apparaît au bout d'une heure et persiste pendant deux heures (de 7 h. 1/2 à 9 h. 1/2 du matin inclus).

On recueille 85 grammes d'urines sucrées, contenant 1gr,938 de glycose.

20 mars. — A 6 heures du soir, administration de 50 centigrammes de jambul.

21 mars. — A 6 h. 1/2 du matin, administration d'une nouvelle dose de 50 centigrammes de médicament.

A 7 h. 1/2, injection de 5 milligrammes de phloridzine. La glycosurie apparaît au bout d'une demi-heure et persiste pendant deux heures et demie (de 8 heures à 10 h. 1/2 du matin inclus).

On recueille 225 centimètres cubes d'urines sucrées, contenant 1gr,282 de glycose.

Dans ces deux expériences on n'a constaté d'ailleurs aucun des phénomènes toxiques signalés comme conséquences de l'administration du jambul; et rien ne fut changé au régime des malades.

Dans la première expérience le taux du sucre dans l'urine et beaucoup moins considérable lorsque le sujet est sous l'influence du jambul. Ses urines ne contiennent alors que 3gr,8 de sucre p. 1 000 avec une élimination totale de 1gr,425, tandis que la glycosurie provoquée par la phloridzine seule s'élève à 13gr,4 de sucre p. 1 000, donnant une élimination totale de 4gr,023.

Dans la seconde expérience, la différence entre les quantités absolues de sucre éliminé est moins considérable, mais la différence entre les teneurs en sucre p. 1000 reste très élevée, car on constate 5gr,69 de sucre p. 1000 lorsque l'action du jambul s'ajoute à celle de la phloridzine, et 22^{gr},8 de sucre p. 1000 quand la phloridzine agit seule.

Nous pouvons donc conclure de nos deux expériences que le jambul, administré à la dose de 60 centigrammes et 1 gramme en deux fois, à environ douze heures d'intervalle, provoque une diminution relative et absolue de l'élimination de sucre dans la glycosurie phloridzique sans provoquer les troubles gastriques observés par Coolen.

C. **Action combinée de la phloridzine et de l'antipyrine.** — MM. G. Sée et E. Gley[1] ont les premiers signalé l'action de l'antipyrine sur le diabète phloridzique. Chez une chienne rendue glycosurique par une dose journalière de phloridzine calculée à raison de 1 gramme par kilogramme d'animal, et qui éliminait en moyenne 12 grammes de glycose par jour, l'administration de 1 gramme d'antipyrine poursuivie pendant huit jours fait tomber cette moyenne à 11 grammes, bien que l'animal reste au régime mixte. Le même animal, remis plus tard en observation, élimine d'abord une moyenne de 9^{gr},6 de sucre par jour, puis sous l'influence de l'antipyrine cette moyenne s'abaisse à 5^{gr},8. Un autre chien plus petit, dont les urines contenaient une moyenne de 8 grammes de sucre, ne donne plus dans les mêmes conditions que 6^{gr},9.

Coolen[2] reprend ces expériences en administrant par voie hypodermique phloridzine et antipyrine. Chez trois lapins rendus glycosuriques par une injection journalière de 1 gramme de phloridzine, il injecte 1 gramme d'antipyrine et observe une forte diminution de l'élimination de glycose; mais à cette dose l'antipyrine provoque l'inappétence et est toxique, un seul des lapins survit, et il présente au moment de la cessation de l'antipyrine un accroissement considérable de sucre éliminé.

A la dose de 60 centigrammes chez les lapins (par prises de 20 centigrammes dissoutes dans 2 centimètres cubes d'eau distillée), il n'y a qu'une faible diminution de la glycosurie, mais après cessation du médicament les quantités absolue et relative augmentent beaucoup.

1. Germain Sée et E. Gley. *Loc. cit.*
2. Coolen. *Loc. cit.*

Chez le chien, 25 centigrammes suffisent à provoquer une diminution légère du p. 1 000 et de la quantité journalière de sucre. Dès que l'on cesse l'antipyrine, ces deux chiffres augmentent.

Coolen conclut que l'antipyrine à la dose de 1 gramme par jour, administrée en une seule fois, diminue et supprime presque la glycosurie phloridzique, mais qu'à doses fractionnées son action modératrice est très légère.

Nous avons expérimenté l'antipyrine chez deux sujets présentant une glycosurie normale après l'épreuve de la phloridzine.

Expérience I. — Carp., 33 ans, salle Lorain, n° 10. Convalescent d'une *légère bronchite grippale.*

7 mars 1899. — A 8 heures du soir, ingestion de 1 gramme d'antipyrine.

8 mars. — A 6 h. 1/2 du matin, injection de 2 grammes d'antipyrine et injection hypodermique de 5 milligrammes de phloridzine.

La glycosurie apparaît au bout d'une demi-heure et persiste pendant une heure (de 7 heures à 8 heures inclus).

On recueille 55 centimètres cubes d'urine qui contiennent 0gr,275 de glycose.

11 mars. — A 6 h. 1/2 du matin, nouvelle injection de 5 milligrammes de phloridzine. La glycosurie apparaît une demi-heure plus tard et persiste deux heures et demie (de 7 heures à 9 h. 1/2 inclus).

On recueille 130 centimètres cubes d'urine qui contiennent 1gr,560 de glycose.

Expérience II. — Cour., 18 ans, salle Parrot, n° 5. Malade atteint de *rétrécissement mitral* et de *bronchite légère.*

9 mars 1899. — A 6 heures du soir, ingestion de 1 gramme d'antipyrine.

10 mars. — A 6 h. 1/2 du matin, ingestion de 2 grammes d'antipyrine.

A 7 h. 1/2, injection hypodermique de 5 milligrammes de phloridzine. La glycosurie apparaît au bout d'une demi-heure et persiste pendant deux heures et demie (de 8 heures à 10 h. 1/2 inclus).

On recueille 325 centimètres cubes d'urine qui contiennent 1gr,950 de glycose.

15 mars. — A 6 h. 1/2 du matin, nouvelle injection de 5 milligrammes de phloridzine.

La glycosurie apparaît au bout d'une heure et persiste pendant une heure seulement (de 7 h. 1/2 à 8 h. 1/2 inclus).

On recueille 120 centimètres cubes d'urine qui contiennent 1gr,189 de glycose.

17 mars. — A 6 heures du soir, ingestion de 1 gramme d'antipyrine.

18 mars. — A 6 h. 1/2 du matin, ingestion de 2 grammes d'antipyrine.

A 7 h. 1/2, injection hypodermique de 5 milligrammes de phloridzine.

La glycosurie appparaît au bout d'une demi-heure et se prolonge pendant une heure et demie.

On recueille 200 centimètres cubes d'urine qui contiennent $1^{gr},824$ de glycose.

Ces deux expériences ne nous permettent pas de conclure aussi nettement que nos devanciers à l'action antiglycosurique de l'antipyrine.

La première expérience nous montre bien la diminution considérable de la glycosurie sous l'influence de l'antipyrine, comme quantité totale de sucre éliminée ($0^{gr},275$ au lieu de $1^{gr},560$ sous l'influence de la phloridzine seule), comme quantité relative (5 p. 1000 au lieu de 12 p. 1000), et aussi comme durée de l'élimination (une heure au lieu de deux heures et demie).

Mais la seconde, au contraire, dans laquelle l'épreuve de la phloridzine combinée à l'administration d'antipyrine fut faite deux fois, nous donne des résultats qui sont loin d'être aussi décisifs. La quantité totale de sucre éliminée est supérieure dans ces deux épreuves ($1^{gr},950$ et $1^{gr},824$) à la quantité totale éliminée dans l'épreuve de la phloridzine seule ($1^{gr},189$). La durée de la glycosurie est également plus longue (trois heures et demie et une heure et demie dans les deux épreuves avec antipyrine, au lieu de une heure dans l'épreuve avec phloridzine seule). Par contre, la quantité relative de glycose éliminée est plus faible chaque fois que l'antipyrine est administrée avec la phloridzine. L'urine contient en effet 6 grammes et $9^{gr},12$ de glycose par litre dans les deux épreuves avec antipyrine, tandis que la glycosurie due à la phloridzine seule s'élève à $9^{gr},9$ p. 1000.

Cette seconde expérience, sans aboutir à un résultat absolument opposé à celui de la première, ne nous permet pas de conclure à une action bien efficace de l'antipyrine dans le diabète phloridzique. Elle nous montre en effet que des doses assez fortes d'antipyrine (3 grammes, dont 2 pris en une fois) ne parviennent pas toujours à diminuer d'une façon notable la quantité relative de glycose éliminée sous l'influence d'une très faible dose de phloridzine (5 milligr.) administrée, il est vrai, par voie hypodermique. Quant à la quantité absolue de glycose, l'antipyrine semble, du moins dans ce cas, être sans aucune influence sur elle.

CHAPITRE III

ÉLIMINATION DE LA PHLORIDZINE EN NATURE

Il est intéressant, quand on veut approfondir le mécanisme de la glycosurie provoquée par l'administration de la phloridzine, de savoir si ce glycoside est décomposé au niveau des reins en totalité ou en partie, comme le pensait Minkowski, ou bien s'il est éliminé en totalité sans subir aucune modification, provoquant la glycosurie par une sorte d'action dynamique sur le parenchyme rénal. Aussi plusieurs physiologistes se sont-ils appliqués à la recherche, d'ailleurs fort délicate, de la phloridzine dans l'urine. En effet, le chiffre de phloridzine qui peut s'y trouver dissous est toujours assez minime, et, bien qu'on ait signalé différents procédés qui permettent de déceler la présence de la phloridzine dans des solutions fort étendues, il n'en est aucun actuellement qui offre une certitude absolue.

Moritz et Prausnitz[1] ont indiqué la solution de perchlorure de fer, qui donne avec la phloridzine une coloration rouge brun, perceptible même lorsqu'on se trouve en présence de traces de cette substance. Lorsque la phloridzine est administrée à des chiens à la dose de 1 gramme par kilogramme, les urines prennent cette coloration quand on les additionne de perchlorure de fer, et cette réaction, qui semble indiquer la présence de phloridzine en nature dans l'urine, disparaît en moyenne au bout de deux jours en même temps que la glycosurie.

1. MORITZ et PRAUSNITZ. Studien üben den Phloridzindiabetes. *Zeitschr. f. Biol.*, 1890, Bd. XXVII, N.F.IX, S. 81.

Cremer et Ritter[1] signalent le pouvoir rotatoire des solutions de phloridzine dans l'eau distillée, et ils ont utilisé cette propriété pour la recherche de la phloridzine dans l'urine glycosurique, en tenant compte, bien entendu, de la déviation due à la glycose. Ils croient d'ailleurs avoir démontré de cette manière que, non seulement la phloridzine apparaît comme telle dans les urines, ce que d'autres avaient constaté avant eux, mais qu'après administration sous-cutanée toute la phloridzine s'élimine en nature dans les urines.

D'après Coolen[2], la vaniline en solution alcoolique avec un peu d'acide chlorhydrique donne une coloration rouge en présence de traces de phloridzine.

Cremer, dans un récent travail[3], conseille la méthode suivante pour reconnaître la phloridzine dans les urines : on mélange l'urine neutre ou légèrement acidifiée avec un dixième de volume de pyridine ; on ajoute de l'ammoniaque en excès, on agite. La pyridine se dépose ; on agite avec de l'éther pour l'enlever, on évapore dans le vide, on dissout dans le chloroforme. La phloridzine cristallise de cette solution.

Les solutions de phloridzine donnent avec l'eau bromée la même réaction que les phénols : il se forme un précipité jaunâtre qui apparaît sous forme d'un léger louche dans les solutions très étendues. Malheureusement cette réaction est également produite par un certain nombre de substances éliminées normalement ou accidentellement par l'urine, aussi ne peut-elle servir à déceler la phloridzine dans les urines des malades. Pour que cette réaction fût valable, il faudrait, après avoir évaporé les urines au bain-marie, épuiser le résidu par un liquide qui dissolve la phloridzine seule, ou au moins qui ne dissolve avec elle aucune autre substance donnant la réaction de l'eau bromée ; reprendre par de l'eau distillée, et essayer le réactif sur cette dernière solution. Nous avons essayé l'éther acétique, dans lequel la phloridzine est très soluble, sans obtenir de résultat positif.

1. M. Cremer et A. Ritter. Phloridzin-Versuche am Carenz-Kaninchen. Ein Beitrag... *Zeitschr. f. Biol.*, Bd. XXIX, N. F. XI, S. 258.

2. M. F. Coolen. Contribution à l'étude de l'action physiologique de la phloridzine. *Bul. de l'Acad. roy. de Méd. de Belgique*, 1894, t. VIII, p. 559-604.

3. M. Cremer. Chemische und physiologische Studien über das Phloridzin und verwandte Körper. *Zeitschr. f. Biol.*, Bd. XXXVI, S. 115.

Nous avons cherché à déceler la présence de la phloridzine en nature par une autre méthode, non plus en essayant de mettre la phloridzine en évidence par des réactifs chimiques, mais en nous servant de cette phloridzine contenue dans les urines pour provoquer de la glycosurie; nous avons ainsi recours à la réaction la plus caractéristique de ce corps, à son action sur le rein.

Pour cela nous faisons réduire au bain-marie l'urine à essayer jusqu'au dixième de son volume primitif, puis nous traitons le résidu par l'éther acétique, comme nous venons de l'indiquer plus haut. La dernière solution qui contient, dissoute dans 4 ou 5 centimètres cubes d'eau distillée, la phloridzine éliminée dans environ 100 centimètres cubes d'urine, est injectée à un cobaye, qui présente ou ne présente pas de glycosurie, et qui indique ainsi la présence ou l'absence de phloridzine dans l'urine soumise à l'examen.

Nous avons pu constater ainsi que l'urine sucrée, émise par un individu bien portant auquel on avait injecté 5 milligrammes de phloridzine, contenait non seulement de la glycose, mais de la phloridzine en nature. Par contre, chez deux brightiques qui, avec la même dose de phloridzine, ne présentaient pas de glycosurie, les urines ne contenaient pas de phloridzine, ou du moins en contenaient si peu qu'elles ne provoquaient pas de glycosurie chez le cobaye-réactif.

Ces résultats semblent prouver que l'élimination de la phloridzine par les urines est soumise aux mêmes variations que la glycosurie elle-même.

CHAPITRE IV

ACTION DE LA PHLORIDZINE SUR D'AUTRES APPAREILS GLANDULAIRES

L'action de la phloridzine ne se traduit pas uniquement par de la glycosurie; bien que ce phénomène ait attiré presque uniquement l'attention des physiologistes, d'autres glandes, telles que la glande mammaire, le foie (glande biliaire) et les glandes de la peau présentent, elles aussi, un trouble fonctionnel passager sous l'influence de la phloridzine. Cette légère perturbation ne se manifeste d'ailleurs que par la présence d'une certaine quantité de sucre dans les *excreta* de ces glandes.

M. Cornevin eut le premier l'idée de doser le sucre contenu dans le *lait* de vaches laitières soumises à l'action de la phloridzine et il put constater l'augmentation considérable de la teneur du lait en sucre.

Nous avons repris ses expériences chez la femme en état de lactation et nous avons cherché en outre à déterminer la nature du sucre en excès dont la présence était due à la phloridzine.

Levene[1], s'inspirant de la découverte de Cornevin, étudia plus spécialement l'action de la phloridzine sur le foie (glande biliaire), et il constata que chez des chiens porteurs de fistule biliaire, la *bile* contenait une légère proportion de sucre après l'injection de phloridzine, soit dans la veine porte, soit dans le tissu sous-cutané,

1. Levene. The influence of phloridzine on the bile and lymph. *The Journ. of exper. med.*, New-York, 1877, p. 107-115.

tandis que la bile obtenue avant l'administration du glycoside ne réduisait jamais la solution cupro-potassique.

Nous avons cherché à déceler la présence du sucre dans la *salive* et dans la *sueur* de sujets auxquels on avait administré la dose maxima de 50 milligrammes de phloridzine. Les analyses de salives pratiquées de demi en demi-heure n'ont donné à aucun moment la réduction de la liqueur de Fehling. Le passage du sucre dans la salive n'a d'ailleurs été observé que chez des diabétiques avec glycosurie considérable. Binet [1], chez une diabétique qui élimine 250 grammes de sucre en vingt-quatre heures, ne constate qu'une légère réduction de la liqueur cupro-potassique.

Vulpian, d'autre part, ne put jamais constater la présence de sucre dans la salive des diabétiques. On conçoit donc que, sous l'influence des faibles doses de phloridzine employées par nous, la salive ne contienne pas de sucre; peut-être arriverait-on, avec des quantités plus considérables de phloridzine, à susciter dans les glandes salivaires une réaction analogue à celle qui produit la glycosurie ou l'élimination de sucre par la bile.

Les recherches entreprises dans le but d'étudier l'action de la phloridzine sur les glandes de la peau nous ont donné au contraire des résultats positifs. Dans plusieurs cas, la présence du sucre dans la *sueur*, en très faible quantité, il est vrai, a pu être constatée, et cette action de la phloridzine sur un nouveau groupe de glandes semble bien nous montrer qu'elle n'agit pas d'une façon élective sur le rein, mais qu'elle étend son influence à des degrés variables sur tous les appareils excrétoires.

I. — Action de la Phloridzine sur la Glande mammaire.

L'action de la phloridzine sur la glande mammaire a été signalée par M. Cornevin dans une note communiquée par cet auteur à l'Académie des Sciences en 1893 [2]. Depuis elle n'a fait l'objet d'aucune recherche, du moins à notre connaissance.

M. Cornevin expérimentait sur une vache laitière dont le lait,

1. P. Binet. *Thèse* doctorat, Paris, 1884.

2. Cornevin. Influence de la pilocarpine et de la phloridzine sur la production du sucre dans le lait. *C. R. de l'Acad. des Sc.*, 6 février 1893.

analysé avant l'expérience, contenait 33gr,64 de lactose par litre. Il lui injecta sous la peau du thorax une solution alcoolique renfermant 10 grammes de phloridzine.

	Teneur en sucre par litre.
Le lait d'une traite effectuée six heures après l'injection contenait.	54gr,56
Le lait d'une traite effectuée dix-huit heures après l'injection contenait	58gr,14
Un échantillon des urines rendues dans les dix-huit heures contenait.	46gr,29

Le lendemain une seconde injection d'une solution renfermant 20 grammes de phloridzine fut faite de l'autre côté de la poitrine.

Le lait d'une traite effectuée six heures après l'injection contenait.	69gr,44
Le lait d'une traite effectuée vingt et une heures après l'injection contenait.	65gr,78
Un échantillon des urines recueillies dans les vingt et une heures contenait	58gr,13

M. Cornevin conclut que la phloridzine, tout en provoquant de la glycosurie, « détermine une augmentation de sucre dans le lait qui peut dépasser le double de la quantité primitive ».

Cet auteur n'a d'ailleurs pas cherché à déterminer la nature du sucre contenu dans le lait après l'injection de la phloridzine. S'agit-il d'une augmentation de la lactose, c'est-à-dire de la variété du sucre qui se trouve normalement dans le lait, ou bien se trouve-t-on en présence d'un mélange de lactose et de glycose ; cette dernière substance apparaissant, sous l'influence de la phloridzine, dans le lait, comme elle apparaît dans l'urine? En effet, si la théorie de l'élimination est applicable à la glande mammaire comme à la glande rénale, une partie du sucre contenu dans le lait, après l'administration de la phloridzine, doit être de la glycose, glycose que la mamelle soustrait au sang lorsqu'elle est sous l'influence de la phloridzine.

Pour élucider cette question, nous avons repris les expériences de M. Cornevin et nous avons cherché à déterminer la nature du sucre contenu dans le lait après injection de phloridzine. Grâce à l'obligeance de M. le Dr Boissard, accoucheur de l'hôpital

Tenon, nous avons pu pratiquer ces recherches chez la femme en état de lactation, ce qui nous a permis de poursuivre nos analyses méthodiquement et de comparer, heure par heure, la teneur en sucre du lait à celle de l'urine.

Technique. — Dans les quatre expériences que nous allons relater, nous avons eu recours à la même technique. La dose de phloridzine injectée sous la peau du bras était invariablement de 5 centigrammes dissous dans 1 centimètre cube d'eau distillée additionnée de carbonate de soude; elle était préalablement stérilisée à l'autoclave. Avant l'injection on dosait le sucre du lait et on examinait l'urine, puis on prélevait toutes les heures, pendant cinq heures, 5 à 6 centimètres cubes de lait et on recueillait en même temps les urines. Le lendemain matin on analysait une dernière fois les urines et le lait.

Pour obtenir un sérum liquide permettant l'estimation du pouvoir réducteur, nous avons pratiqué la défécation du lait de la façon suivante : 4 centimètres cubes de lait étaient successivement additionnés d'un peu d'eau distillée, puis de 8 gouttes de sous-acétate de plomb, ensuite on y ajoutait 5 à 6 centimètres cubes d'une solution saturée à froid de sulfate de soude destinée à précipiter l'excès de plomb et on amenait le volume à 40 centimètres cubes en ajoutant de l'eau distillée. Le lait, ainsi dilué à un dixième, était filtré sur papier Chardin et se présentait sous l'aspect d'un liquide transparent et limpide comme de l'eau distillée. Le sucre était dosé par la méthode de Causse (liqueur de Fehling titrée et additionnée de ferrocyanure de potassium). Le sucre des urines fut également dosé par cette méthode après défécation par le sous-acétate de plomb.

Expérience I. — Lap. Marie, âgée de 36 ans, journalière, salle Tarnier, n° 3. Cette femme a déjà eu six enfants, dont quatre sont encore vivants. Elle ne présente pas d'antécédent morbide; sa grossesse s'est écoulée sans incidents; cependant elle tousse depuis un mois et l'auscultation révèle des râles humides au sommet gauche en arrière. Elle aurait un peu maigri.

1er février. — Elle accouche à terme d'un enfant vivant du poids de 3 380 grammes. Elle présente un peu d'albumine, qui disparaît d'ailleurs le deuxième jour sous l'influence du régime lacté.

3 février. — A 1 h. 1/2 du soir, injection sous-cutanée de 5 centigrammes de phloridzine.

Nous avons résumé dans le tableau suivant le résultat des dosages de sucre dans le lait et dans l'urine.

TABLEAU IV

DATES ET HEURES	LAIT — SUCRE P. 100	URINE			
		VOLUME	DENSITÉ	SUCRE P. 100	SUCRE TOTAL
3 février 1 h. 1/2. .	7,35 (?)	»	»	»	»
3 — 1 h. 3/4. .	»	25 cm. c.	1 035	1,38	0,345
3 — 2 h. 1/2. .	5,749 (?)	85 —	1 032	4,6	3,91
3 — 3 h. 1/2. .	7,849	60 —	1 031	2,573	1,544
3 — 4 h. 1/2. .	6,44	65 —	1 028	0,950	0,618
3 — 5 h. 1/2. .	6,35	45 —	1 027	0,788	0,345
3 — 6 h. 1/2. .	6,192	60 —	1 031	1,15	0,69
4 — 7 h. matin	7	»	1 030	1,532	»

Le premier dosage du sucre contenu dans le lait (7,35) a été fait sans défécation, le lait étant simplement dilué à un dixième; aussi ce chiffre doit-il être considéré comme douteux et probablement supérieur à celui que l'on aurait trouvé après défécation (une partie du sucre étant toujours retenue par le précipité qui reste sur le filtre); il n'est pas comparable aux suivants.

Le deuxième dosage (5,749) est encore plus douteux, et l'erreur est ici par défaut. Le lait ayant été déféqué avec une quantité relativement considérable de sous-acétate de plomb, qui, en se précipitant, a pu entraîner une notable partie du sucre.

Les résultats suivants sont sinon absolument exacts, du moins comparables, la méthode exposée plus haut ayant été rigoureusement observée.

Pour la glycosurie, il importe de remarquer que la première urine analysée a été recueillie un quart d'heure après l'injection, et sa teneur en sucre doit faire supposer que la phloridzine a déjà agi sur les reins. D'ailleurs cette femme avait vraisemblablement de la lactosurie, car ses urines réduisaient encore le Fehling le 5 février, deux jours après l'injection de phloridzine.

Expérience II. — Col. Marie, âgée de 20 ans, couronnière, salle Tarnier, n° 4 bis. Primipare. Elle ne présente aucun antécédent morbide, et l'évolution de sa grossesse est normale.

1er février. — Accouchement à terme. Pas d'albuminurie.

3 février. — A 1 h. 1/2 du soir, injection sous-cutanée de 5 centigrammes de phloridzine.

TABLEAU V

DATES ET HEURES	LAIT — SUCRE P. 100	URINE			
		VOLUME	DENSITÉ	SUCRE P. 100	SUCRE TOTAL
3 fév. 1 h. 1/2 (soir).	6,195	»	»	»	»
3 — 1 h. 3/4 —	»	35 cm. c.	1 027	0,405	0,142
3 — 2 h. 1/2 —	8,925	65 —	1 039	5,366	3,488
3 — 3 h. 1/2 —	7,35	47 —	1 036	3,923	1,853
3 — 4 h 1/2 —	7,35	60 —	1 021	0,715	0,429
3 — 5 h. 1/2 —	7,35	60 —	1 025	0,416	0,250
3 — 6 h. 1/2 —	7,155	55 —	1 030	1,2	0,66
4 — 7 h. (matin) .	7,488	»	1 029	0,394	»
5 — 9 h. —	7,849	»	1 018	»	»

Chez cette femme les premières urines analysées ont aussi été recueillies un quart d'heure après l'injection de phloridzine.

Expérience III. — Desm. Victorine, âgée de 25 ans, journalière, salle Tarnier, n° 6. Il y a quatre ans, premier accouchement au cours duquel la malade a eu une attaque d'éclampsie. L'albuminurie a d'ailleurs disparu rapidement, et depuis cette femme a toujours été bien portante et n'a présenté aucun trouble pouvant être attribué à de l'albuminurie.

La grossesse a évolué sans incident.

5 février. — Accouchement d'un enfant à terme (poids : 3 170 gr.); pas d'albuminurie.

8 février. — A 11 h. 1/2, injection sous-cutanée de 5 centigrammes de phloridzine.

L'analyse du lait et de l'urine recueillis d'heure en heure nous donne les résultats suivants.

(Les dosages du beurre et des extraits ont été faits par M. Chapelle, interne en pharmacie.)

TABLEAU VI

DATES ET HEURES	LAIT				URINE			
	SUCRE P. 100	BEURRE P. 100	EXTRAIT sans beurre P. 100	EXTRAIT TOTAL P. 100	VOLUME	DENSITÉ	SUCRE P. 100	SUCRE TOTAL
8 fév. 11 h. 1/2.	5,722	4,6	10,2	14,8	»	»	0	»
— midi 1/2.	6,106	3,6	9,2	12,8	80 c.c.	1 015	1,6	1,28
— 1 h. 1/2.	7	3,25	9,55	12,8	33 —	1 020	2,618	0,864
— 2 h. 1/2.	7,368	2,4	9,8	12,2	27 —	1 025	0,92	0,248
— 3 h. 1/2.	6,829	3,65	9,9	13,55	29 —	1 028	0,576	0,167
— 4 h. 1/2.	6,829	5,36	9,55	14,9	29 —	1 027	0,48	0,139
9 fév. matin. .	7	»	»	»	450 —	1 025	traces.	»

Les urines de cette malade contiennent des traces d'albumine; avant l'injection de phloridzine, elles ne réduisent ni la liqueur de Fehling, ni celle de Nylander; le lendemain matin elles troublent légèrement la liqueur de Fehling, mais ne réduisent pas la liqueur de Nylander.

Expérience IV. — Palm. Marie, 20 ans, journalière, primipare, salle Tarnier, n° 15. Elle ne présente aucun antécédent morbide; cependant ses urines contiennent un peu d'albumine depuis son accouchement, qui s'est d'ailleurs passé sans incident.

1er février. — Accouchement à terme d'un enfant de 3 kilogrammes. Depuis, l'albumine ne disparaissant pas, elle est maintenue au régime lacté.

8 février. — A 11 h. 1/2, injection sous-cutanée de 5 centigrammes de phloridzine.

L'analyse du lait et des urines recueillis d'heure en heure nous donne les résultats suivants.

(Les dosages du beurre et des extraits ont été faits comme précédemment, par M. Chapelle.)

TABLEAU VII

DATES ET HEURES	LAIT				URINE			
	SUCRE P. 100	BEURRE P. 100	EXTRAIT sans beurre P. 100	EXTRAIT TOTAL P. 100	VOLUME	DENSITÉ	SUCRE P. 100	SUCRE TOTAL
8 fév. 11 h. 1/2.	7,777	3,6	9,2	12,8	»	»	0	»
— midi 1/2.	8,75	3,75	»	11	30 c.c.	1 021	1,8	0,54
— 1 h. 1/2.	6,829	3,8	8,55	12,35	48 —	1 021	1,44	0,691
— 2 h. 1/2.	6,829	4,15	8,7	12,85	43 —	1 017	0,48	0,206
— 3 h. 1/2.	6,829	4,55	8,85	12,4	78 —	1 017	0,192	0,149
— 4 h. 1/2.	7,179	4	9,6	13,6	22 —	1 020	0,125	0,0275
9 fév. matin. .	7,567	»	»	»	660 —	1 019	0	»

L'urine recueillie avant l'injection est limpide et contient des traces d'albumine. L'urine de midi et demie (une heure après l'injection) est rougeâtre et laisse un dépôt considérable de pus; son examen microscopique montre de nombreux globules de pus et quelques globules rouges, pas de cylindres. L'urine de 1 h. 1/2 n'est plus rouge, et laisse un dépôt moins abondant. A 2 h. 1/2, la pyurie a encore diminué.

Les urines émises de 4 h. 1/2 du soir à 7 heures du matin, recueillies dans un bocal, sont claires et n'ont aucun dépôt. Elles ne contiennent que des traces très légères d'albumine.

Il semble que sous l'influence diurétique de la phloridzine, une véritable décharge de pus se soit produite, ce pus provenant soit du bas-fond de la vessie atteinte de cystite, soit d'un bassinet ou d'un calice de l'un des reins atteint de pyélo-néphrite. Quel que soit d'ailleurs son siège, c'est à cette suppuration qu'il faut attribuer, chez cette malade, la persistance de l'albuminurie, alors qu'aucun autre symptôme ne permet de la rattacher à une néphrite d'ordre médical ou à une intoxication gravidique. La phloridzine nous a permis, incidemment, de déterminer la cause de l'albuminurie persistante de cette malade.

En comparant les résultats obtenus dans les quatre observations, nous pouvons faire les remarques suivantes :

1° Le sucre contenu dans le lait augmente après l'injection de phloridzine ; cette augmentation peut varier, pour une dose constante de 5 centigrammes de phloridzine, de 499 milligrammes (Exp. I) à 2gr,73 (Exp. II) pour 100 grammes de lait ;

2° Le maximum est assez rapidement atteint, au bout d'une heure dans les Expériences II, IV et peut-être dans la première dont les deux premiers dosages ont été entachés d'erreur, au bout de trois heures seulement dans l'Expérience III ;

3° Après ce maximum, le taux du sucre baisse rapidement, descend parfois au-dessous du chiffre initial (Exp. I et IV), puis remonte et, le lendemain matin, se trouve, dans les quatre expériences, supérieur au chiffre donné par les derniers dosages de la veille. Il semble que la glande, épuisée par l'élaboration d'une quantité exagérée de sucre sous l'influence de la phloridzine, soit momentanément incapable de fournir un lait aussi riche en sucre qu'à l'état normal. La teneur du lait en sucre se relève le lendemain et dépasse même assez fortement, dans les Expériences II et III, les chiffres observés avant l'injection de phloridzine ;

4° L'influence de la phloridzine sur la composition du lait se manifeste en même temps que la glycosurie ; l'action sur les deux glandes mammaire et rénale semble donc débuter simultanément. Le maximum de la teneur du lait en sucre coïncide avec le maximum de la glycosurie dans les Expériences II et IV et peut-être dans la première ; dans l'Expérience III on l'observe une heure après celui de la glycosurie. Les effets de la phloridzine sont donc comparables jusqu'ici, bien que son action sur la mamelle soit beaucoup moins intense que sur le rein. Il n'en est plus de même quand on envisage la durée de cette action, car la glycosurie persiste pendant plusieurs heures et parfois pendant une demi-journée, alors que la glande mammaire sécrète un lait dont la teneur en sucre est normale ou inférieure à la normale.

Nature du sucre contenu dans le lait après injection de phloridzine. — Pour déterminer la nature du sucre contenu dans le lait après injection de phloridzine, on a eu recours à la préparation de l'osazone. On sait que les cristaux d'osazone provenant de la glycose se forment pendant que l'on chauffe la solution sucrée additionnée d'acétate de phénylhydrazine, tandis que les cristaux d'osazone provenant de la lactose se forment seulement pendant le refroidissement. Cette recherche a été faite par M. Chapelle, qui a opéré sur le lait obtenu dans les Expériences III et IV.

Le lait a encore été déféqué à l'aide du sous-acétate de plomb, mais n'a été dilué qu'à moitié. Un volume de lait est additionné d'un demi-volume de sous-acétate de plomb au cinquième et d'un demi-volume de sulfate de soude au dixième. Pour débarrasser le filtrat de son sulfate de plomb, on y ajoute de l'acide acétique et de l'alcool et, après décantation et filtration, le liquide obtenu est évaporé presque complètement pour chasser l'alcool, puis repris par de l'eau distillée. A cette dernière solution on ajoute de l'acétate de phénylhydrazine et on chauffe au bain-marie bouillant pendant une heure et demie.

On a obtenu de cette façon, *par le refroidissement*, et dans les deux cas, un beau précipité bien cristallisé d'osazone. Rien ne s'est déposé pendant le temps de chauffe, ce qui semble indiquer qu'il n'y avait pas de glycose à côté de la lactose.

Nous pouvons donc, tout en adoptant la conclusion par laquelle M. Cornevin termine sa communication à l'Académie des Sciences, la compléter en ajoutant que l'augmentation de sucre constatée dans le lait après l'injection de phloridzine est due, non à de la glycose, mais à de la lactose ou sucre de lait. La glande mammaire, qui fabrique normalement de la lactose, en produit une quantité plus considérable quand elle est sous l'influence de la phloridzine, au lieu de laisser passer à travers son épithélium, comme le ferait un filtre, la glycose qui se trouve normalement dans le sang.

Nous pouvions déjà prévoir cette conclusion en étudiant les variations de la richesse en sucre du lait après les injections de phloridzine. Nous avons vu, en effet, que dans toutes les observations il y avait, après le maximum, une chute brusque du taux du sucre. Or si l'action de la phloridzine était simplement de rendre la mamelle perméable au sucre du sang, cette diminution passagère serait inexplicable; elle devient au contraire toute naturelle si l'excès de sucre constaté dans le lait, après l'action de la phloridzine, est du à une suractivité fonctionnelle de la glande mammaire, suractivité qui, d'ailleurs, ne porte que sur la lactogénèse[1]. La glande, après l'action de la phloridzine, est en quelque sorte épuisée et se trouve momentanément dans l'impossibilité de fournir un lait dont la richesse en lactose est la même que celle du lait sécrété avant l'expérience. On est donc encore amené à conclure que *la phloridzine augmente la proportion de lactose dans le lait en augmentant l'activité fonctionnelle de la glande.*

Présence de la phloridzine en nature dans le lait. — Il nous a semblé intéressant de chercher si la phloridzine était éliminée en nature par la glande mammaire comme par la glande rénale. Nous ne pouvions songer à décéler la présence de traces de phloridzine à l'aide de l'eau bromée ou du perchlorure de fer, la quantité de lait sur laquelle nous opérions étant trop faible pour se prêter à ce mode de recherche. Aussi avons-nous pensé que l'on pourrait peut-être prouver l'existence de la phloridzine dans le lait en analysant l'urine des nouveau-nés nourris avec ce lait. En effet, si le lait contient une certaine quantité de phloridzine, son absorption doit provoquer de la glycosurie. En injectant donc une dose suffisamment forte à une femelle en lactation (il ne peut être question ici d'expérimenter sur des nourrices), nous pourrons constater chez les petits qu'elle allaite une glycosurie plus ou moins prolongée suivant la durée de l'élimination de phloridzine par la glande mammaire.

Nous avons expérimenté sur une chatte de 2 730 grammes, qui avait mis bas trois jours auparavant une portée de quatre petits, dont deux avaient déjà été tués.

13 mars. — A 2 heures du soir, injection sous la peau du flanc de 1 gramme de phloridzine en solution dans 20 centimètres cubes d'eau distillée additionnée de carbonate de soude. Immédiatement après l'injection on donne à la chatte son petit n° 1, qu'elle allaite jusqu'à 4 heures.

A 4 heures, le n° 1 est placé dans un cristallisoir sur une mince couche d'ouate hydrophile, et on donne à la mère son autre petit (n° 2), qui reste avec elle jusqu'à 7 heures du soir. On place alors le n° 2 dans un second cristallisoir, également sur un peu d'ouate hydrophile.

1. Les variations des autres éléments du lait ne sont ni assez régulières, ni assez comparables, dans les deux observations où elles ont été étudiées, pour qu'on puisse les attribuer à l'action de la phloridzine.

14 mars. — A 9 heures matin, l'ouate du n° 1 est sèche; celle du n° 2 est imbibée d'urine. On place cette dernière dans un entonnoir et on l'épuise avec environ 50 centimètres cubes d'eau distillée et 10 centimètres cubes de liqueur de Fehling. On obtient ainsi un liquide légèrement coloré en bleu, où l'ébullition ne provoque la formation d'aucun précipité. Le n° 1 est étranglé, et on obtient immédiatement 4 centimètres cubes d'urine en comprimant sa vessie. Cette urine réduit nettement la liqueur de Fehling, même après défécation par le sous-acétate de plomb.

Il semble bien, d'après cette expérience, que le jeune chat n° 1, allaité de 2 à 4 heures c'est-à-dire pendant les deux heures qui suivirent l'injection de phloridzine, a absorbé une quantité de phloridzine suffisante pour provoquer la glycosurie. Tandis que le n° 2 n'a pas absorbé ou n'a absorbé qu'une quantité très faible de cette substance. Le lait, pendant les deux heures qui ont suivi l'injection, a donc contenu de la phloridzine.

Une objection peut être faite à cette expérience : l'asphyxie provoque un peu de glycosurie, et le sucre constaté dans l'urine du jeune chat n° 1 peut avoir cette origine. Il est vrai que cette hypothèse est peu probable, car le sujet n'avait pas uriné de 4 heures du soir à 9 heures du matin, comme le prouvent l'état de l'ouate hydrophile sur laquelle il avait passé la nuit et la distension considérable de sa vessie, dont on sentait le globe arrondi sous la peau de l'abdomen; les quelques gouttes d'urine sécrétées au moment de la strangulation et mêlées à cette masse d'urine n'auraient pu donner lieu à la réduction de la liqueur de Fehling. D'ailleurs l'expression de la vessie était pratiquée au moment même de la strangulation. On peut encore nous objecter que, n'ayant pas examiné les urines de cet animal avant l'expérience, il pouvait être glycosurique ou lactosurique, ce qui est encore bien peu vraisemblable, car l'urine du jeune chat n° 2, qui nous servait de témoin, ne réduisait pas la solution cupro-potassique.

Néanmoins nous avons voulu renouveler cette recherche en nous mettant à l'abri de ces causes d'erreur.

15 mars. — A 11 h. 1/2 du matin, on fait à la chatte, sous la peau de l'autre flanc, une injection de 2 grammes de phloridzine en solution dans 10 centimètres cubes d'eau distillée additionnée de carbonate de soude. Immédiatement après on lui donne le jeune chat survivant (n° 2), dont on n'a pu obtenir de l'urine par expression de la vessie. (Ses urines ne contenaient d'ailleurs pas de sucre la veille.) Placé dans un grand cristallisoir avec sa mère, il tette avec avidité jusqu'à 4 h. 1/2 du soir (pendant cinq heures).

A 2 h. 1/2, on recueille dans le fond du cristallisoir, en dessous du jeune chat, environ 1 centimètre cube d'urine qui ne réduit pas la liqueur de Fehling.

A 4 h. 1/2, le jeune chat n'a pas uriné de nouveau et on ne peut rien obtenir par expression. Il est placé seul dans un cristallisoir, sur une mince couche d'ouate hydrophile.

A 5 h. 1/2, l'ouate est imbibée d'urine. On l'épuise avec 150 centimètres cubes d'eau distillée. Cette eau, après avoir été versée successivement quatre fois sur l'ouate, est ramenée au bain-marie au tiers de son volume primitif. Le liquide obtenu réduit légèrement la liqueur de Fehling.

16 mars. — 9 h. 1/2 du matin. L'ouate sur laquelle le chat a passé la nuit, et qui est imbibée d'urine, est traitée de la même façon, mais le liquide qui résulte de son épuisement ne réduit plus la liqueur de Fehling.

Cette expérience confirme le résultat obtenu dans notre première recherche; toutes deux permettent de conclure que chez les chattes en lactation, la phloridzine, administrée en dose assez forte (1 gramme la première fois, 2 grammes la seconde), par voie hypodermique, est éliminée en partie par la glande mammaire sans subir de modification.

II. — Action de la Phloridzine sur les Glandes de la peau.

L'action de la phloridzine sur les glandes de la peau n'a encore été l'objet d'aucune recherche de la part des auteurs qui ont étudié les effets physiologiques de cette substance. La sueur, cependant, contient quelquefois du sucre chez les diabétiques, et bien que Cl. Bernard, Lehmann, Külz, Erbstein et Müller n'en aient jamais trouvé, d'autres physiologistes ou cliniciens ont signalé la présence du sucre dans la sueur des diabétiques; Binet, dans sa thèse [1], rappelle les noms de Beneke, Griesinger, Semmola, Bergeron et Lemattre, Kock, Flechter, Schottin, Mac Gregor, Vogel, Parkes; il

[1] P. BINET. *Étude sur la Sueur et la Salive dans leur rapport avec l'élimination.* Thèse doctorat, Paris, 1884.

donne l'observation d'une diabétique éliminant 250 grammes de sucre en vingt-quatre heures, dont la sueur contenait une faible quantité de sucre, et il cite enfin le cas, observé par le professeur Brouardel, d'un diabétique dont le gilet de flanelle était tellement imprégné de sucre qu'il en était comme empesé.

Nous avons cherché, sans succès du reste, le sucre dans la sueur d'un diabétique qui urinait 7 litres et éliminait 150 grammes de sucre par jour. D'ailleurs, sauf le cas du professeur Brouardel, la quantité de sucre trouvée dans la sueur était toujours très faible, et, comme le faisait remarquer Binet, « on ne peut y déceler sa présence que chez ceux dont l'élimination quotidienne de sucre par les urines atteint un chiffre élevé ».

Les glandes de la peau pouvant éliminer de la glycose chez les diabétiques, nous avons pensé que dans le diabète phloridzique la sueur pouvait également contenir une certaine proportion de sucre, et nous avons entrepris une série de recherches destinées à mettre en évidence la glycose dans le produit d'excrétion des glandes cutanées après injection de phloridzine.

Technique. — Pour obtenir un liquide se rapprochant autant que possible de la sueur normale, nous avons renoncé à l'emploi des injections de pilocarpine qui, en exagérant la sécrétion sudorale, peuvent modifier la composition du liquide sécrété, et nous nous sommes servi uniquement d'enveloppement imperméable. L'une des jambes du sujet était savonnée et brossée avec soin jusqu'au-dessus du genou, puis essuyée et frottée avec un tampon d'ouate hydrophile imbibé d'éther. Le membre était ensuite enveloppé d'une très mince couche d'ouate hydrophile et d'un taffetas gommé ou d'une feuille de gutta-percha laminée; le tout était maintenu par une bande peu serrée. Dans quelques cas, l'enveloppement fut fait dans la journée; il était alors laissé environ deux heures en place, et on provoquait la sudation par des boissons chaudes et des boules d'eau chaude. Le plus souvent il fut appliqué le soir, vers 7 heures, et laissé pendant toute la nuit. Lorsqu'on retirait l'enveloppement, on avait soin d'essuyer le membre avec l'ouate qui l'avait enveloppé, et qui était déjà fortement imbibée de sueur. Cette ouate était placée dans un entonnoir et épuisée avec de l'eau distillée et un peu de liqueur de Fehling. On obtenait ainsi 150 à 200 centimètres cubes d'un liquide légèrement coloré en bleu par la liqueur de Fehling et contenant la sueur sécrétée par le membre enveloppé.

On s'était assuré par des expériences préalables que ni l'ouate hydrophile, ni le taffetas gommé, ni la gutta-percha, après un séjour prolongé dans l'eau distillée additionnée de liqueur de Fehling, n'amenaient la réduction de ce réactif. Cependant le taffetas gommé après une ébullition prolongée dans la liqueur de Fehling détermine la formation d'un léger dépôt d'oxydule de cuivre, aussi l'avons-nous remplacé dès la cinquième expérience par la gutta-percha laminée qui n'offre pas cet inconvénient.

Expérience I. — Locat., 44 ans, salle Lorain, n° 9. Malade atteint de *rhumatisme articulaire aigu* avec transpirations abondantes. (Aucune lésion rénale.)

15 février. — 11 heures du matin. Enveloppement ouaté et sudation.

1 heure du soir. On enlève l'ouate et le taffetas gommé que l'on remplace par un nouvel enveloppement. Injection sous-cutanée à la racine de la jambe de 5 centigrammes de phloridzine.

3 heures du soir. On change de nouveau l'enveloppement (ouate et taffetas).

7 heures du soir. On enlève le dernier enveloppement.

La recherche du sucre dans les trois pansements donne les résultats suivants.

Le liquide obtenu par l'épuisement de la première ouate réduit très légèrement la liqueur de Fehling.

Le liquide obtenu par l'épuisement de la seconde ouate (immédiatement après l'injection de phloridzine) réduit d'une façon très nette la liqueur de Fehling.

Le troisième liquide ne donne plus de réduction.

La légère réduction obtenue avant l'injection de phloridzine est probablement due à l'insuffisance du lavage préalable.

Expérience II. — Rich., 39 ans, garçon de recette, salle Parrot, n° 18. Malade atteint de *leucémie* et présentant des sueurs nocturnes abondantes.

14 février. — 1 heure du soir. Enveloppement du membre inférieur droit et injection de phloridzine au bras droit. (5 centigrammes.)

La sueur recueillie à 3 heures donne une réduction très nette de la liqueur de Fehling.

On enveloppe de nouveau le membre de 3 heures du soir au lendemain matin 9 heures. La sueur ainsi obtenue réduit encore légèrement la liqueur de Fehling.

15 février. — Nouvel enveloppement vers 7 heures du soir, cette fois sans injection de phloridzine. La sueur recueillie le lendemain matin, à 9 heures, ne réduit pas le Fehling.

16 février. — Enveloppement ouaté de 4 heures à 7 heures du soir. Pas de réduction du Fehling,

A 7 heures, nouvel enveloppement ouatéet injection de 5 centigrammes de phloridzine. La sueur, recueillie le lendemain matin, réduit légèrement la liqueur de Fehling.

Expérience III. — Garr., 56 ans, peintre, salle Lorain, n° 4. Malade atteint de *néphrite saturnine* sans albuminurie (transpire difficilement.)

19 février. — A 7 heures du soir, enveloppement ouaté. Le lendemain matin l'ouate est légèrement humide. Pas de réduction de la liqueur Fehling.

20 février. — Nouvel enveloppement et injection de 5 centigrammes de phloridzine. L'ouate retirée le lendemain matin est à peine humide, et le liquide obtenu par son épuisement ne réduit pas la liqueur de Fehling.

Expérience IV. — Dub., 58 ans, ajusteur, salle Lorain, n° 16. Malade atteint de *tuberculose pulmonaire et rénale.*

19 février. — Le soir, enveloppement ouaté. Le lendemain matin, le liquide obtenu par épuisement de l'ouate ne donne pas de réduction.

20 février. — Nouvel enveloppement à 7 heures du soir et injection de 5 centigrammes de phloridzine. On n'obtient pas de réduction avec le liquide obtenu dans cette deuxième épreuve.

Expérience V. — Lab., 35 ans, employé des Postes, salle Parrot, n° 32, malade atteint de *tuberculose pulmonaire et laryngée.*

20 février. — Enveloppement ouaté et injection de 5 centigrammes de phloridzine. Le liquide obtenu le lendemain matin par épuisement de l'ouate se trouble, devient opalescent par la chaleur, mais il ne produit pas de précipité d'oxydule de cuivre.

Expérience VI. — Bass., 46 ans, salle Lorain, n° 32. Malade atteint de *tuberculose pulmonaire*, avec sueurs nocturnes profuses.

23 février. — A 7 heures du soir, enveloppement ouaté et injection de 5 centigrammes de phloridzine.

Le lendemain, l'ouate, fortement imbibée de sueur, est épuisée par environ 150 centimètres cubes d'eau distillée, qui est ramenée au bain-marie au volume de 5 centimètres cubes. Ce liquide est arrosé de quelques gouttes de liqueur de Fehling et réparti dans deux tubes, dont un seul est chauffé. Par comparaison avec le tube témoin, on constate une légère décoloration du liquide porté à l'ébullition.

On verse ensuite 15 centimètres cubes de liqueur de Fehling et 50 centimètres cubes d'eau distillée sur l'ouate. Le liquide ainsi obtenu est encore réparti dans deux ballons, dont un seul est chauffé; on constate dans ce dernier une décoloration très nette avec formation d'un léger dépôt d'oxydule de cuivre.

24 février. — Au soir, nouvel enveloppement ouaté, sans injection de phloridzine. L'ouate est épuisée le lendemain matin par environ 15 centimètres cubes de Fehling et 150 centimètres cubes d'eau distillée. Il ne se produit par l'ébullition aucune réduction dans le liquide.

Le tableau suivant résume ces six expériences. La première colonne comprend les résultats des recherches de glycose dans la sueur recueillie avant l'injection de phloridzine. La deuxième, ceux obtenus avec la sueur émise immédiatement après l'injection de phloridzine. La troisième, ceux obtenus avec la sueur émise moins de vingt-quatre heures après cette injection; et la quatrième, les résultats obtenus au moins vingt-quatre heures plus tard.

TABLEAU VIII

EXPÉRIENCES	SUEUR			
	AVANT L'INJECTION DE PHLORIDZINE	IMMÉDIATEMENT APRÈS L'INJECTION DE PHLORIDZINE	MOINS DE 24 H. APRÈS L'INJECTION DE PHLORIDZINE	24 HEURES APRÈS L'INJECTION DE PHLORIDZINE
I	Réd. très lég.	Réduction.	Pas de réduct.	
II		Réduction.	Légère réduct.	Pas de réduct.
»	Pas de réduct.	Réduction.		
III	Pas de réduct.	Pas de réduct.		
IV	Pas de réduct.	Pas de réduct.		
V		Réd. très lég.		
IV		Réduction.		Pas de réduct.

Sur ces six expériences, nous avons donc trois résultats positifs, un douteux et deux négatifs. Les Expériences I, II et VI montrent nettement la présence d'une matière réductrice dans le sucre après injection d'une dose relativement faible de phloridzine. L'Expérience V est peu concluante, car elle n'aboutit pas à une réduction bien nette de la liqueur de Fehling. Quant aux deux expériences qui donnent des résultats négatifs, l'une d'entre elles (Exp. III), ayant trait à un sujet qui ne transpire que très difficilement, doit être écartée, la quantité de sucre recueillie ayant été trop faible pour qu'on y puisse déceler des traces de sucre. La seconde seule (Exp. IV) doit entrer en ligne de compte; elle ne peut d'ailleurs prévaloir contre les trois expériences positives, contre l'Expérience II surtout, dans laquelle on voit le sucre apparaître, diminuer, disparaître, puis faire une nouvelle apparition sous l'influence de deux injections de phloridzine pratiquées dans l'espace de trois jours. Du reste, il n'est pas douteux qu'avec les doses plus fortes (1 gramme par exemple) que n'hésitent pas à injecter les médecins allemands, nous aurions eu des résultats plus nets. Telles qu'elles sont d'ailleurs, nos expériences sont assez concluantes pour nous permettre d'affirmer que, sous l'influence de la phloridzine, les glandes de la peau sécrètent une substance réduisant la liqueur de Fehling, substance qui, très vraisemblablement, est de la glycose.

DEUXIÈME PARTIE

APPLICATION DE LA GLYCOSURIE PHLORIDZIQUE A LA CLINIQUE

CHAPITRE V

CONSIDÉRATIONS GÉNÉRALES

Nous avons vu que la glycosurie phloridzique est soumise à certaines variations d'intensité et de durée qui sont sous la dépendance soit de l'espèce animale à laquelle appartient le sujet en expérience, soit du médicament lui-même ou des substances antiglycosuriques qui peuvent lui être associées. A côté de ces modifications d'origine en quelque sorte extrinsèques, il en existe d'autres, fort importantes au point de vue clinique, qui dépendent du mécanisme même de la glycosurie phloridzique.

Nous avons vu précédemment que, s'il restait encore quelques points obscurs dans la pathogénie de ce phénomène, son origine rénale ne pouvait plus être mise en doute. Il est donc nécessaire, pour que la glycosurie se produise régulièrement, que le rein, non seulement ne présente aucune lésion, mais encore fonctionne normalement. On conçoit en effet que l'action de la phloridzine sur un organe malade doive être différente et se traduire soit par une diminution ou une suppression de la glycosurie, soit, au contraire, par une exagération de ce phénomène.

Klemperer [1] avait bien constaté de l'anaglycosurie chez sept

1. Klemperer. Ueber regulatorische Glykosurie und renalen Diabetes. *Verhand. des Ver. f. innere Med. zu Berlin*, 18 mai 1896.

brightiques sur dix, auxquels il avait fait ingérer de la phloridzine; mais, s'occupant uniquement du diabète rénal, il n'avait vu dans ce phénomène que la confirmation de sa théorie du diabète et n'avait pas songé aux applications cliniques qui pouvaient en découler.

Il avait eu en outre le grand tort d'administrer la phloridzine par voie buccale. D'ailleurs ses recherches ne semblent pas avoir été poursuivies, car, lors de la discussion de son rapport, Magnus Levy[1] communique quelques expériences destinées à contrôler celles de Klemperer, expériences qui aboutissent à un résultat diamétralement opposé.

Cet auteur commence par faire remarquer que la phloridzine administrée par voie buccale arrive au rein plus ou moins modifiée et ne détermine qu'une très faible glycosurie, aussi bien d'ailleurs chez les individus bien portants que chez les brightiques; c'est donc à l'injection sous-cutanée qu'il faut avoir recours pour obtenir des résultats précis. Il rapporte alors avoir fait des injections de 1 gramme, 50 centigrammes et 20 centigrammes de phloridzine à trente sujets dont seize étaient atteints de néphrites (atrophies rénales, dégénérescences amyloïdes, néphrites aiguës, subaiguës ou parenchymateuses). Les plus grandes quantités de sucre (50, 55 et 70 grammes) furent observées avec 1 gramme de phloridzine précisément chez des sujets atteints d'atrophie rénale. Avec 10 centigrammes la moyenne était encore de 10 à 20 grammes (une fois 50 grammes). Aussi Magnus Levy conclut-il que « tout rein sans exception, qu'il soit sain ou malade, élimine du sucre après injection hypodermique de phloridzine ».

On ne peut qu'approuver Magnus Levy lorsqu'il condamne l'ingestion buccale comme mode d'administration d'une substance dont on veut étudier l'action physiologique sur le rein. Mais il semble difficile d'admettre la conclusion qu'il tire de trente expériences dont seize seulement sont faites sur des malades atteints de néphrite. Il obtient, nous dit-il, la plus forte glycosurie chez un brightique; cela semble déjà prouver que le glycoside n'agit pas chez ce sujet comme chez un individu normal. Il faut lui reprocher

1. Magnus Levy. *Ibid.*, 15 juin 1896. *Deutsche Med. Wochen.*, 12 nov. 1895, n° 30, p. 202.

surtout d'administrer de trop fortes doses, qui peuvent arriver à stimuler un rein peu malade dans son ensemble, ou dont certaines parties sont encore indemnes, et à réveiller la propriété que tout rein normal possède d'élaborer de la glycose ou d'éliminer le sucre sanguin sous l'influence de la phloridzine. En effet, dans toute néphrite, quelle que soit sa gravité, le fonctionnement du rein n'est pas complètement aboli, bien qu'il remplisse plus ou moins mal son rôle d'émonctoire. La glycosurie phloridzique n'est plus qu'une question de doses. En outre, on peut obtenir une glycosurie exagérée, comme Magnus Levy l'a observé, et comme nous l'avons nous-même constaté plusieurs fois dans certains cas de néphrite ou de trouble momentané de la fonction rénale. Ajoutons qu'il est, en général, préférable d'opérer sur de faibles doses dans les expériences de physiologie. On évite ainsi de produire des phénomènes généraux imprévus qui pourraient fausser les résultats.

Enfin, lorsque les sujets qui servent aux expériences sont des hommes, et surtout des malades dont les reins sont plus ou moins lésés, il ne faut introduire dans l'organisme que la quantité de médicament strictement nécessaire pour obtenir le résultat cherché. La dose doit être assez faible pour que son administration par voie hypodermique soit presque indolore ; elle doit, par conséquent, être dissoute dans 1 ou 2 centimètres cubes de véhicule. Pour qu'une épreuve soit réellement clinique, elle doit non seulement être facile à réaliser, mais ne doit causer au malade ni douleur, ni appréhension, tout en ne lui occasionnant qu'une très légère incommodité.

C'est pour obéir à ces diverses considérations que nous avons adopté, après quelques tâtonnements, la dose de 5 milligrammes. D'ailleurs nous n'avons jamais dépassé 50 milligrammes et nous n'avons jamais répété nos expériences deux jours de suite. Les recherches que nous avons entreprises sous la direction de M. Achard nous ont permis de reconnaître que chez un certain nombre de malades présentant des symptômes d'affections rénales plusieurs fois vérifiées à l'autopsie, l'injection sous-cutanée de phloridzine, aux doses de 5 à 50 milligrammes, ne provoquait aucune glycosurie ou ne donnait lieu qu'à une faible élimination de sucre. Et, d'une façon générale, dans la majorité des cas où la réaction du rein à la phloridzine présentait quelque irrégularité, l'on pouvait admettre un vice de fonctionnement de cet organe.

Nous avons été ainsi conduit à utiliser cette étude comparative de l'action de la phloridzine chez les sujets sains et malades pour venir en aide à l'investigation clinique. Nous avons donc institué à cet effet une *épreuve de la phloridzine* dont nous allons maintenant indiquer la technique.

CHAPITRE VI

TECHNIQUE DE L'ÉPREUVE DE LA PHLORIDZINE

« C'est par l'injection sous-cutanée que nous introduisons la phloridzine dans l'organisme, l'ingestion présentant le défaut de donner des résultats plus incertains, influencés qu'ils sont par l'état du contenu gastro-intestinal, par la rapidité plus ou moins grande de l'absorption, par la décomposition plus ou moins active de la phloridzine dans le tube digestif.

« La dose de phloridzine qui nous a paru le mieux convenir pour l'épreuve est celle de 5 milligrammes; elle suffit à provoquer chez des sujets sains une glycosurie manifeste, ne durant que quelques heures, de telle sorte qu'il n'est pas besoin de recueillir méthodiquement l'urine pendant fort longtemps pour apprécier le moment d'apparition du sucre, la durée de son élimination, sa quantité totale. Il est superflu de dire que cette dose minime est tout à fait inoffensive; on sait, en effet, que l'organisme peut tolérer de fortes doses de cette substance, 10 grammes par exemple, pris par la bouche, ou 2 grammes par jour en injection hypodermique pendant un mois (von Mering), sans qu'il en résultât aucun accident. Souvent l'injection provoque pendant quelques heures, en même temps que la glycosurie, un peu de polyurie, mais insuffisante, en général, pour que la quantité d'urine émise dans les vingt-quatre heures s'en trouve notablement augmentée.

« La solution que nous employons est à 1 p. 200, dont 1 centimètre cube contient 5 milligrammes de phloridzine. La phloridzine étant très peu soluble dans l'eau distillée à froid, le liquide renferme habituellement un précipité cristallin; mais il suffit de le chauffer doucement au moment de l'injecter pour que la dissolution soit complète. On pourrait, d'ailleurs, alcaliniser légèrement la solution avec du carbonate de soude pour augmenter la solubilité.

« Bien entendu, l'on doit stériliser le liquide et prendre toutes les précautions usuelles pour que l'injection soit faite d'une façon aseptique. Dans ces conditions, il n'y a point de douleur ni de phénomènes inflammatoires.

« Au moment de l'injection, on fait uriner le malade pour vider sa vessie, puis on recueille l'urine, d'abord au bout d'une demi-heure, ensuite au bout d'une heure, et enfin d'heure en heure.

« Il importe de s'assurer que l'urine émise avant l'épreuve ne contient pas de sucre, et même il convient de se mettre en garde contre la possibilité d'une faible glycosurie spontanée, survenant seulement à certaines heures du jour.

« Le sucre est recherché dans chaque échantillon d'urine par les procédés ordinaires. Nous décolorons habituellement l'urine par le noir animal et nous recherchons le sucre par la liqueur de Fehling et le réactif de Nylander. Il est quelquefois utile de déféquer l'urine par le sous-acétate de plomb pour éviter certaines réductions dues à des substances autres que le sucre.

« En général, chez les sujets sains, le sucre apparaît dans l'urine au bout d'une demi-heure ou d'une heure, et la glycosurie dure de deux à quatre heures. La quantité éliminée est comprise entre 1 et 2 grammes; mais il faut tenir compte des causes d'erreur du dosage et ne pas attribuer à ses résultats une précision trop rigoureuse. Nous admettons donc que la limite inférieure de la glycosurie régulière se trouve comprise entre 50 centigrammes et 1 gramme, et sa limite supérieure entre 2 grammes et 2gr,50. Enfin, nous tenons compte du début de l'élimination et de sa durée.

« On peut très facilement combiner l'épreuve de la phloridzine avec celle du bleu de méthylène[1]. Pour cela, nous injectons simul-

1. Ch. Achard et J. Castaigne. Diagnostic de la perméabilité rénale. *Bull. et Mém. de la Soc. méd. des Hôp.*, 30 avril 1897, p. 637. Sur l'application du bleu de méthylène au diagnostic de la perméabilité rénale. *Ibid.*, 30 juillet 1897, p. 1128.

tanément 5 centigrammes de bleu et 5 milligrammes de phloridzine. L'urine teintée de bleu se laisse décolorer sans difficulté par le noir animal, et le sucre peut y être recherché par les procédés habituels. Il ne nous a pas paru que la phloridzine, à cette dose minime, influençât d'une façon gênante l'élimination de bleu [1], ni que le bleu modifiât non plus la glycosurie phloridzique [2]. »

Nous avons vu que certains médicaments sont susceptibles de diminuer plus ou moins la glycosurie phloridzique, il est donc préférable de faire l'épreuve en dehors de toute intervention médicamenteuse.

1. M. Lépine, expérimentant avec la rosaniline trisulfonate de soude, a constaté que, chez le chien inanitié et soumis à la phloridzine, la quantité de matière colorante éliminée par l'urine était un peu plus élevée que chez le chien simplement inanitié. *Soc. nation. de Méd. de Lyon*, 25 juillet 1898.

2. Ch. Achard et V. Delamare. L'Exploration clinique des fonctions rénales par la glycosurie phloridzique. *Bull. et Mém. de la Soc. méd. des Hôp.*, 7 avril 1899, p. 385.

CHAPITRE VII

RÉSULTATS DONNÉS PAR L'ÉPREUVE DE LA PHLORIDZINE

Nous avons recueilli cent cinquante-deux observations de sujets chez lesquels nous avons pratiqué l'épreuve de la glycosurie. Ces observations peuvent être classées de la façon suivante :

I.	Glycosurie régulière	62	Obs.
II.	Glycosuries irrégulières par diminution ou abolition	57	—
	Glycosuries irrégulières par prolongation ou exagération	23	—
III.	Discordance entre l'épreuve de la phloridzine et celle du bleu de méthylène.	10	
		152	

I. — Glycosurie régulière.

Parmi les soixante-deux observations de glycosurie régulière, huit se rapportent à des sujets sains (Obs. I à VIII). Les cinquante-quatre autres observations sont celles des malades atteints d'affections aiguës ou chroniques en traitement à l'hôpital Tenon (service de M. Achard). Elles se répartissent de la façon suivante :

Myxœdème fruste	1	Obs.	IX
Artério-sclérose.	6	—	X à XV
Ramollissement cérébral. . .	3	—	XVI à XVIII
Tabes	3	—	XIX à XXI
Tuberculose pulmonaire. . .	18	—	XXII à XXXIX

Emphysème pulmonaire . . .	3	Obs. XL à XLII
Cirrhose atrophique.	1	— XLIII
Diabète fruste	1	— XLIV
Fièvre typhoïde.	3	— XLV à XLVII
Affections cardiaques	4	— XLVIII à LI
Hystérie	2	— LII à LIII
Saturnisme (sans néphrite) .	4	— LIV à LVII
Gastro-entérite.	1	— LVIII
Cystite.	1	— LIX
Néphrite tub. d'un seul rein.	1	— LX
Grippe.	2	— LXI et LXII

Presque tous ces malades ont reçu une dose uniforme de 5 milligrammes de phloridzine. On remarquera cependant dans quelques observations des doses un peu plus élevées. Elles ont été administrées au début de nos recherches sur la glycosurie phloridzique avant que nous ayons adopté le chiffre minimum de 5 milligrammes. Si on fait abstraction de ces observations (Obs. I, IX, X, XVI, XIX), on peut voir que, dans les vingt-sept cas où le dosage a été pratiqué, la moyenne du sucre éliminé a été de 1gr,360.

Parmi les observations dont la glycosurie s'abaisse le plus au-dessous de cette moyenne, nous devons mentionner d'abord celle d'un vieil emphysémateux atteint de bronchite chronique (Obs. XLII). Bien qu'il ne présentât aucun trouble de la fonction rénale, le chiffre assez faible (0gr,560) de glycose éliminée peut être attribué à un début de sclérose rénale ne se manifestant pas encore d'une façon clinique. La glycosurie relativement faible (0gr,847) de l'Observation XVIII est sans doute due à la même cause, car elle a été obtenue chez un hémiplégique aphasique très athéromateux. L'Observation XXIX (tuberculose pulmonaire à marche rapide avec fièvre) donne une glycosurie de 0gr,710, coïncidant avec une faible diurèse; ce léger trouble de la fonction rénale peut être attribué à un mauvais état général de ce malade. La même cause doit être invoquée pour expliquer le chiffre obtenu (0gr,749) dans l'Observation L.

Les glycosuries qui surpassent le plus le chiffre moyen ont été observées dans les Observations XXIII et LIX. Le chiffre obtenu dans la première (2gr,440) est assez douteux, car il a été déterminé à l'aide du polarimètre, tandis que tous les autres dosages ont été faits à la liqueur de Fehling. Dans la deuxième observation, l'épreuve de la phloridzine a été pratiquée quelques jours après une première injection qui avait donné lieu à une glycosurie dont on n'avait pu doser le sucre. La légère hyperglycémie (2gr,967) peut donc s'expliquer par la répétition des deux expériences à des dates assez rapprochées.

Il importe aussi de signaler d'une façon particulière l'observation LX (néphrite tuberculeuse d'un seul rein).

L'examen de ce malade permet de constater une lésion rénale unilatérale, et l'épreuve du bleu de méthylène faite concurremment avec celle de la phloridzine confirme le diagnostic clinique; elle montre en effet que l'élimination du bleu débute au bout d'une demi-heure (sous forme de chromogène), ce qui nécessite une perméabilité normale au moins de l'un des reins; par contre cette élimination se prolonge au delà des délais ordinaires (disparition du bleu le sixième jour), ce qui doit faire supposer un défaut de perméabilité rénale. Il est donc nécessaire, pour expliquer cette apparente contradiction, que l'un des reins soit lésé tandis que l'autre fonctionne normalement : c'est à ce dernier qu'il faut attribuer la glycosurie régulière que nous avons observée.

Il faut enfin réserver une mention particulière aux neuf observations dans lesquelles les données de la clinique furent confirmées par l'examen anatomo-pathologique.

Dans six autopsies l'intégrité histologique des reins était à peu près complète : il s'agissait d'un hémiplégique par ramollissement cérébral (Obs. XVI), de trois tuberculeux (Obs. XXIII, XXIV et XXXIII), d'un malade atteint de cirrhose alcoolique (Obs. XLIII) et d'un asystolique par lésion aortique et mitrale (Obs. XLVIII).

Un tuberculeux (Obs. XXX) avait quelques tubercules miliaires des reins, au voisinage desquels les glomérules étaient fort altérés et tout le parenchyme rénal infiltré de leucocytes. Mais la plus grande partie des reins offrait l'aspect normal, et l'on s'explique très bien que des altérations aussi limitées n'eussent point entravé la production de la glycosurie phloridzique.

Chez un autre tuberculeux (Obs. XXXII) les tubuli présentaient une dégénérescence peu prononcée portant sur un petit nombre d'entre eux; mais cette lésion toute récente n'avait pu influencer le résultat de l'épreuve de la phloridzine, qui avait été pratiquée plus de deux mois avant la mort.

Enfin, comme transition avec les cas où la glycosurie est diminuée, nous citerons l'observation (Obs. LVII) d'un malade présentant des symptômes insidieux d'occlusion intestinale au début et chez qui le sucre n'atteignit que le chiffre, assez faible déjà, de 920 milligrammes : opéré le quatrième jour après l'épreuve, cet homme succomba le sixième jour, et ses reins étaient le siège d'une dégénérescence graisseuse des tubuli. Il est probable que cette lésion n'était qu'à ses débuts lorsque l'épreuve de la phloridzine fut pratiquée, ce qui explique le résultat subnormal de cette dernière.

Ces données de l'anatomie pathologique concordent donc bien avec celles de l'épreuve en question.

II. — Glycosurie irrégulière.

Les observations qui rentrent dans cette catégorie comprennent, d'une part les diminutions, d'autre part les exagérations de la glycosurie.

Nous allons analyser successivement chacun de ces deux groupes en nous efforçant de faire ressortir la valeur de ces irrégularités au point de vue du fonctionnement rénal.

A. **Diminution de la glycosurie. — Anaglycosurie et hypoglycosurie.** — Les observations dans lesquelles nous avons noté soit une diminution considérable, soit une absence complète de glycose sont au nombre de cinquante-cinq, parmi lesquelles seize ont été suivies d'autopsie. Elles se répartissent de la façon suivante :

Néphrite interstitielle. . . .	14	Obs.	LXIII à LXXVI
Néphrite saturnine.	6	—	LXXVII à LXXXII
Infection urinaire (néphrite ascendante).	4	—	LXXXIII à LXXXVI
Tuberculose et néphrite. . .	7	—	LXXXVII à XCIII
Tuberculose et syphilis avec néphrite	1	—	XCIV
Tabes et tuberculose avec néphrite	1	—	XCV
Tabes et albuminurie	1	—	XCVI

Néphrite cantharidienne. . .	1	Obs.	XCVII
Albuminurie gravidique. . .	1	—	XCVIII
Néphrites chroniques indéterminées.	5	—	XCIX à CIII
Rhumatisme articulaire, aigu ou subaigu avec néphrite	4	—	CIV à CVII
Ictère infectieux	1	—	CVIII
Asystolie.	4	—	CIX à CXII
Broncho-pneumonie avec albuminurie.	1	—	CXIII
Cas sans albuminurie. . . .	6	—	CXIV à CXIX

Néphrite interstitielle (14 observations dont 7 avec autopsie). — Les sept observations non suivies d'autopsie se rapportent à des malades plus ou moins gravement atteints. Chez l'un d'entre eux (Obs. LXIX), en convalescence d'une néphrite subaiguë, n'ayant plus d'albumine, une injection de 50 milligrammes (dix fois plus forte que la dose habituelle) provoque l'élimination de 2gr,560 de sucre, quantité relativement faible par rapport à la dose employée.

Une autre malade (Obs. LXIII), présentant des poussées successives d'urémie à forme dyspnéique, élimine une première fois 621 milligrammes et deux mois et demi plus tard 258 milligrammes.

Une troisième (Obs. LXIV), peu atteinte également, donne un chiffre de 436 milligrammes de glycose.

Les quatre autres malades (Obs. LXV, LXVI, LXVII et LXVIII), plus gravement atteintes, n'éliminent que des traces de sucre.

Parmi les sept observations accompagnées d'autopsie, les trois premières offrent de nombreux points de similitude.

Chez le malade de l'Observation LXX, que nous avons pu suivre plus de six mois, l'injection de phloridzine donne une première fois des traces de sucre ; cinq mois plus tard, l'anaglycosurie est complète. L'autopsie permet de constater une sclérose très prononcée ; dans la couche corticale, on trouve des zones absolument fibreuses avec quelques rares vestiges de tubuli. De nombreux glomérules sont fibreux. Enfin il existe un léger degré d'endartérite.

Chez le malade de l'Observation LXXI, trois injections de phloridzine pratiquées à six jours et à huit jours d'intervalle ne déterminent aucune glycosurie. A l'autopsie on trouve des lésions analogues à celles de la précédente observation, l'endartérite est plus prononcée ainsi que la dégénérescence graisseuse des tubuli et glomérules.

Au contraire, chez le malade de l'Observation LXXII, mort très rapidement d'asystolie aiguë, il y avait eu une légère glycosurie (0gr,288) et la néphrite paraissait moins prononcée.

Le malade suivant (Obs. LXXIII), entré dans le service avec une rétention d'urine considérable et des accidents d'urémie convulsive, présente une anaglycosurie complète. L'autopsie fait constater une double hydronéphrose réduisant chaque rein à une enveloppe de 3 millimètres à 1 centimètre de parenchyme fortement sclérosé.

Il en est de même pour le malade de l'Observation LXXIV, mort d'œdème aigu du poumon. L'anaglycosurie est absolue, et les deux reins sont atteints d'hydronéphrose, l'atrophie du parenchyme portant surtout sur la substance corticale.

Les deux dernières observations de ce groupe (Obs. LXXV et LXXVI) se rapportent à deux malades atteints de cancer gastrique généralisé sans albuminurie. Soumis à l'épreuve de la phloridzine quelques jours seulement avant leur mort, ils ne donnent l'un et l'autre que des traces de sucre. Chez eux la lésion rénale était restée inaperçue, masquée qu'elle était par la gravité du complexus symptomatique provoqué par la généralisation du néoplasme. L'autopsie, pratiquée quelques jours plus tard, confirme les données de l'épreuve en montrant chez le premier une sclérose sous-capsulaire très prononcée, la transformation fibreuse de nombreux glomérules et quelques tubuli atrophiés, et chez le second, une sclérose également marquée, portant aussi sur de nombreux glomérules; le nombre des tubuli atrophiés est plus considérable, et on constate en outre un certain nombre de kystes remplis d'un exsudat hyalin.

Néphrite saturnine (6 observations, dont 1 avec autopsie). — Les cinq observations non suivies d'autopsie nous montrent des malades intoxiqués en général depuis fort longtemps, ayant présenté presque tous, avant la néphrite, des coliques saturnines ou de la paralysie, quelquefois les deux complications.

L'Observation LXXVII nous montre un malade atteint d'albuminurie légère ne présentant cependant que des traces de sucre.

Le malade suivant (Obs. LXXVIII), peintre depuis son enfance, a présenté pour la première fois, il y a treize ans, des signes d'urémie aiguë (survenant peu après l'application d'un vésicatoire). Depuis, la marche de la néphrite a pris une allure chronique; il présente actuellement tous les signes d'une néphrite interstitielle sans albuminurie, et son état général est assez bon. La dose habituelle (0gr,005) injectée deux fois ne détermine aucune glycosurie. Une dose dix fois plus forte n'amène que des traces de sucre dans les urines.

Le malade de l'Observation LXXIX, atteint seulement depuis un mois au moment de son entrée dans le service, présentant une albuminurie constante de 1 gramme, accuse des signes de néphrite très accentuée. Son état général s'aggrave rapidement. L'épreuve de la phloridzine donne d'abord des traces de sucre; douze jours plus tard on obtient encore des traces. Après une nouvelle période de vingt jours, l'anaglycosurie est complète.

L'épreuve de la phloridzine nous fait en quelque sorte assister aux progrès de la néphrite.

L'Observation LXXX est celle d'un malade dont la néphrite a débuté il y a environ sept ans par des accidents aigus. Actuellement son état général est bon, et l'albuminurie est de 50 centigrammes. L'épreuve de la phloridzine donne lieu à une certaine glycosurie (0gr,820), ce qui semble indiquer un fonctionnement assez satisfaisant des reins.

Chez le malade suivant (Obs. LXXXI), l'épreuve de la phloridzine nous permet encore de suivre les progrès de la lésion rénale. La néphrite, qui semble remonter à six mois, s'accompagne d'une abondante albuminurie; le malade a constamment de 6 à 7 grammes d'albumine par litre, et de temps en temps surviennent des poussées qui portent à 15 et 16 grammes le taux de l'albuminurie. Une première épreuve donne lieu à une légère glycosurie (0gr,456); une seconde, pratiquée après une poussée d'albuminurie, ne détermine plus que l'apparition de traces de sucre.

Enfin le dernier saturnin (Obs. LXXXII), présentant à son entrée dans le service un état semi-comateux dû autant à l'ivresse qu'à l'urémie, n'élimine pas de glycose après injection de phloridzine. Sa mort, survenue dix jours plus tard dans le coma urémique permet de constater l'état de sclérose avancé des deux reins. La sclérose, surtout marquée sous la capsule, s'étend à un certain nombre de glomérules. De nombreux tubuli sont atrophiés, et les artères présentent des lésions d'endartérite.

NÉPHRITE ASCENDANTE. INFECTION URINAIRE (4 observations dont 1 avec autopsie). — La première observation (Obs. LXXXIII) de ce groupe est celle d'une femme atteinte d'un cancer utérin ayant envahi le petit bassin et déterminé des accidents urémiques. L'épreuve faite quelques jours avant la mort aboutit à une anaglycosurie complète. L'autopsie ne put malheureusement être faite.

La seconde observation (Obs. LXXXIV) se rapporte à un vieillard atteint depuis longtemps d'infection urinaire bien tolérée. On ne constate pas de sucre après l'épreuve.

L'observation suivante (Obs. LXXXV) nous montre une malade atteinte de pyurie présentant de l'urémie à forme gastrique; l'épreuve donne lieu à une légère glycosurie (0gr,208). La malade meurt un mois et demi plus tard, avec des accidents d'urémie nerveuse, sans que l'on puisse pratiquer l'autopsie.

Nous trouvons en dernier lieu (Obs. LXXXVI) un vieux rétréci atteint d'infection urinaire présentant de l'urémie à forme respiratoire. L'épreuve de la phloridzine ne donne que des traces indosables de sucre. Le malade meurt quelques jours après d'asystolie aiguë. Mais bien qu'il y ait des lésions intenses de cystite purulente et hémorragique, et que les bassinets et les calices fussent remplis de liquide purulent d'apparence laiteuse, les reins ne présentent que quelques petits îlots de sclérose; ils sont sains histologiquement dans leur plus grande étendue. Il y a lieu d'admettre, pour ce cas, un trouble fonctionnel du parenchyme rénal.

TUBERCULOSE ET NÉPHRITE (7 observations dont 6 avec autopsie). — La seule observation (Obs. LXXXVII) sans constatation anatomique concerne un alcoolique atteint de tuberculose pulmonaire, laryngée, testiculaire et rénale, chez lequel l'épreuve de la phloridzine, pratiquée deux jours après son admission, donne une très légère glycosurie (0gr,082). Un mois plus tard son état s'étant légèrement amélioré (l'albuminurie notamment ayant diminué de 0gr,50 à 0gr,25), l'épreuve donne lieu à une glycosurie un peu moins faible (0gr,138).

Parmi les observations suivies d'autopsie, nous trouvons d'abord un jeune homme atteint de tuberculose subaiguë (Obs. LXXXVIII) se généralisant dans les dernières semaines au tube digestif, au péritoine et aux reins. L'épreuve de la phloridzine, pratiquée vingt-quatre heures après l'apparition de l'albuminurie, ne provoque aucune glycosurie. La mort survient trois jours plus tard, et l'examen histologique des reins révèle une dégénérescence graisseuse considérable des tubuli et des tubes droits.

Vient en second lieu un malade (Obs. LXXXIX) atteint de tuberculose pulmonaire subaiguë présentant depuis peu de temps des symptômes de néphrite. L'épreuve de la phloridzine donne lieu à l'élimination de traces de glycose pendant deux heures. A l'autopsie, pratiquée quinze jours après, les reins ont le type des gros reins blancs de la néphrite parenchymateuse. L'examen histologique montre de nombreux exsudats hyalins dans les tubes ; il existe en outre une dégénérescence graisseuse très prononcée des tubuli.

L'observation suivante (Obs. XC) est celle d'un tuberculeux, ancien syphilitique, dont l'urine renfermait de temps en temps un peu d'albumine et de pus provenant d'une cystite. L'épreuve de la phloridzine, pratiquée plusieurs fois, donne des résultats assez variables. Les deux premières épreuves, pratiquées à un mois d'intervalle ne donnent que des traces de sucre. La troisième épreuve, pratiquée vingt-quatre heures après la seconde donne lieu à une glycosurie de 1gr,828, dont le chiffre s'explique par le peu de temps écoulé depuis l'épreuve précédente. La quatrième épreuve (deux mois plus tard) donne de l'hyperglycosurie (2gr,269). La cinquième épreuve, faite avec une dose dix fois plus forte (0gr,050) ne donne que 2gr,025 de sucre quinze jours plus tard. Enfin la dernière épreuve, pratiquée quelques jours avant la mort, donne 693 milligrammes de sucre. Ces diverses épreuves ont toujours donné des chiffres anormaux, tantôt supérieurs, mais le plus souvent inférieurs au chiffre de la glycosurie régulière sans que l'on puisse saisir la loi qui présidait à ces variations. Les reins, examinés au microscope, présentaient d'ailleurs une dégénérescence graisseuse très prononcée.

Le malade dont l'observation vient ensuite (Obs. XCI), atteint de tuberculose pulmonaire subaiguë propagée à l'intestin puis au rein, présente une très légère glycosurie à la suite de l'épreuve de phloridzine. L'autopsie, faite un mois plus tard, révèle une dégénérescence amyloïde d'un grand nombre de glomérules et une infiltration leucocytique par îlots autour des glomérules et des tubuli.

Nous trouvons ensuite l'observation d'un malade mort en quelques jours de *granulie* (Obs. XCII) avec albuminurie considérable, dyspnée intense et symptômes typhoïdes.

Après l'épreuve, l'anaglycosurie est absolue. L'examen histologique des reins montre de la dégénérescence graisseuse d'un certain nombre de tubuli et de nombreux tubercules en voie de formation.

Enfin, dans le cas de la dernière autopsie (Obs. XCIII), chez un malade de 49 ans, ayant eu des *pleurésies* à répétition, les reins ne présentent pas de lésion histologique, bien que l'épreuve de la phloridzine, faite trente heures avant la mort, n'ait provoqué qu'une hypoglycosurie (0gr,144); le bleu de méthylène, d'ailleurs, injecté en même temps, s'éliminait en faible quantité. C'est un trouble fonctionnel qu'il est nécessaire d'invoquer pour expliquer ce cas comme celui de l'Observation LXXXVI.

Le malade suivant (Obs. XCIV), atteint de *mal de Pott* remontant à l'enfance, de *syphilis* ancienne avec perforation du voile du palais et de *tuberculose pulmonaire* bilatérale, présente une néphrite ayant débuté d'une façon subaiguë six mois environ avant son entrée à l'hôpital.

L'albuminurie, d'ordinaire peu abondante (50 centigr.), subit, sous l'influence d'écarts de régime, des augmentations assez considérables (jusqu'à 10 gr.). L'épreuve de la phloridzine, faite au moment d'une de ces poussées, ne donne lieu à aucune glycosurie bien que l'élimination du bleu ne soit pas très prolongée (disparition le cinquième jour).

Chez un *tabétique*, ancien syphilitique, atteint de *tuberculose pulmonaire* chronique avec légère albuminurie (Obs. XCV), l'épreuve de la phloridzine, pratiquée à trois mois et demi d'intervalle, donne lieu les deux fois à une très légère glycosurie (indosable) se prolongeant pendant quatre heures.

Un *tabétique*, albuminurique, mais ayant un bon état général (Obs. XCVI), présente une légère glycosurie (0gr,552).

Un malade (Obs. XCVII), atteint de *pleurésie* soignée par de vastes vésicatoires, présente à son entrée une albuminurie légère. L'épreuve de la phloridzine donne lieu à une glycosurie tardive et peu abondante. Un mois plus tard, l'albuminurie et les signes de néphrite s'étant accentués, l'épreuve ne détermine aucune glycosurie. L'épreuve est encore renouvelée sans succès cinq semaines plus tard.

Une jeune femme (Obs. XCVIII), légèrement atteinte de tuberculose pulmonaire, enceinte de sept mois et demi, ayant une albuminurie de 10 grammes par litre accompagnée de symptômes nerveux et gastriques, présente avec la phloridzine une légère glycosurie (0gr,384). Elle accouche peu de jours après d'un enfant vivant; l'albuminurie diminue : dix jours après l'accouchement, elle est de 1gr,50 par litre; une seconde épreuve pratiquée à ce moment donne le même résultat qu'avant l'accouchement (0gr,381); vingt jours plus tard, l'état général étant très bon, l'albuminurie tombée à 50 centigrammes, l'épreuve ne donne que 212 milligrammes de sucre. Il semble que le rein reste fortement lésé et qu'une néphrite chronique succède à cette *albuminurie gravidique*, ce que semble d'ailleurs indiquer la persistance de l'albumine dans les urines.

Néphrites chroniques indéterminées (5 observations). — Dans ce groupe de cinq observations, nous trouvons d'abord celle (Obs. XCIX) d'une femme atteinte de néphrite subaiguë d'origine indéterminée, se manifestant surtout par des troubles respiratoires et par une albuminurie notable (2 à 4 gr.). Une première épreuve donne 115 milligrammes de sucre. Une deuxième épreuve, pratiquée neuf jours plus tard, alors que l'albuminurie et la dyspnée avaient disparu, donne une glycosurie moins faible (0gr,384). L'augmentation du sucre semble donc suivre l'amélioration des fonctions rénales.

Vient ensuite l'observation d'un malade (Obs. C) ayant eu probablement, il y a deux ans, de la néphrite subaiguë. Depuis, l'albumine reparaît chaque fois que le malade fait des excès; elle disparaît rapidement par le repos.

Une première fois l'épreuve donne une glycosurie tardive et peu abondante; un mois et demi plus tard l'épreuve, pratiquée à l'occasion d'une nouvelle poussée d'albuminurie, ne donne plus de glycosurie. Au bout de cinq mois et demi, une troisième épreuve, faite encore au moment d'une légère poussée d'albumine, donne 2gr,160 de sucre.

Un malade atteint de néphrite chronique (Obs. CI) remontant à quinze ans et présentant des poussées aiguës, examiné au moment d'une de ces aggravations (fièvre, albuminurie considérable) ne présente pas trace de glycosurie après l'injection de phloridzine. Quinze jours plus tard, l'état général étant devenu satisfaisant et l'albuminurie s'étant abaissée à 50 centigrammes, l'épreuve de la phloridzine donne une glycosurie qui semble régulière (pas de dosage), d'ailleurs l'épreuve du bleu, faite simultanément, indique une perméabilité normale.

Un autre malade (Obs. CII), atteint d'une néphrite remontant également à une quinzaine d'années, et présentant des poussées de néphrite aiguë avec hématurie, élimine cependant 1gr,224 de glycose, en quatre heures, pendant une période où l'état général est relativement bon. L'épreuve, pratiquée une seconde fois deux semaines plus tard, donne 798 milligrammes. Une troisième épreuve, faite à l'occasion d'une poussée d'albuminurie (10 grammes d'albumine par litre), ne donne plus que 142 milligrammes de sucre.

Un ancien paludéen (Obs. CIII), dont la néphrite ne remonte qu'à deux mois, atteint d'une albuminurie assez considérable, présente une glycosurie presque normale (0gr,912).

Rhumatisme articulaire aigu ou subaigu avec néphrite (4 observations). — Une femme (Obs. CIV), atteinte de rhumatisme articulaire subaigu et présentant une intolérance remarquable pour le salicylate (délire avec une seule dose de 3 grammes), élimine seulement 414 milligrammes de sucre sous l'influence de la phloridzine; l'élimination du bleu est également prolongée. Les résultats fournis par les deux épreuves doivent faire considérer le rein comme lésé dans son fonctionnement, bien qu'il n'y ait pas d'albuminurie.

Un jeune homme (Obs. CV) atteint de rhumatisme articulaire aigu avec péricardite, présentant une légère albuminurie et un peu de glycosurie spontanée intermittente, est soumis à l'épreuve de la phloridzine à un moment où les douleurs et les phénomènes généraux se sont déjà fortement amendés. On ne trouve que des traces indosables de sucre.

Un autre malade (Obs. CVI) du même âge, atteint de rhumatisme articulaire aigu avec pleurésie et néphrite aiguë (douleurs lombaires, albumine 4 grammes), n'élimine pas de glycose sous l'influence de la phloridzine.

La dernière observation de ce groupe (Obs. CVII) est particulièrement instructive. Il s'agit d'une jeune femme atteinte de rhumatisme articulaire subaigu avec douleur lombaire et albuminurie légère. L'épreuve de la phloridzine est pratiquée au début de la convalescence (traces d'albumine); l'anaglycosurie est complète. Une seconde épreuve, pratiquée six jours plus tard, donne lieu à de la glycosurie (pas de dosage); à ce moment les urines ne contenaient pas d'albumine. Un mois plus tard, alors que la malade est complètement guérie et mange depuis quinze jours, l'épreuve de la phloridzine donne une glycosurie régulière. Deux mois plus tard la malade rentre dans le service pour une nouvelle poussée de rhumatisme subaigu, cette fois sans présenter d'albuminurie. L'épreuve de la phloridzine détermine une glycosurie régulière. L'épreuve du bleu de méthylène, pratiquée presque toujours en même temps que celle de la phloridzine, donne des résultats identiques. Il semble bien que cette malade ait présenté, sous l'influence du rhumatisme, une légère atteinte de néphrite dont il ne reste aujourd'hui aucune trace.

Un malade (Obs. CVIII), atteint *d'ictère infectieux bénin* avec un peu d'albuminurie, ne présente que des traces de sucre sous l'influence de la phloridzine.

Asystolie (4 observations, dont 1 avec autopsie). — La première malade de ce groupe (Obs. CIX), soumise à l'épreuve de la phloridzine en pleine période d'asystolie (pas d'albumine), présente une hypoglycosurie notable ($0^{gr},196$). Huit jours plus tard apparaissent des traces d'albumine; l'épreuve pratiquée à ce moment ne donne que des traces de glycose. Explorée trois mois plus tard dans une période de calme, alors que l'albumine a disparu depuis longtemps, on ne trouve que des traces indosables de sucre sous l'influence de la phloridzine.

Un vieil alcoolique (Obs. CX), asystolique et légèrement albuminurique ne présente aucune trace de glycosurie après l'épreuve de la phloridzine.

Une malade atteinte de cardiopathie très ancienne (Obs. CXI), entrée avec des symptômes d'asystolie et avec une albuminurie marquée (4 grammes), n'élimine pas de glycose sous l'influence de la phloridzine, bien que l'épreuve du bleu de méthylène indique une perméabilité normale. Cette discordance entre les résultats des deux épreuves peut s'expliquer par l'amélioration rapide de la malade. La fonction rénale et en particulier la perméabilité s'étant rétablies dès le second jour, le bleu s'est trouvé éliminé dans les délais normaux; tandis que l'épreuve de la phloridzine, plus expéditive, avait renseigné sur l'état du rein au moment même de l'injection.

L'observation avec autopsie (Obs. CXII) se rapporte à un asystolique de 74 ans, non albuminurique, mort deux jours après son entrée dans le service. On ne trouve dans ses urines que des traces de sucre après l'injection de phloridzine. Les lésions histologiques comprennent de la dégénérescence graisseuse des tubuli et une infiltration leucocytique marquée du tissu interstitiel.

Un malade (Obs. CXIII) atteint de *broncho-pneumonie grippale* avec albuminurie ne présente qu'une très légère glycosurie après l'injection de phloridzine. Il meurt trois jours après; on ne peut malheureusement vérifier l'état de ses reins.

Cas sans albuminurie et sans symptome de néphrite (6 observations). — Dans ce groupe se trouvent réunies des affections fort diverses.

Un malade atteint *d'ictère catarrhal* (Obs. CXIV) présente une légère glycosurie deux heures après l'injection de phloridzine.

Un *alcoolique* (Obs. CXV) présente également des traces de sucre sous l'influence de la phloridzine. L'épreuve du bleu de méthylène indique un léger trouble de la perméabilité rénale.

Un vieil *artério-scléreux* (Obs. CXVI) ayant quelques symptôme de petit brightisme, mais n'ayant jamais eu d'albuminurie, présente une légère hypoglycosurie sous l'influence de la phloridzine (0^{gr},768). L'élimination du bleu injecté en même temps que la phloridzine indique également un mauvais fonctionnement du rein. On se trouve probablement en présence d'un début de sclérose rénale dont le pronostic a été fait en quelque sorte par l'épreuve de la phloridzine.

Un malade atteint de *tuberculose légère* (Obs. CXVII) consécutive à une pleurésie ancienne, sans aucun symptôme de néphrite, présente une anaglycosurie complète après l'épreuve de la phloridzine. L'épreuve du bleu de méthylène faite simultanément révèle une perméabilité très défectueuse (disparition du bleu le septième jour). Une seconde épreuve de la phloridzine faite trois jours plus tard détermine l'élimination de 600 milligrammes de glycose, ce qui peut s'expliquer par le peu de temps compris entre les deux épreuves. Les résultats obtenus par la double épreuve du bleu et de la phloridzine rendent probable l'existence d'un trouble rénal qui serait resté inaperçu sans cette exploration particulière.

Une *tabétique*, dont la maladie remonte au moins à huit ans et qui est atteinte en outre d'insuffisance aortique, sans avoir jamais eu d'albuminurie, présente des traces de sucre pendant cinq heures après l'injection de phloridzine. L'élimination du bleu est également prolongée. Une seconde épreuve de la phloridzine, pratiquée quelques mois plus tard, donne lieu à une légère glycosurie ($0^{gr},488$).

La dernière observation (Obs. CXIX) se rapporte à un sujet qui présente les apparences d'une santé parfaite, quoique un peu athéromateux. L'épreuve de la phloridzine ne donne de la glycose que deux heures après l'injection et en faible quantité. Le bleu injecté en même temps s'élimine pendant huit jours. Il semble bien que le fonctionnement des reins soit profondément touché chez ce sujet.

B. **Exagération de la glycosurie.** — Les glycosuries irrégulières dont nous venons d'analyser les observations constituaient toutes des anomalies par défaut et se rapportaient à différentes formes de néphrites caractérisées soit par de l'albuminurie, soit par un ensemble de troubles fonctionnels qui rendaient le diagnostic indiscutable; quelques observations étaient accompagnées même de l'examen histologique des reins, pratiqué peu après l'épreuve de la phloridzine, examen qui mettait en évidence soit la sclérose, soit la dégénérescence du parenchyme rénal. Nous allons maintenant passer en revue une série d'observations où la glycosurie phloridzique présente une anomalie par excès. Parmi ces observations, quelques-unes se rapportent à des néphrites chroniques, en général assez bien tolérées, mais la plupart concernent des sujets atteints de maladies aiguës fébriles, dont le fonctionnement rénal aura présenté sans doute à cette occasion une altération passagère.

Nous avons d'ailleurs distingué deux variétés de glycosurie exagérée : la *glycosurie prolongée avec ou sans hyperglycosurie* qui comprend seize observations, et l'*hyperglycosurie sans prolongation* qui comprend sept observations.

1° GLYCOSURIE PROLONGÉE AVEC OU SANS HYPERGLYCOSURIE (16 observations). — Un malade atteint de *broncho-pneumonie* (Obs. CXX) élimine encore du sucre cinq heures après l'injection, une heure plus tard (six heures) on en trouve encore des traces.

Trois *typhiques*, examinés en pleine période d'état, réagissent à peu près de la même façon. Le premier (Obs. CXXI), qui n'avait pas d'albuminurie, présente cependant des traces de sucre cinq heures et demie après l'injection de phloridzine. — Le second (Obs. CXXII), qui avait une légère albuminurie, présente une glycosurie intense pendant trois heures et demie, glycosurie se continuant à l'état de traces jusqu'à la huitième heure. Le bleu injecté simultanément ne disparaît de l'urine que le cinquième jour au soir. — Chez le troisième (Obs. CXXIII), deux épreuves sont faites, la première au début, la seconde quelques jours plus tard, en pleine période d'état, avec un peu d'albuminurie. La première fois, l'élimination du sucre dure trois heures, la seconde fois elle débute un peu plus tard et est très abondante jusqu'à la quatrième heure et persiste à l'état de traces jusqu'à la quatorzième heure. Le bleu de méthylène avait, la première fois, disparu le troisième jour, la seconde fois il ne disparut que le cinquième, ce qui laisse penser aussi à une légère insuffisance rénale lors de cette deuxième épreuve.

Ces trois malades d'ailleurs guérissent, et l'albuminurie légère que l'on avait constatée chez les deux derniers pendant la période d'état a depuis longtemps disparu quand ils quittent l'hôpital.

Un *hyperchlorhydrique* (Obs. CXXIV), traité par le bicarbonate de soude à haute dose (urines très alcalines), présente une glycosurie qui dure sept heures. Il n'a d'ailleurs aucun signe de néphrite ; cependant c'est un grand alcoolique, et le bleu de méthylène ne disparaît de ses urines que le cinquième jour.

Deux jeunes gens atteints de *rhumatisme articulaire aigu* présentent une prolongation notable de l'élimination du bleu et de la glycosurie phloridzique. Le premier (Obs. CXXV), garçon de 15 ans, en pleine période fébrile, tolérant bien le salicylate de soude et ne présentant d'ailleurs pas d'albuminurie, élimine pendant six heures 2gr,565 de sucre. Le bleu injecté en même temps ne disparaît de l'urine que le huitième jour. — Une jeune fille (Obs. CXXVI), chez laquelle une première atteinte de rhumatisme avait laissé de l'insuffisance aortique, atteinte de rhumatisme avec complications cardiaque, pulmonaire et pleurale, présentant un état général grave sans albuminurie, élimine du sucre pendant environ vingt-quatre heures sous l'influence de la phloridzine. Le bleu disparaît le cinquième jour.

Un *artério-scléreux* (Obs. CXXVII), atteint de cancer de la parotide, met dix heures à éliminer 1gr,338 de sucre. Le bleu, d'ailleurs, ne disparaît que le sixième jour. Ce malade ayant succombé quelques jours plus tard à de la broncho-pneumonie consécutive à la trachéotomie, l'examen histologique de ses reins fait constater un peu de dégénérescence graisseuse limitée à un certain nombre de tubuli.

Un autre *artério-scléreux* (Obs. CXXVIII), atteint en outre d'emphysème et d'insuffisance rénale, ne présentant d'ailleurs aucun signe de néphrite, élimine en six heures et demie 1gr,900 de glycose.

Quatre malades atteints de *néphrite chronique* ont présenté de la glycosurie prolongée à l'épreuve de la phloridzine. Le premier (Obs. CXXIX), atteint de néphrite subaiguë depuis environ dix-huit mois, avec albuminurie relativement considérable (6 à 7 grammes par litre, 3 litres d'urine par jour), est soumis deux fois à l'épreuve de la phloridzine. La première fois il met douze heures à éliminer 2gr,40 de sucre. L'épreuve du bleu, pratiquée quelques jours auparavant, avait donné une prolongation marquée (disparition le dixième jour). La seconde épreuve de phloridzine, pratiquée quatre semaines plus tard, ne donne plus que des traces de sucre. — Le second (Obs. CXXX), malade depuis six mois environ, présente à son entrée dans le service une albuminurie de 4 grammes avec un bon état général. De plus, ses urines réduisent un peu la liqueur de Fehling à certaines heures de la journée. La glycosurie phloridzique persiste pendant six heures et donne une élimination de 2gr,610. Au bout de quelques jours l'albuminurie tombe à 50 centigrammes et la légère glycosurie spontanée disparaît. Une nouvelle épreuve de la phloridzine provoque une glycosurie de quatre heures, mais cette fois le chiffre du sucre (0gr,783) est inférieur à la normale. L'élimination du bleu est également prolongée. — Le troisième malade (Obs. CXXXI), entré à l'hôpital avec de l'albuminurie intense et de l'anasarque, mais n'offrant plus aucun symptôme de néphrite lorsqu'il est soumis à notre examen, présente une glycosurie normale (1gr,665 en deux heures), quoique le bleu ne disparaisse des urines que le septième jour. Deux mois et demi plus tard, ce malade est atteint de la grippe et présente en même temps un peu d'albuminurie. L'épreuve de la phloridzine, faite à ce propos, provoque une glycosurie de quatre heures représentée par 3gr,360 de sucre. — Le dernier malade (Obs. CXXXII), obèse, atteint d'albuminurie depuis un an et demi, éliminant à son entrée à l'hôpital 5 grammes d'albumine par litre (3l,5 par jour), présente une glycosurie phloridzique qui se prolonge pendant environ vingt-quatre heures et qui donne lieu à l'élimination de 4gr,509 de glycose. Le bleu ne disparaît que le sixième jour. L'albuminurie diminue, puis reste stationnaire à 2 grammes. Un mois plus tard une nouvelle épreuve provoque une glycosurie de cinq heures (sucre éliminé : 1gr,465). Après un nouvel espace d'un mois et demi, l'albumine étant tombée à 50 centigrammes et l'état général étant très bon, une troisième injection ne donne lieu qu'à une glycosurie d'une heure et demie; quant à la quantité de sucre éliminée elle s'est encore abaissée et n'est plus que de 600 milligrammes.

Les trois derniers cas sont relatifs à des sujets qui, outre la prolongation de la glycosurie, éliminent une quantité exagérée de sucre. Le premier, vieil *emphysémateux* (Obs. CXXXIII), atteint également de bronchite chronique mais ne présentant aucun symptôme de néphrite, élimine en cinq heures 3gr,105 de sucre. L'élimination du bleu se prolonge jusqu'au sixième jour, indiquant un retard dans la filtration rénale. — Le second, jeune homme atteint de *bronchite légère* (Obs. CXXXIV), soumis seulement à l'épreuve de la phloridzine, met quatre heures et demie à éliminer 5gr,625 de sucre. — Enfin le troisième, *tuberculeux cachectique* (Obs. CXXXV), élimine en huit heures 5gr,980 de sucre, tandis que le bleu disparaît des urines le troisième jour.

2° Hyperglycosurie sans prolongation (7 observations). — Dans les sept observations suivantes la quantité de sucre est seule exagérée, la durée de la glycosurie est normale ou même plus courte qu'à l'ordinaire.

Deux *artério-scléreux* (Obs. CXXXVI et CXXXVII) éliminent en trois heures, le premier, 3gr,900, et le second, 3gr,960 de glycose. Ils ne présentent ni l'un ni l'autre de symptômes brightiques et leur état général est relativement bon.

Un sujet atteint de *cancer du larynx* (Obs. CXXXVIII), chez lequel l'élimination du bleu est prolongée, élimine en trois heures 3gr,375 de sucre.

Un jeune homme *surmené* par suite de marches forcées (Obs. CXXXIX) ne met qu'une heure et demie pour éliminer 2gr,500 de glycose. Le bleu chez lui ne disparaît que le huitième jour.

Un *alcoolique* à gros foie (Obs. CXL), ayant une albuminurie très légère, élimine en une heure et demie le chiffre réellement considérable de 6gr,049 de sucre. L'élimination du bleu ne présente qu'une légère prolongation (disparition le cinquième jour).

Un artério-scléreux *rhumatisant chronique* (Obs. CXLI) élimine en deux heures 4gr,023 de sucre.

Un jeune homme atteint de *rhumatisme articulaire aigu* (Obs. CXLII), soumis à l'épreuve de la phloridzine, en pleine période aiguë, élimine en une heure et demie 3gr,857 de sucre. Ce cas est à rapprocher des Observations CXXV et CXXVI concernant également de jeunes rhumatisants sans troubles apparents de la fonction rénale qui présentent, comme nous l'avons vu, de l'hyperglycosurie phloridzique avec prolongation. Il semble, d'après ces trois exemples, que, dans le rhumatisme articulaire aigu, en dehors de toute complication rénale, le fonctionnement du rein se trouve momentanément modifié, trouble qui se traduit par de l'exagération de la glycosurie phlorydzique. Dans les néphrites rhumatismales, au contraire (Obs. CIV, CV, CVI et CVII), nous avons toujours trouvé de l'hypoglycosurie ou même de l'anaglycosurie.

En résumé, après l'examen de ces vingt-trois observations, nous pouvons conclure que la glycosurie irrégulière par excès ne se rapporte presque jamais à une néphrite. Dans les quatre observations de néphrite qui rentrent dans cette catégorie, l'une (Obs. CXXX) doit être mise à part, car elle concerne un malade qui présentait spontanément des traces de glycosurie. D'ailleurs, soumis à l'épreuve, alors qu'une amélioration notable s'était produite dans son état, il présente de l'hypoglycosurie, ce qui semble bien prouver que le chiffre exagéré du sucre éliminé la première fois n'était pas uniquement dû à l'action de la phloridzine. Un autre malade (Obs. CXXXII) présente un cas à peu près identique. Présentant de l'insuffisance glycolytique au début de son séjour, bien que n'ayant pas de glycosurie spontanée, on voit s'abaisser le chiffre du sucre dû à l'épreuve de la phloridzine à mesure que le malade s'améliore. Ici encore nous nous trouvons sans doute en présence d'un cas de diabète fruste qui fausse les résultats de l'épreuve de la phloridzine. Un troisième malade (Obs. CXXIX) doit peut-être rentrer dans la même catégorie que les deux précédents, car une seconde épreuve de phloridzine, pratiquée lorsqu'il était en voie d'amélioration, ne donne que des traces de glycose. Mais l'épreuve de la glycosurie alimentaire et la recherche de l'insuffisance glycolytique n'ayant pas été faites, il nous est impossible d'être affirmatif dans ce cas particulier. Quant au dernier sujet (Obs. CXXXI) qui avait présenté la première fois une glycosurie régulière (il ne présentait alors plus trace de néphrite), c'est seulement à l'occasion d'une angine grippale ayant réveillé l'albuminurie que l'on constate de l'hyperglycosurie. A vrai dire, il est difficile, dans ce cas, de ne pas mettre sur le compte de l'infection grippale l'irrégularité de la glycosurie, d'autant que cette irrégularité par excès ressemble à celles que nous avons observées dans un certain nombre de maladies aiguës fébriles.

Les sujets dont les observations rentrent dans le groupe que nous venons d'étudier sont pour la plupart atteints d'affections aiguës (broncho-pneumonie, fièvre typhoïde, rhumatisme articulaire aigu, surmenage, bronchite), et l'on conçoit que les reins de ces malades, bien que sains histologiquement, présentent un trouble fonctionnel passager se manifestant par une exagération de la glycosurie phloridzique.

Cette hyperglycosurie est à rapprocher de l'hypertoxicité que l'on observe dans certaines maladies aiguës telles que la pneumonie et la fièvre typhoïde (Roque et Weil). Ces deux phénomènes sont peut-être concomitants. Des recherches comparatives sur la glycosurie phloridzique et la toxicité urinaire dans les maladies fébriles pourraient seules résoudre cette intéressante question.

III. — Discordance entre l'Épreuve de la Phloridzine et celle du Bleu de Méthylène.

Chez quelques sujets, l'épreuve du bleu de méthylène aboutit à une élimination prolongée et semble dénoter, par conséquent, un trouble de la perméabilité rénale. L'épreuve de la phloridzine, au contraire, donne lieu à une glycosurie normale.

Un *hémiplégique* (Obs. CXLIII) examiné le lendemain de l'ictus apoplectique et présentant à ce moment un peu d'albuminurie et de fièvre (39°), élimine le bleu de méthylène pendant six jours. Chez lui le sucre apparaît au bout d'une demie-heure et son élimination dure quatre heures, durée un peu exagérée; mais en l'absence de dosage on ne peut conclure à l'hyperglycosurie. Ce cas est donc à rapprocher de ceux du groupe précédent.

Une *hémiplégique* de date ancienne (Obs. CXLIV), présentant les symptômes de petit brightisme, est soumise deux fois à la double épreuve. La première fois le bleu ne disparaît que le onzième jour, et la glycosurie phloridzique, ayant débuté une heure après l'injection, ne dure qu'une heure et demie. La seconde fois le bleu disparaît le sixième jour, et la glycosurie, d'une durée de trois heures, aboutit à l'élimination de 1gr,028 de sucre. A cette époque l'état de la malade s'était considérablement amélioré, l'albuminurie avait depuis longtemps disparu. La glycosurie normale semble être en rapport avec cette meilleure situation.

Un *artério-scléreux* (Obs. CXLV), éliminant le bleu pendant six jours, présente une glycosurie normale comme durée (pas de dosage). Il en est de même pour un *saturnin* sans albuminurie ni signe de néphrite (Obs. CXLVI), qui élimine le bleu pendant sept jours, et pour une *alcoolique* convalescente d'érysipèle (Obs. CXLII), qui élimine le bleu pendant huit jours. Les dosages du sucre éliminé n'ayant pas été fait chez ces trois malades, on ne peut affirmer que la glycosurie fût normale.

Une *diabétique* très albuminurique (Obs. CXLVIII), mais ne présentant pas de trouble brightique, élimine le bleu pendant douze jours; le chiffre de la glycosurie phloridzique est de 1gr,509, et l'élimination, ayant débuté au bout d'une demi-heure, dure trois heures. Elle est donc dans les conditions normales.

Nous devons signaler particulièrement *deux anciennes éclamptiques* (Obs. CXLIX et CL) restées longtemps au régime lacté, et ne présentant plus d'albuminurie. La première dont la glycosurie, un peu prolongée, est normale comme quantité (1gr,179), élimine encore du bleu le septième jour, la seconde présente une glycosurie normale à tous les points de vue (1gr,485 en deux heures).

Enfin chez un homme ayant eu déjà des pleurésies et qui succomba avec une *pleurésie* récente à pneumocoque et un petit abcès intra-pulmonaire (Obs. CLI), le bleu persiste jusqu'au neuvième jour, tandis que le sucre s'élimine pendant quatre heures, en proportions assez faibles, il est vrai, puisque la quantité totale atteignait seulement 0gr,766. A l'autopsie, les reins furent trouvés sains histologiquement. On ne peut guère expliquer ces résultats que par un trouble fonctionnel affectant plus l'élimination du bleu que la production de la glycosurie phloridzique.

Par contre, nous avons rencontré un malade qui présentait le rapport inverse entre les éliminations de bleu et de sucre. Tandis que la phloridzine provoquait de l'hypoglycosurie, le bleu présentait une élimimination normale comme durée. Chez ce malade atteint de broncho-pneumonie (Obs. CLII), le bleu disparaît le troisième jour et la glycosurie se borne à une seule miction, survenant une heure après l'injection, qui excrète 213 milligrammes de sucre. Il est vrai que le bleu n'était apparu au bout d'une heure qu'à l'état de traces, et que les urines n'avaient jamais été fortement colorées.

Il y avait aussi une diminution de quantité appréciable à la simple vue dans plusieurs cas où le bleu apparaissait et disparaissait dans les délais normaux. Il est possible que, si des dosages de bleu avaient été pratiqués, on aurait vu souvent s'effacer les discordances de ce genre entre les deux épreuves.

CHAPITRE VIII

VALEUR DE L'ÉPREUVE DE LA PHLORIDZINE

« De cette longue énumération, forcément un peu sèche et fastidieuse, quelques notions doivent être dégagées.

« Dans la grande majorité des cas, la glycosurie régulière s'est rencontrée chez des sujets n'offrant pas de signes de lésions rénales et présentant des reins intacts lorsque la vérification anatomique a pu être faite. Au contraire, presque toujours les anomalies de la glycosurie, surtout son absence ou son faible degré, et aussi sa prolongation, ont coïncidé soit avec des lésions rénales profondes, constatées à l'autopsie, soit avec des symptômes qui imposaient le diagnostic d'altération des reins, ou qui rendaient tout au moins vraisemblable l'existence de troubles fonctionnels de ces organes. Que, d'ailleurs, les reins puissent éprouver des modifications purement fonctionnelles ne laissant à leur suite aucune trace matérielle, échappant par conséquent à nos moyens actuels d'investigation anatomo-pathologique, et que ces troubles fonctionnels exercent leur influence sur les résultats donnés par l'épreuve de la phloridzine, c'est ce dont on ne saurait guère douter, pour peu que l'on considère les variations de la glycosurie phloridzique chez un même malade. Par exemple, chez une jeune fille entrée pour une poussée de rhumatisme subaigu avec albuminurie légère (Obs. CVII), l'épreuve n'a d'abord donné qu'une anaglycosurie complète; puis, l'albuminurie ayant disparu et la maladie s'étant améliorée notablement, de nouvelles épreuves ont provoqué une glycosurie régulière.

L'anaglycosurie n'avait donc été qu'un trouble passager du fonctionnement rénal.

« Des faits du même ordre s'observent maintes fois avec le bleu de méthylène. C'est, en effet, la fonction de l'organe que mettent en jeu les deux épreuves du bleu et de la phloridzine. Leur signification est physiologique bien plutôt qu'anatomique. Ni l'une ni l'autre ne donnent de renseignements directs sur l'état histologique des éléments rénaux; ce n'est qu'en interprétant leurs résultats et en tenant compte de toutes les autres circonstances de la maladie qu'on peut, du trouble de la fonction, inférer qu'il existe une lésion de l'organe et tirer de ces épreuves des données utiles pour le diagnostic de telle ou telle altération des reins. Aussi rencontre-t-on les troubles de l'élimination du bleu, comme ceux de la glycosurie phloridzique, dans les états morbides les plus variés : d'une part dans des cas où ne subsiste par la suite aucune lésion durable, par exemple dans diverses affections aiguës, d'autre part dans des néphrites aiguës, subaiguës ou chroniques, dans la néphrite interstitielle, la néphrite saturnine, la néphrite ascendante des urinaires, les albuminuries gravidiques et puerpérales [1]. »

La glycosurie phloridzique constitue d'ailleurs un phénomène plus complexe que l'élimination du bleu de méthylène. Aussi n'est-il pas surprenant que les deux épreuves de la phloridzine et du bleu ne donnent pas toujours des résultats semblables. Sans doute, dans un grand nombre de cas, les deux épreuves concordent, et l'imperméabilité au bleu correspond à des anomalies de la glycosurie phloridzique. Mais il est des cas où le désaccord est manifeste, ainsi que nous en avons signalé précédemment des exemples.

Les anomalies de la glycosurie phloridzique coïncident assez souvent avec l'albuminurie, mais on peut les observer, en dehors de celle-ci, chez des malades qui ont des lésions rénales avérées. Nous soignons depuis longtemps un vieux saturnin (Obs. LXXVIII) atteint de néphrite très ancienne avec de nombreuses manifestations de brightisme, qui n'a jamais eu d'albumine depuis son entrée dans le service, et qui présente cependant une anaglycosurie

1. CH. ACHARD et V. DELAMARE. L'exploration clinique des fonctions rénales par la glycosurie phloridzique. *Bull. et Mém. de la Soc. méd. des Hôp.*, 7 avril 1899, p. 393.

complète, même avec des doses de 5 centigrammes de phloridzine. Après l'avoir suivi pendant six mois, nous avons fait l'autopsie d'un malade (Obs. LXX) qui est resté fort longtemps sans albuminurie, alors même qu'il mangeait et était au régime ordinaire; or pendant cette longue période d'interruption de l'albuminurie, l'épreuve de la phloridzine ne donna que des traces de sucre ou l'anaglycosurie complète. L'albuminurie faisait aussi défaut chez les deux sujets (Obs. LXXV et LXXVI) morts de cancer gastrique et atteints de néphrite interstitielle.

La recherche de l'albumine, pas plus que l'épreuve du bleu, ne peuvent tenir lieu de l'épreuve de la phloridzine; ces trois modes d'explorations rénales se complètent et il est avantageux de les pratiquer simultanément, on contrôle ainsi l'un par l'autre trois examens basés sur des phénomènes dont le mécanisme n'est pas identique.

Nous avons vu combien était encore obscur le mécanisme intime de la glycosurie phloridzique. Pas plus que les expériences de physiologie, les faits anatomo-pathologiques n'ont pu résoudre ce problème en nous montrant une même lésion constante soit des glomérules, soit des tubes. Souvent il existait à la fois des lésions de ces deux ordres d'éléments. Dans quatre autopsies, il est vrai, les épithéliums tubulaires étaient presque seuls atteints, et, d'ailleurs, nous avons vu que les probabilités physiologiques sont plutôt en faveur de l'intervention de ces épithéliums dans la production de la glycosurie phloridzique. Mais cette lésion épithéliale, eût-elle été constatée plus souvent encore à l'exclusion de toute autre, qu'on ne saurait, même dans ces cas, mettre tout à fait hors de cause un fonctionnement défectueux des glomérules dont les tubes correspondants ont été désorganisés.

OBSERVATIONS

1° GLYCOSURIE RÉGULIÈRE

A. — SUJETS BIEN PORTANTS (8 observations).

Observation I[1]. — DEL., 30 ans, pas d'antécédents morbides.

13 mai 1898. — Injection sous-cutanée de 20 milligrammes de phloridzine en solution dans 2 centimètres cubes d'eau distillée. Le sucre apparaît dans les urines au bout d'une demi-heure et son élimination persiste pendant cinq heures.

Total des urines sucrées : 500 centimètres cubes contenant 4gr,33 de sucre (dosé au polarimètre).

Observation II. — AUB., 74 ans, camelot, entré le 24 mai 1898, salle Parrot, n° 32. Ancien paludéen, alcoolique, soigné pour une légère gastrite éthylique.

27 mai 1898. — Injection sous-cutanée de 5 milligrammes de phloridzine en solution dans 1 centimètre cube d'eau distillée.

Le sucre apparaît dans les urines au bout d'une demi-heure et son élimination persiste pendant cinq heures.

Observation III. — HERM., 26 ans, salle Parrot, n° 18. Soigné pour un léger lumbago.

26 août 1898. — Injection de bleu (5 centigrammes) et de phloridzine (5 milligrammes). Le bleu apparaît au bout d'un quart d'heure et disparaît le cinquième jour au soir.

Le sucre apparaît également au bout d'un quart d'heure et son élimination dure trois heures.

1. Toutes ces observations sont personnelles et ont été recueillies dans le service de M. le Dr Achard.

Observation IV. — Gér., 21 ans, salle Lorain, n° 1. Convalescent d'une fièvre typhoïde légère au cours de laquelle il n'y a pas eu d'albuminurie.

3 octobre 1898. — Injection de phloridzine (5 milligrammes). Le sucre apparaît au bout d'une demi-heure et son élimination persiste pendant une heure et demie.

Urines sucrées : 275 centimètres cubes, contenant 1gr,405 de sucre.

Observation V. — Abr., 48 ans, salle Lorain, n° 12. *Hystéro-traumatisme.*

9 janvier 1899. — Injection de bleu et de phloridzine (5 milligrammes). Apparition du bleu au bout d'une demi-heure. Disparition le cinquième jour.

Le sucre apparaît au bout d'une demi-heure et son élimination se prolonge pendant deux heures et demie.

Urines sucrées : 280 centimètres cubes; sucre éliminé : 1gr,374.

Observation VI. — Schm., 49 ans, salle Parrot, n° 32. Simulateur.

10 janvier 1899. — Injection de phloridzine (5 milligrammes). Le sucre apparaît dans les urines au bout d'une demi-heure et son élimination dure deux heures et demie.

Urines sucrées : 250 centimètres cubes; sucre éliminé : 1gr,125.

Observation VII. — Charp., 33 ans, salle Lorain, n° 10. *Bronchite légère.*

11 mars 1899. — Injection de phloridzine (5 milligrammes). Le sucre apparaît au bout d'une demi-heure et son élimination dure deux heures et demie.

Urines sucrées : 30 centimètres cubes; sucre éliminé : 1gr,560.

Observation VIII. — Andr., 26 ans, salle Maurice-Raynaud, n° 16. *Névropathe, sciatique légère.*

24 mars 1898. — Injection de phloridzine (5 milligrammes). Le sucre apparaît dans les urines au bout d'une demi-heure et son élimination dure deux heures.

Urines sucrées : 205 centimètres cubes; sucre éliminé : 1gr,947.

B. — Maladies aiguës ou chroniques (54 observations).

Observation IX. — *Myxœdème fruste.* — Blanch., 38 ans, salle Lorain, n° 25.

15 mai 1898. — Injection hypodermique de 10 milligrammes de phloridzine en solution dans 1 centimètre cube d'eau distillée. Le sucre apparaît dans les urines au bout d'une demi-heure et son élimination se prolonge pendant deux heures.

Artério-sclérose (6 observations).

Observation X. — All., 69 ans, salle Lorain, n° 17. *Artério-sclérose à détermination terminale.* Souffle rude au premier temps, faux pas du cœur.

14 mai 1898. — Injection de 20 milligrammes de phloridzine. Le sucre apparaît dans les urines au bout d'une demi-heure et son élimination se prolonge pendant huit heures. Urines sucrées : 350 centimètres cubes ; sucre éliminé : 3gr,50 (dosage au polarimètre).

Observation XI. — Guy., 67 ans, salle Parrot, n° 25.

21 août 1898. — Injection de bleu et de phloridzine (5 milligrammes). Le bleu apparaît au bout d'une heure et disparaît le cinquième jour au soir.

Le sucre apparaît au bout d'une heure et son élimination dure trois heures. (Pas de dosage.)

Observation XII. — Thom., 54 ans, salle Lorain, n° 7.

22 août 1898. — Injection de phloridzine seule (5 milligrammes). Le sucre apparaît au bout d'une heure et son élimination se prolonge deux heures.

Observation XIII. — Franc., 66 ans, salle Parrot, n° 14.

9 septembre 1898. — Injection de bleu et de phloridzine. Le bleu apparaît au bout d'une demi-heure et disparaît le cinquième jour.

Le sucre apparaît également au bout d'une demi-heure et son élimination dure deux heures. (Pas de dosage.)

Observation XIV. — Chabr., 64 ans, salle Lorain, n° 21.

22 mars 1899. — Injection de phloridzine (5 milligrammes). Le sucre apparaît au bout d'une demi-heure et son élimination dure deux heures et demie. (Pas de dosage.)

Observation XV. — Dur., 62 ans, salle Lorain, n° 19.

7 avril 1899. — Injection de phloridzine (5 milligrammes). Le sucre apparaît au bout d'une heure et son élimination ne dure qu'une heure. Urines sucrées : 120 mètres cubes. (Pas de dosage.)

Ramollissement cérébral (3 observations).

Observation XVI. — Guille., 55 ans, garçon boulanger, entré le 30 mars 1898, salle Parrot, n° 1.

Frappé d'une attaque d'hémiplégie au début du mois de juillet 1897, il est soigné à cette époque dans le service et il en sort au bout de deux mois pouvant un peu marcher. Il rentre dans le service avec une légère aggravation de son état et la parole embarrassée.

11 juillet 1898. — Injection de 15 milligrammes de phloridzine. Le sucre apparaît dans l'urine au bout d'une demi-heure et son élimination se prolonge pendant quatre heures.

Cette durée n'a rien d'exagéré si l'on tient compte de la dose de phloridzine injectée qui est trois fois plus forte que la dose habituelle (5 milligrammes).

Urines sucrées : 560 centimètres cubes; sucre éliminé : 1gr,320.

Mort le 7 septembre 1898 à 6 h. 1/2 du matin. Le malade s'était senti mal à l'aise la veille. Il fut pris subitement d'une sorte d'attaque, se débat quelques instants, rejette une écume visqueuse, devient cyanosé et meurt en quelques instants.

Autopsie. — On ne trouve pas de lésion orificielle au cœur, sauf un peu de dilatation et d'insuffisance aortique. L'origine de l'aorte est dilatée et athéromateuse avec plaques calcifiées. Pas de thrombose cardiaque. Pas d'embolie pulmonaire. Poumons très congestionnés avec un peu d'œdème. Rate grosse, dure, violacée, avec un peu de périsplénite. Foie congestionné, présentant, à la surface, une petite dépression cicatricielle. Reins durs, violacés, un peu brillants sur la coupe comme des reins amyloïdes.

Cerveau : foyer ancien de ramollissement lacunaire, gros comme une cerise dans la partie postérieure du corps strié gauche. Artères de la base très athéromateuses.

L'examen histologique des reins ne révèle aucune lésion.

Observation XVII. — Sénéch., 44 ans, salle Lorain, n° 14, hémiplégique.

1er décembre 1898. — Injection de bleu et de phloridzine (5 milligrammes). Le bleu apparaît au bout d'une demi-heure et disparaît le troisième jour.

Le sucre apparaît dans les urines au bout d'une demi-heure et son élimination dure une heure et demie.

Observation XVIII. — Hor., 55 ans, salle Lorain, n° 8. Aphasique avec rétablissement presque complet de la parole. Très artério-scléreux.

15 mars 1899. — Injection de phloridzine seule. Le sucre apparaît au bout d'une demi-heure et son élimination dure une heure et demie.

Urines sucrées : 210 centimètres cubes; sucre éliminé : 0gr,847.

Tabes (3 observations).

Observation XIX. — Kirschw., 51 ans, forgeron, soigné salle Lorain, n° 13, pour un tabes à la période préataxique, caractérisé par des douleurs fulgurantes, l'abolition des réflexes, de l'hypoesthésie et de la thermo-anesthésie localisées au membre inférieur gauche. Pas de troubles viscéraux.

14 mai 1898. — Injection de 20 milligrammes de phloridzine. Le sucre apparaît au bout d'une demi-heure et son élimination se prolonge pendant six heures.

Urines sucrées : 470 centimètres cubes; sucre sécrété : $2^{gr},21$ (dosage au polarimètre).

La durée d'élimination n'est pas exagérée si l'on considère que la dose de phloridzine administrée est quatre fois supérieure à la dose ordinaire.

10 juin. — Injection de bleu et de phloridzine (5 milligrammes). Le bleu apparaît au bout d'une heure et demie et disparaît le cinquième jour.

Le sucre apparaît au bout d'une heure et demie et son élimination dure trois heures.

Observation XX. — Mo., 50 ans, terrassier, entré le 19 mars 1898, salle Lorain, n° 32.

Syphilis il y a dix ans. Le début du tabes semble remonter à deux ans et a été marqué par des douleurs fulgurantes et de la gêne de la miction. Actuellement il n'a pas encore d'ataxie, mais il présente le signe de Romberg, de la diplopie et de l'hypoesthésie des membres inférieurs.

9 juin. — Injection de bleu et de phloridzine (5 milligrammes). Le bleu apparaît dans les urines au bout d'une heure et disparaît le cinquième jour.

Le sucre apparaît dans les urines au bout d'une heure et demie et son élimination dure trois heures.

Observation XXI. — Fag., 45 ans, journalier, entré le 21 juin 1898, salle Lorain, n° 18.

Malade atteint de *tabes spasmodique infantile* avec attaques d'épilepsie. Double pied bot opéré en 1889 par M. Kirmisson. Crâne volumineux et asymétrique. Pas de trouble des facultés intellectuelles. Aucun trouble viscéral.

23 août 1898. — Injection de phloridzine (5 milligrammes). Le sucre apparaît au bout d'une heure et son élimination dure trois heures.

Tuberculose pulmonaire (18 observations).

Observation XXII. — Point., 26 ans, salle Lorain, n° 4. *Tuberculose pulmonaire et laryngée.*

18 mai 1898. — Injection de 5 milligrammes de phloridzine. Le sucre apparaît dans l'urine au bout d'une demi-heure, son élimination dure deux heures.

Sucre éliminé : $1^{gr},75$ (dosé au polarimètre).

Observation XXIII. — Ferden., 32 ans, cordonnier, salle Parrot, n° 8. *Tuberculose pulmonaire ;* vastes cavernes. Cachexie.

23 mai 1898. — Injection de 5 milligrammes de phloridzine. Le sucre apparaît au bout d'une demi-heure et son élimination dure trois heures.

Urines sucrées : 160 centimètres cubes; sucre éliminé : 2gr,44 (dosé au polarimètre).

25 mai. — Décès. Pas de lésion rénale.

Observation XXIV. — Naftal., salle Lorain, n° 24. *Tuberculose pulmonaire chronique* à la période cachectique.

22 juin 1898. — Injection de bleu et de phloridzine. Le bleu apparaît au bout d'une heure. Le malade meurt le quatrième jour, ayant encore du bleu dans les urines.

Le sucre apparaît dans les urines au bout d'une demi-heure et son élimination dure trois heures.

Décès le 25 juin.

A l'autopsie on ne constate pas de lésion rénale.

Observation XXV. — Carter., 44 ans, salle Lorain, n° 11. *Tuberculose pulmonaire* ayant débuté il y a environ un an, caractérisée par de l'induration du sommet droit et du ramollissement du sommet gauche. Tuberculose laryngée de date plus récente (aphonie, gêne respiratoire, pas de douleur).

27 juin 1898. — Injection de bleu et de phloridzine. Le bleu apparaît au bout d'une demi-heure et disparaît le sixième jour.

Le sucre apparaît au bout d'une heure et son élimination dure trois heures.

Observation XXVI. — Gond., 41 ans, salle Parrot, n° 9. *Tuberculose pulmonaire.*

23 septembre 1898. — Injection de bleu et de phloridzine. Le bleu apparaît au bout d'une demi-heure et disparaît le troisième jour au soir.

Le sucre apparaît au bout d'une heure et son élimination dure deux heures et demie.

Observation XXVII. — Dangel., 24 ans, salle Lorain, n° 20. *Tuberculose pulmonaire.*

17 octobre 1898. — Injection de bleu et de phloridzine. Le bleu apparaît au bout d'une demi-heure et disparaît le cinquième jour.

Le sucre n'apparaît que tardivement, dans les urines émises deux heures après l'injection, et son élimination ne dure qu'une heure.

Observation XXVIII. — Lamb., 46 ans, salle Parrot, n° 26. *Tuberculose pulmonaire et laryngée;* péricardite tuberculeuse.

26 octobre 1898. — Injection de bleu et de phloridzine. Le bleu apparaît au bout d'une heure et disparaît le quatrième jour.

Le sucre apparaît également au bout d'une heure et son élimination dure trois heures.

Observation XXIX. — Rob., 20 ans, salle Parrot, n° 21. *Tuberculose pulmonaire* à marche aiguë, fébrile.

28 octobre 1898. — Injection de bleu et de phloridzine. On ne peut obtenir d'urine qu'une heure et demie après l'injection. Cette urine contient beaucoup de bleu et de sucre. Le bleu disparaît le cinquième jour. L'éliminatiou du sucre dure deux heures.

Urines sucrées : 75 centimètres cubes ; sucre éliminé : 0gr,710 (dosé au Fehling).

Observation XXX. — Delth., 42 ans, entré le 6 octobre 1897, salle Lorain, n° 2.

Malade entré dans le service pour de la *tuberculose pulmonaire* ayant débuté il y a environ six mois. Outre de l'induration du sommet droit, on constate chez lui des stigmates d'alcoolisme marqués (sept à huit absinthes, trois ou quatre litres de vin par jour, et de l'alcool).

La recherche de la glycosurie alimentaire donne chez lui un résultat positif ; l'insuffisance glycolytique de ses tissus permet de le classer parmi les malades atteints de diabète fruste. (Voir son observation détaillée dans les *Bulletins et mémoires de la Société médicale des Hôpitaux*, séance du 18 février 1898. *Diabète fruste*, par MM. Achard et Weil.)

Dans les premiers jours du mois de mars 1898, le malade est atteint de pleurésie du côté droit : ponction le 11 mars, qui évacue 1 litre de liquide légèrement hémorragique. A la fin de ce même mois survient une poussée de purpura sur les membres inférieurs, accompagnée d'épistaxis.

En juin et en août surviennent de nouvelles poussées de purpura qui durent chacune cinq ou six jours et s'accompagnent d'œdème léger.

A partir de cette époque, la tuberculose évolue plus rapidement. En septembre apparaît la fièvre qui ne le quitte plus.

8 novembre 1898. — Injection de bleu et de phloridzine.

Le malade est à la période cachectique, aussi ne peut-on se procurer d'urine toutes les heures ; néanmoins, les urines obtenues après l'injection sont colorées en bleu et contiennent du sucre. La perméabilité rénale avait été explorée précédemment par le bleu seul et trouvée normale.

10 novembre. — Décès.

11 novembre. — *Autopsie.* — La plèvre droite, très épaisse, limite une cavité cloisonnée renfermant un liquide citrin. Le poumon droit est congestionné et présente à son sommet deux petits tubercules crétifiés. A gauche il n'existe pas d'adhérence pleurale, le poumon est très congestionné et présente des lésions de broncho-pneumonie à la base.

Le cœur est mou, légèrement augmenté de volume, et présente sur sa face externe une plaque de péricardite chronique. Sur la face interne de l'artère pulmonaire existe un petit nodule de la grosseur d'une tête d'épingle ; il existe en outre une plaque d'athérome sur la grande valve mitrale.

Les reins sont gros, mous, congestionnés, et présentent à la coupe de petits tubercules. Poids des deux reins : 415 grammes.

La rate est très grosse, elle pèse 430 grammes.

Le foie, gras, légèrement cirrhotique, pèse 1 560 grammes.

Examen histologique des reins. — Au voisinage des tubercules miliaires les glomérules sont fort altérés et le parenchyme rénal est infiltré de leucocytes. La plus grande partie des reins semble normale.

Observation XXXI. — Vert., 49 ans, salle Parrot, n° 8. *Tuberculose pulmonaire.*

2 décembre 1898. — Injection de bleu et de phloridzine. Le bleu apparaît au bout d'une demi-heure et disparaît le quatrième jour.

Le sucre apparaît au bout d'une demi-heure et son élimination dure deux heures et demie.

Urines sucrées : 250 centimètres cubes; sucre éliminé : 1 gramme.

Observation XXXII. — Korm., 42 ans, domestique, entré le 29 novembre 1898, salle Parrot, n° 26.

Malade atteint de *tuberculose pulmonaire* remontant à quatre ans, et de *tuberculose laryngée* datant de quelques mois.

L'auscultation fait entendre des râles caverneux au sommet gauche et des craquements humides au sommet droit.

Il existe en outre un frottement péricardique très net, les phréniques sont douloureux au niveau du cou, le malade se plaint de palpitations fréquentes très pénibles. Le larynx est douloureux à la pression, il y a aphonie complète et dysphagie marquée. Le voile du palais est blanc, et, dans les derniers jours de la maladie, se couvre de petits tubercules jaunâtres. Expectoration et salivation abondantes (2 ou 3 litres par jour).

La dysphagie augmente assez rapidement et rend l'alimentation, même par les liquides, très difficile. Alternatives de diarrhée et de constipation.

Les urines sont abondantes et ne contiennent que de l'urobiline et son chromogène (ni sucre ni albumine).

2 décembre 1898. — Injection de bleu et de phloridzine. Le bleu apparaît au bout d'une demi-heure et disparaît le quatrième jour.

Le sucre apparaît au bout d'une demi-heure et son élimination dure trois heures.

Urines sucrées : 550 centimètres cubes; sucre éliminé : 1gr,012.

8 février 1899. — Décès.

9 février. — Autopsie qui fait constater des cavernes aux deux sommets, développées surtout à gauche, et de la symphyse péricardique.

Les reins ne présentent aucune lésion à l'œil, mais à l'examen histologique on constate une légère dégénérescence des tubuli portant sur un petit nombre d'entre eux.

Observation XXXIII. — Rich., 39 ans, salle Parrot, n° 18.

Malade entré avec des symptômes d'anémie très marqués, et présentant au moment de l'épreuve de la broncho-pneumonie de la base gauche.

6 janvier 1899. — Injection de bleu et de phloridzine. Le bleu apparaît au bout d'une heure et disparaît le cinquième jour.

Le sucre apparaît au bout d'une heure et son élimination dure quatre heures.

Urines sucrées : 250 centimètres cubes ; sucre éliminé : 1gr,350.

Depuis la cachexie s'accentue ; pleurésie purulente à la base gauche (*mars*) dont le liquide se reforme après chaque ponction.

Observation XXXIV. — Four., 37 ans, salle Parrot, n° 25. *Tuberculose pulmonaire* à la période cachectique.

9 janvier 1899. — Traces très légères d'albumine dans l'urine, chromogène de l'urobiline. Densité : 1 023.

Injections de bleu et de phloridzine. Le chromogène apparaît au bout d'une demi-heure et le bleu d'une heure. Le bleu disparaît le cinquième jour.

Le sucre apparaît au bout d'une heure et son élimination dure deux heures.

Urines sucrées : 300 centimètres cubes ; sucre éliminé : 1gr,247.

13 janvier. — Décès.

L'examen histologique des reins ne révèle aucune lésion.

Observation XXXV. — Freym., 56 ans, salle Parrot, n° 25. *Tuberculose pulmonaire* légère. Induration des deux sommets.

12 janvier 1899. — Injection de phloridzine seule. Le sucre apparaît au bout d'une demi-heure et son élimination dure trois heures.

Urines sucrées : 310 centimètres cubes ; sucre éliminé : 1gr,125.

Observation XXXVI. — Ru., 62 ans, salle Lorain, n° 12. *Tuberculose pulmonaire.*

9 février 1899. — Injection de bleu et de phloridzine. Le chromogène apparaît au bout d'une demi-heure et le bleu au bout d'une heure.

Le sucre apparaît au bout d'une heure et son élimination dure environ deux heures. On ne peut recueillir la totalité des urines par suite du départ précipité du malade. On ne sait également la durée d'élimination du bleu.

Observation XXXVII. — Lab., 35 ans, salle Parrot, n° 32. *Tuberculose pulmonaire et laryngée* à la période cachectique.

20 février 1899. — Injection de 50 milligrammes de phloridzine. L'injection est faite à 7 heures du soir et on recueille dans la soirée 100 centimètres cubes d'urines sucrées contenant 2 grammes de sucre. (L'injection a d'ailleurs été faite dans le but de rechercher le sucre dans la sueur ; voir le chapitre consacré à ce sujet.)

Observation XXXVIII. — Bass., 46 ans, salle Lorain, n° 32. *Tuberculose pulmonaire* à la période cachectique.

23 février 1899. — Injection de 50 milligrammes de phloridzine. L'opération, faite dans les mêmes conditions et dans le même but que la précédente, donne, au point de vue de la glucosurie, 220 centimètres cubes d'urine sucrée, contenant 2gr,933 de glucose.

Observation XXXIX. — Laf., 33 ans, salle Lorain, n° 24. *Tuberculose pulmonaire* au début, marquée seulement par des craquements humides au sommet droit et un peu de bronchite. Pas de signes généraux.

21 avril. — Injection de 10 milligrammes de phloridzine.

Le sucre apparaît au bout d'une demi-heure et son élimination dure deux heures.

Urines sucrées : 175 centimètres cubes; sucre éliminé : 2gr,625.

Emphysème pulmonaire (3 observations).

Observation XL. — Vin., 60 ans, salle Lorain, n° 26. *Emphysème et bronchite chronique.*

27 mai 1898. — Injection de 5 milligrammes de phloridzine. Le sucre apparaît dans l'urine au bout d'une demi-heure et son élimination dure trois heures.

6 juin. — Nouvelle injection de 5 milligrammes de phloridzine. Le sucre apparaît encore au bout d'une demi-heure, mais son élimination se prolonge pendant cinq heures.

Observation XLI. — Doll., 56 ans, salle Lorain, n° 12. *Emphysème.*

30 mai 1898. — Injection de 5 milligrammes de phloridzine. Le sucre apparaît dans l'urine au bout d'une demi-heure et son élimination dure trois heures.

Observation XLII. — Toisn., 59 ans, salle Lorain, n° 9. *Emphysème et bronchite chronique.*

8 janvier 1899. — Injection de bleu et de phloridzine. Le bleu apparaît au bout d'une heure et disparaît le cinquième jour.

Le sucre apparaît au bout d'une heure et son élimination dure quatre heures. Urines sucrées : 135 centimètres cubes; sucre éliminé : 0gr,560.

Observation XLIII. — Thomas., 63 ans, salle Parrot, n° 20, *Cirrhose atrophique* d'origine alcoolique, ascite considérable ponctionnée déjà plusieurs fois. Cachexie.

24 juin 1898. — Injection de bleu et de phloridzine. Le bleu apparaît au bout d'une heure et disparaît le quatrième jour.

Le sucre apparaît au bout d'une heure et son élimination dure deux heures.

13 novembre 1898. — Décès. Pas de lésion rénale.

Observation XLIV. — MAR., 57 ans, salle Maurice-Raynaud, n° 10. *Diabète fruste.* Pas de sucre dans l'urine habituellement.

9 juillet 1898. — Injection de bleu et de phloridzine. Le bleu apparaît au bout d'une demi-heure et disparaît le sixième jour.

Le sucre apparaît au bout d'une demi-heure et son élimination dure trois heures et demie.

Fièvre typhoïde (3 observations).

Observation XLV. — GÉR., 21 ans, salle Lorain, n° 1. *Fièvre typhoïde* à la période d'état. Pas d'albuminurie.

3 juillet 1898. — Injection de bleu et de phloridzine. Le bleu apparaît au bout d'une demi-heure et disparaît le cinquième jour.

Le sucre apparaît au bout d'une demi-heure et son élimination dure quatre heures.

(Voir Obs. IV).

Observation XLVI. — DUP., 25 ans, salle Lorain, n° 24. *Fièvre typhoïde* à la période d'état. Pas d'albuminurie.

27 août 1898. — Injection de bleu et de phloridzine. Le bleu apparaît au bout d'une demi-heure et disparaît le quatrième jour.

Le sucre apparaît au bout d'une demi-heure et son élimination dure deux heures et demie.

(Voir Obs. CXXIII.)

Observation XLVII. — MART., 34 ans, garçon de cuisine, salle Lorain, n° 1. *Fièvre typhoïde* au huitième jour. Taches rosées, diarrhée, hémorragie intestinale légère, stupeur, température entre 39° et 40°. Pas de lésion pulmonaire, pas d'albuminurie.

14 avril 1899. — Injection de bleu et de phloridzine. Le bleu apparaît au bout d'une heure et disparaît le quatrième jour.

Le sucre apparaît au bout d'une heure et son élimination dure une heure et demie.

Urine sucrée : 190 centimètres cubes; sucre éliminé : 1gr,732.

Affections cardiaques (4 observations).

Observation XLVIII. — DELAP., 72 ans, entré le 23 août 1898, salle Parrot, n° 28. *Insuffisance aortique et mitrale.* Œdème pulmonaire.

24 août. — Injection de bleu et de phloridzine. Le malade est dans le coma et perd ses urines, aussi ne peut-on pas déterminer exactement le début et la durée de l'élimination du bleu et du sucre. Les urines rendues au bout d'une heure sont bleues (taches sur le drap), mais on ne peut savoir si elles contiennent du sucre. Les urines émises trois heures après l'injection contiennent du sucre en abondance.

Le malade meurt dans la soirée.

On trouve à l'autopsie un cœur hypertrophié et dilaté. L'aorte est insuffisante, et il existe à son orifice des plaques d'athérome.

Les poumons sont œdématiés et présentent des foyers de broncho-pneumonie.

Les reins pèsent 125 et 120 grammes; l'un d'eux contient un gros kyste; il paraissent d'ailleurs normaux, l'examen histologique ne révèle aucune lésion.

Le foie, très congestionné, offre le type de foie cardiaque.

Observation XLIX. — WAGN., 23 ans, salle Lorain, n° 17. *Rétrécissement aortique et neurasthénie.*

7 octobre 1898. — Injection de phloridzine seule. Le sucre apparaît au bout d'une demi-heure et son élimination dure deux heures.

Urine sucrée : 150 centimètres cubes; sucre éliminé : 1gr,278.

Observation L. — Jos., 30 ans, salle Lorain, n° 20. *Péricardite* d'origine rhumatismale.

22 novembre 1898. — Injection de bleu et de phloridzine. Le bleu apparaît au bout d'une demi-heure et disparaît le troisième jour.

Le sucre apparaît au bout d'une heure et son élimination dure trois heures.

Urine sucrée : 190 centimètres cubes; sucre éliminé : 0gr,749.

Observation LI. — COUR., 18 ans, salle Parrot, n° 5. *Rétrécissement mitral.*

15 mars 1899. — Injection de phloridzine seule. Le sucre apparaît au bout d'une demi-heure et son élimination dure une heure et demie.

Urine sucrée : 120 centimètres cubes; sucre éliminé : 1gr,189.

Hystérie (2 observations).

Observation LII. — LAMB., 17 ans, salle Maurice-Raynaud, n° 4. *Hystérie.*

25 août 1898. — Injection de bleu et de phloridzine. Le bleu apparaît au bout d'une demi-heure et disparaît le cinquième jour.

Le sucre apparaît dans l'urine au bout d'une heure et demie et son élimination dure deux heures.

Observation LIII. — PARANT., 20 ans, salle Lorain, n° 5. *Hystérie,* se traduisant surtout par de la contraction du membre inférieur droit.

27 août 1898. — Injection de bleu et de phloridzine. Le bleu apparaît au bout d'une demi-heure et disparaît le cinquième jour.

Le sucre apparaît dans l'urine au bout d'une heure et son élimination dure une heure et demie.

Saturnisme (4 observations).

Observation LIV. — Nio., 56 ans, salle Parrot, n° 32. *Hystéro-saturnisme.* Pas d'albumine ni de signe de néphrite.

10 décembre 1898. — Injection de bleu et de phloridzine. Le bleu apparaît au bout d'une demi-heure et disparaît le quatrième jour.

Le sucre apparaît au bout d'une demi-heure et son élimination dure deux heures et demie.

Urines sucrées : 375 centimètres cubes; sucre éliminé : 1gr,012.

Observation LV. — Mans., 60 ans, peintre en bâtiment, salle Parrot, n° 8. Ancien paludéen, alcoolique et absinthique. A de fréquentes coliques de plomb depuis vingt ans. Légère atteinte de paralysie saturnine il y a environ trois mois. Il n'a jamais présenté de trouble de l'appareil urinaire, sauf l'émission d'un peu de sable sans colique néphrétique. Pas d'albumine.

6 novembre 1898. — Injection de bleu et de phloridzine. Le bleu apparaît au bout d'une demi-heure et disparaît le cinquième jour.

Le sucre apparaît au bout d'une demi-heure et son élimination dure trois heures.

Observation LVI. — Chav., 33 ans, salle Lorain, n° 13. Ce malade a travaillé pendant quatre ans dans une fabrique de céruse et a eu pendant cette période quelques coliques de plomb. Depuis deux ans, il a changé de profession.

Il y a environ dix-huit mois, ses mictions sont devenues plus fréquentes et assez difficiles; un médecin consulté à cette époque lui trouve de l'albuminurie. Il n'a d'ailleurs jamais d'œdème et ne présente comme symptôme de brightisme que de la fatigue, des engourdissements et un peu de douleurs lombaires.

A son entrée à l'hôpital (13 avril 1899), on constate que ses urines sont claires, laissant en se refroidissant un dépôt de cristaux uratiques. (Le microscope ne revèle dans le dépôt de ses urines que des cristaux.) Elles ne contiennent ni albumine, ni sucre, ni urobiline, un peu d'indican. Sauf un peu de bronchite suspecte des deux sommets, le malade ne présente aucun trouble viscéral; rien au cœur, rien du côté de l'appareil digestif.

15 avril 1899. — Injection du bleu et de phloridzine. Le chromogène apparaît au bout d'une demi-heure et le bleu au bout d'une heure; il disparaît le quatrième jour.

Le sucre apparaît au bout d'une heure et son élimination dure deux heures.

Urines sucrées : 230 centimètres cubes; sucre éliminé : 1gr,311.

Observation LVII. — Vag. A., 47 ans, peintre en bâtiment, entré le 26 février 1899, salle Parrot, lit n° 20. *Tuberculose pulmonaire et saturnisme.*

Peintre depuis sa jeunesse, il n'a jamais éprouvé de phénomènes toxiques; il a été également buveur d'absinthe (4 à 5 par jour). Grippe, il y a quatre ans, à la suite de laquelle il conserve de la bronchite chronique. Depuis, son état de santé reste assez précaire. Deux ans plus tard, il est pris de coliques violentes, qu'il pense être des coliques de plomb, mais qui s'accompagnent de diarrhée. Dès cette époque, il a quelquefois du ballonnement du ventre et un peu d'œdème des jambes. Son appétit diminue; il remarque d'ailleurs que les coliques surviennent surtout après les repas. La diarrhée est séreuse, contient parfois des glaires, mais jamais de sang. Il va de trois à cinq fois par jour à la selle.

Depuis, la diarrhée ne cesse pas; malgré différentes médications (bismuth, opium, etc.), les coliques sont intermittentes et surviennent irrégulièrement tous les dix ou quinze jours. Elles durent environ vingt-quatre heures.

Le malade maigrit beaucoup et est obligé de cesser tout travail. Il entre à l'hôpital pour des coliques plus violentes que d'habitude qui durent depuis environ trois jours.

Il a un facies pâle, légèrement terreux, le ventre déprimé, légèrement douloureux à la pression, on ne perçoit pas de gargouillements; il n'existe pas d'adénite, ni d'œdème.

La langue est blanche, très sèche, anorexie complète. Le foie est très petit.

Il existe un peu de submatité au sommet droit, et on perçoit à ce niveau des râles humides assez fins.

Le pouls est à 102°, régulier; les artères ne sont pas dures, le cœur ne présente rien à noter.

Les urines ne contiennent pas d'albumine.

27 février. — A 7 heures, vomissements bilieux. Le malade n'a pas été à la selle depuis son entrée.

Injection de bleu et de phloridzine; on ne peut noter l'apparition du bleu, le malade n'ayant pu uriner qu'une heure et demie après l'injection. Cinq jours après, il passe dans un service de chirurgie ayant encore du bleu dans les urines.

Il élimine 115 grammes d'urine sucrée contenant 920 milligrammes de sucre.

2 mars. — Le malade qui a pris un lavement purgatif la veille est toujours constipé.

3 mars. — Vomissements bilieux; ventre légèrement météorisé, et présentant un peu d'œdème dans la région sous-ombilicale; pouls très petit, rapide, facies grippé. Passage en chirurgie. Laparatomie et fixation d'une anse intestinale à la paroi.

4 mars. — Ouverture de cette anse intestinale. L'état général devient plus mauvais. Le malade meurt le lendemain matin.

6 mars. — *Autopsie.* — Les deux poumons sont adhérents; on trouve une vaste caverne au sommet droit et des tubercules abondants dans les deux poumons.

Symphyse péricardique complète.

Foie gras : 1620 grammes.

Les reins sont petits et pèsent ensemble 170 grammes.

Il reste un exsudat trouble dans la partie inférieure du péritoine. Les anses intestinales sont agglutinées. L'extrémité inférieure de l'iléon est sphacélé, de couleur feuille morte. Près de l'angle iléo-cæcal, l'intestin forme un coude brusque serré par une autre anse. Il y a obstruction par valvules.

Examen histologique des reins. — Dégénérescence graisseuse des tubuli peu prononcée.

Observation LVIII. — Rabil., 31 ans, salle Parrot, n° 16. *Gastro-entérite.*

24 août 1898. — Injection de bleu et de phloridzine. Le bleu apparaît au bout d'une heure et disparaît au bout du cinquième jour.

Le sucre apparaît au bout d'une heure et son élimination dure trois heures et demie.

Observation LXIX. — De Sou., 57 ans, salle Lorain, n° 23. *Cystite tuberculeuse*, légère. Albumine et pus dans l'urine.

23 janvier 1899. — Injection de bleu et phloridzine. Le chromogène apparaît au bout d'une heure et le bleu de deux heures; il disparaît le troisième jour.

Le sucre apparaît au bout d'une heure et son élimination dure deux heures.

2 février 1899. — Injection de bleu et de phloridzine. Le chromogène apparaît au bout d'une demi-heure; et le bleu d'une heure. Il disparaît le quatrième jour.

Le sucre apparaît au bout d'une heure et son élimination dure deux heures.

Urines sucrées : 215 centimètres cubes; sucre éliminé : 2gr,967.

L'hyperglycosurie s'explique par les dates rapprochées des deux épreuves.

Observation LX. — Mall., 53 ans, imprimeur, salle Lorain, n° 3. Malade atteint de *néphrite tuberculeuse* du rein droit.

Bien qu'ayant manié souvent la céruse, il n'a jamais présenté de symptômes d'intoxication saturnine.

Pleurésie en 1880 suivie d'une bronchite qui se prolonge pendant plusieurs années (probablement de nature tuberculeuse). Il y a trois semaines, hématurie légère accompagnée de douleurs lombaires droites s'irradiant dans le flanc et la fosse iliaque de ce côté.

Actuellement (16 mars 1899), les douleurs ont un peu diminué, mais la palpation, surtout la palpation profonde, est très sensible. On ne sent pas le rein déplacé ou hypertrophié. Il n'y a ni polyurie, ni pollakiurie, mais les urines contiennent encore du sang et du pus.

Il existe un peu d'œdème malléolaire. Temp. : 38°,4 et 39°,7.

17 mars. — Même état. Temp. : 37°,9 et 39°,3.

Injection de bleu et de phloridzine. Le chromogène apparaît au bout d'une demi-heure et le bleu au bout d'une heure; il disparaît le sixième jour.

Le sucre apparaît au bout d'une heure et son élimination dure deux heures et demie.

Urines sucrées : 170 centimètres cubes; sucre éliminé : 1gr,550.

Les jours suivants, amélioration; le sang et le pus disparaissent, mais il persiste un peu d'albuminurie.

Grippe (2 observations).

Observation LXI. — Mainf., 21 ans, salle Parrot, n° 21. *Angine grippale.*

18 mars 1899. — Injection de bleu et de phloridzine. Le chromogène apparaît au bout d'une demi-heure et le bleu au bout d'une heure. Le bleu disparaît le quatrième jour.

Le sucre apparaît au bout d'une heure et son élimination dure deux heures.

Urines sucrées : 85 centimètres cubes; sucre éliminé : 1gr, 938.

Observation LXII. — Valt., 34 ans, charretier, salle Parrot, n° 7. *Broncho-pneumonie grippale.* Pas d'albuminurie. Densité des urines : 1021.

22 mars 1899. — Injection de bleu et de phloridzine. Le bleu apparaît au bout d'une heure et disparaît le quatrième jour.

Le sucre apparaît au bout d'une heure et son élimination dure une heure et demie.

Urines sucrées : 230 centimètres cubes; sucre éliminé : 1gr,311.

2° GLYCOSURIE IRRÉGULIÈRE

A. — DIMINUTION DE LA GLYCOSURIE. — ANAGLYCOSURIE ET HYPOGLYCOSURIE.

Néphrite interstitielle (14 observations, dont 7 suivies d'autopsie).

Observation LXIII. — Bausso., 63 ans, blanchisseuse, entrée le 26 juin 1898, salle Maurice-Raynaud, n° 19.

Sauf une pneumonie à l'âge de 24 ans, elle s'est toujours bien portée jusqu'à ces dernières années. Depuis quatre ou cinq ans elle a des bronchites fréquentes; elle fait aussi un séjour de deux mois à l'Hôtel-Dieu à l'occasion d'une de ces bronchites (il y a trois ans).

En janvier 1898, elle est prise de vives douleurs dans la jambe gauche, de maux de reins, et entre à Lariboisière, où on lui fait des applications de chlorure de méthyle et où on la met au régime lacté. Elle reste deux mois à l'hôpital et à sa sortie ne peut reprendre son travail.

Elle entre de nouveau à l'hôpital Tenon en juin. A ce moment, elle se plaint de fatigue générale, de maux de reins et d'étouffements.

Elle présente les signes d'emphysème et de bronchite chronique : thorax bombé, épaules relevées, sonorité exagérée de la poitrine, diminution du murmure vésiculaire et râles sibilants et ronflants disséminés dans les deux poumons. Elle tousse et crache assez abondamment.

Elle n'a pas de trouble cardiaque, les bruits du cœur sont réguliers, normaux, les artères sont dures ; elle n'a pas d'œdème des jambes et n'en aurait eu qu'à l'époque de ses grossesses.

Elle se plaint d'avoir toujours froid aux pieds et aux jambes; elle aurait parfois la sensation de doigt mort et des crampes dans les membres.

La vue, depuis plusieurs années, s'est beaucoup obscurcie, elle a souvent la sensation d'un brouillard devant les yeux.

Elle a de la pollakiurie, mais pas d'albuminurie.

13 janvier 1899. — Depuis son entrée son état est sensiblement le même; elle a parfois des accès d'étouffement avec poussée de congestion pulmonaire.

Depuis quelques jours elle souffre d'une nouvelle bronchite, et on remarque à cette occasion que ses urines sont rares et légèrement albumineuses; elles prennent, avec l'acide nitrique, une coloration rosée. Densité : 1017.

Injection de bleu et de phloridzine (5 milligrammes). Le chromogène apparaît une demi-heure et le bleu une heure après l'injection; il disparaît le dixième jour.

On trouve du sucre dans les urines émises une heure et deux heures après l'injection.

Urines sucrées : 115 centimètres cubes; sucre éliminé : 0gr,621.

Sous l'influence du régime lacté, la malade s'améliore rapidement, les étouffements et l'albuminurie disparaissent.

16 février. — Nouvelle poussée de dyspnée avec albuminurie légère; pas d'œdème des jambes. Le régime lacté amène encore la disparition rapide de ces phénomènes. La malade est remise au régime ordinaire.

28 mars. — Injection de phloridzine (5 milligrammes). On constate la présence de sucre dans les urines émises une heure et une heure et demie après l'injection. Deux heures et demie plus tard il existe encore une légère réduction.

Urines sucrées : 70 centimètres cubes; sucre éliminé : $0^{gr},258$.

Observation LXIV. — Soul., 62 ans, blanchisseuse, entrée le 5 décembre 1897, salle Rayer, passée le 18 février 1898, salle Maurice-Raynaud, n° 8.

On ne trouve dans ses antécédents qu'une fièvre typhoïde et une série d'érysipèles survenus il y a quatre ans, au moment de la ménopause. Ces érysipèles, qui se succédaient assez régulièrement tous les mois, sont probablement l'origine de sa néphrite chronique. C'est à cette époque, en effet, que sa vue commence à s'affaiblir, elle a souvent un brouillard et des mouches volantes devant les yeux, elle a également de fréquents maux de tête et de la pollakiurie. Ce n'est cependant qu'en novembre 1897 qu'apparaissent l'œdème des jambes et les autres signes de néphrite sans cause appréciable. A son entrée à l'hôpital elle se plaint d'étourdissements fréquents, de violents maux de tête, de douleurs dans les bras et les jambes, avec faiblesse générale; son ouïe est affaiblie. Elle a souvent des crampes, des fourmillements dans les jambes et souffre constamment du froid; il lui est impossible de réchauffer ses pieds. On constate de l'albumine dans l'urine.

L'œdème disparaît après quelques jours de régime lacté.

A son passage dans le service, l'état général est bon, il n'y a plus d'œdème depuis longtemps et l'albumine, en très faible quantité, oscille entre 40 et 50 centigrammes par litre. Les urines sont claires (environ $1^l,5$ par jour).

La malade se plaint toujours de maux de tête; la vue ne s'est pas modifiée, elle a une myosis assez prononcée.

L'examen des poumons fait constater un peu de congestion aux deux bases et des râles humides au sommet gauche.

Les artères sont dures et il existe une ébauche de bruit de galop.

L'appareil digestif ne présente rien à noter; le foie seul est un peu hypertrophié et douloureux.

21 février. — Injection de bleu et de phloridzine. Le chromogène apparaît une demi-heure et le bleu une heure après l'injection. Disparition du bleu le onzième jour.

Le sucre apparaît une heure après l'injection, on en trouve encore deux ou trois heures après l'injection, mais l'urine est peu abondante et réduit faiblement la liqueur de Fehling. La totalité des urines sucrées n'ayant pas été recueillie, on n'a pas pu la doser.

5 mars. — Injection de phloridzine seule. On constate du sucre dans les urines émises une demi-heure, une heure, deux heures et trois heures après l'injection.

Urines sucrées : 100 centimètres cubes; sucre éliminé : $0^{gr},436$.

Les urines ne contiennent plus d'albumine. La malade mange, mais prend du lait comme boisson.

Observation LXV. — Zisl. J., 47 ans, blanchisseuse, entrée le 24 décembre 1898, salle Maurice-Raynaud, lit n° 9.

Cette malade ne présente dans ses antécédents aucune maladie à laquelle on puisse attribuer son albuminurie.

Vers la fin d'octobre 1898, elle est prise d'œdème des jambes; elle a parfois des accès d'étouffements nocturnes et devient plus sujette aux essoufflements. Elle entre au bout de quelque temps dans le service de M. le Dr Béclère, où pendant un mois environ elle reste au régime lacté.

Actuellement l'œdème des jambes a disparu, la malade reste pâle et cachectique. Elle a souvent des étouffements, surtout nocturnes (pseudo-asthme), les accès se terminent par une expectoration spumeuse abondante. L'examen du thorax permet de constater un léger épanchement à la base gauche.

Le cœur est augmenté de volume, le choc de la pointe semble également augmenté d'intensité.

Les urines contiennent une notable proportion d'albumine et laissent un dépôt purulent.

28 décembre. — Injection de bleu et de phloridzine. Le bleu apparaît dans l'urine au bout d'une heure et disparaît le septième jour.

Le sucre apparaît également au bout d'une heure; les urines émises pendant les deux heures suivantes réduisent encore le Fehling.

Urines sucrées : 70 centimètres cubes; sucre éliminé; 0gr,092.

27 janvier 1899. — La malade fait une poussée de congestion pulmonaire, ses urines sont rares, l'albumine s'élève à 6 grammes par litre.

29 janvier. — L'albumine diminue, l'état général s'améliore.

La malade sort dans les premiers jours de février avec des traces d'albumine.

Observation LXVI. — Denav., 54 ans, tonnelier, entré le 24 décembre, salle Parrot, lit n° 29. Il ne présente comme antécédent que l'alcoolisme.

Vers la fin de novembre 1897, il entre à l'hôpital Bichat pour un abcès à la marge de l'anus. De là il est envoyé à l'hospice de Nanterre où il est pris de bronchite, d'étouffements et d'œdème des jambes.

Après 6 mois de séjour à Nanterre, il rentre à Bichat pour de la bronchite (juin 1898). Le médecin qui le soigne constate de l'anasarque et probablement un peu d'asystolie (foie congestionné et douloureux). On lui donne de la digitale, puis de la théobromine, et il s'améliore rapidement.

Après un séjour à Vincennes, il revient à Bichat où il reste encore deux mois. Il est renvoyé à Vincennes (premiers jours de décembre 1898), et, ne pouvant travailler à sa sortie de l'hospice, il est admis à Tenon le 29 décembre 1898.

On n'avait jamais constaté d'albuminurie lors de ses précédents séjours dans les hôpitaux et hospices.

A son entrée (30 décembre), on remarque que le malade est très cyanosé, les extrémités sont bleu-violacées froides. (Il est atteint d'ailleurs depuis son enfance d'ichthyose généralisée.)

Il présente une dyspnée très marquée qui augmente au moindre effort, ou bien lorsque le malade s'étend : elle rend son sommeil impossible. Il a une toux sèche incessante et rend des crachats légèrement hémoptoïques. Depuis quelques jours il se plaint d'un point de côté à gauche sous le mamelon. Du côté droit, on constate le bouton diaphragmatique ainsi qu'un point douloureux au niveau de l'insertion du sterno-cléïdo-mastoïdien. Le thorax présente une légère voussure à droite. De ce côté les vibrations sont un peu diminuées, il existe en même temps de la matité étendue de la base à l'angle de l'omoplate. En avant, le sommet droit est submat. Le poumon gauche, sonore dans presque toute son étendue, est submat au sommet en arrière. L'auscultation révèle quelques craquements aux deux sommets, et une zone d'obscurité à la base droite, avec un peu d'égophonie lorsqu'on fait parler le malade.

Il existe un léger épanchement pleural du côté droit à la suite d'un infarctus pulmonaire, et peut-être un début de tuberculose.

Les dimensions du cœur paraissent normales, ses bruits sont un peu sourds, les artères radiales et temporales sont flexueuses, les jambes sont couvertes de varices; œdème malléolaire très léger.

Les fonctions digestives sont normales, le malade n'a jamais souffert de l'estomac. Il existe un peu de météorisme abdominal, et il souffre d'une diarrhée légère depuis qu'il est au régime lacté.

Le foie congestionné dépasse les fausses côtes de deux travers de doigts, il est un peu douloureux.

Quant au système nerveux, il ne présente aucun trouble de la sensibilité générale ou spéciale (vue, ouïe, odorat), aucun trouble de la motricité, aucune lésion trophique.

Le jour de son entrée, les urines très rares et colorées contiennent environ 1 gramme d'albumine par litre. Pas d'urobiline.

Le 31 décembre 1898. — Injection de bleu de méthylène (5 centigrammes) et de phloridzine (5 milligrammes).

On trouve dans l'urine des traces de bleu et de chromogène une demi-heure après l'injection. Le bleu disparaît le sixième jour au matin.

Les urines recueillies d'abord de demi-heure en demi-heure, puis toutes les heures, nous donnent pour la recherche de sucre les résultats suivants :

HEURES	VOLUME	DENSITÉ	
—	—	—	
6 h. 1/2. . . .	Injection	1 025	
7 h.	15 c. c.	1 020	sucre.
7 h. 1/2. . . .	12 c. c.	?	sucre.
8 h. 1/2. . . .	15 c. c.	1 028	pas de sucre.
9 h. 1/2. . . .	18 c. c.	1 028	pas de sucre.

Le volume total d'urine sucrée (27 c. c.) est trop faible pour pratiquer un dosage.

1er janvier 1899. — Les urines ne contiennent plus d'albumine et il n'a plus de crachats hémoptoïques.

28 février. — Pendant les mois de janvier et de février l'état est à peu près stationnaire, les urines sont peu abondantes (environ 500 c. c. par jour) et très colorées, elles ne contiennent plus d'albumine. De temps en temps le malade a des poussées d'œdème des jambes et de la partie inférieure du corps, coïncidant avec des poussées de congestion et d'œdème pulmonaire (étouffements, cyanose, congestion hépatique, etc.). La digitale ou la digitaline sont sans action. Il lui arrive même, après quatre jours de digitaline, de présenter des accidents toxiques (pouls bigéminé, refroidissement, cyanose). La théobromine au contraire, très bien supportée, entraîne la rapide disparition de ces accidents et détermine une diurèse relativement abondante (1 litre et demi à 2 litres).

10 mars. — Œdème des jambes, étouffements survenant surtout la nuit, les urines sont abondantes (250 c. c.) et légèrement albumineuses.

Observation LXVII. — Mich. N., 62 ans, couturière, entrée le 11 mai 1896, salle Maurice-Raynaud, n° 25.

Examinée en juin 1898. — Il y a deux ans elle a été soignée à l'hospice de Nanterre pour une laryngite (dysphonie, dysphagie). On aurait, dit-elle, constaté de l'albuminurie et des signes de brightisme. Quelques jours après sa sortie de Nanterre, elle entre en Tenon. Albuminurie, œdème et faiblesse des jambes, céphalée persistante, étourdissements, vertiges, polyurie et incontinence d'urine. Crampes dans les mains, dans les mollets et les pieds, sensation de froid aux extrémités. Secousses fréquentes la nuit avec réveil en sursaut. Pas de troubles de la vue ni de l'ouïe.

Depuis son entrée, l'état est sensiblement le même. L'œdème a disparu et l'albuminurie a diminué. La vue a beaucoup baissé.

Il n'y a pas de troubles respiratoires. Parfois surviennent des crises de diarrhée et de vomissements qui disparaissent assez rapidement sous l'influence du régime lacté et des poudres inertes.

21 mai. — Injection de phloridzine (5 milligrammes). Le sucre apparaît au bout d'une demi-heure et son élimination se prolonge pendant quatre heures, les urines de chaque miction étant peu abondantes, sucre éliminé 1gr,31 (dosé au polarimètre).

10 juin. — Pendant une légère crise d'urémie gastro-intestinale, injection de bleu et de phloridzine. Le bleu apparaît au bout de deux heures et demie et disparaît le sixième jour.

Les urines rendues quatre heures après l'injection contenaient seules un peu de sucre, mais en quantité non dosable.

Depuis, l'état de la malade reste sensiblement le même.

Observation LXVIII. — Bern. M., 77 ans, entrée le 7 juillet 1898, salle Maurice-Reynaud, n° 19.

La malade est entrée à l'hôpital pour une plaie siégeant à la face externe du pied droit et datant d'environ un mois ; elle est consécutive à une piqûre.

L'examen du thorax fait constater l'aplatissement du côté gauche, conséquence probable d'une pleurésie fort ancienne (à l'âge de 37 ans). Quelques frottements à ce niveau.

Au cœur on perçoit un léger bruit de galop.

Il n'existe pas de trouble digestif.

La malade a souvent les jambes enflées le soir. La vue s'est obscurcie depuis quelque temps.

Les urines sont claires, abondantes et contiennent un peu d'albumine, les mictions sont fréquentes.

9 juillet 1898. — Injections de bleu et de phloridzine. On ne peut recueillir les urines toutes les heures. Au bout d'une heure on ne trouve qu'un peu de chromogène. Les urines suivantes, émises quatre heures après l'injection, renferment du bleu ; il ne disparaît que le quinzième jour.

Les urines émises quatre heures après l'injection contiennent seules un peu de sucre.

Décédée, le 8 novembre, de gangrène des membres inférieurs.

Observation LXIX. — Deman., 70 ans, entré le 8 août 1898, salle Lorain, n° 6.

Il y a environ deux mois, douleurs de reins très vives, puis œdèmes des jambes. Il n'observe à cette époque aucun trouble fonctionnel.

A son entrée dans le service, les douleurs ont disparu. Il conserve seulement de l'œdème des jambes : œdème mou, blanc, indolore.

Il ne présente ni trouble respiratoire, ni trouble digestif, le cœur est régulier ; les artères sont dures et flexueuses, la vue est assez bonne ; l'arc sénile est prononcé.

Pas d'albuminurie.

10 août. — Injection de bleu de méthylène. Le chromogène apparaît une heure et le bleu deux heures après l'injection. Il disparaît le quinzième jour.

23 août. — Injection de 50 milligrammes de phloridzine. Le sucre apparaît au bout d'une heure, son élimination se prolonge pendant cinq heures.

Glycose éliminée 2gr,56 (quantité très faible, eu égard à la dose de phloridzine dix fois supérieure à celle de l'épreuve ordinaire).

L'état reste stationnaire, l'œdème diminue, mais persiste à un faible degré.

8 octobre. — Traces d'albumine dans l'urine.

10 octobre. — Départ pour Vincennes.

Observation LXX. — Dis., 85 ans, entré le 20 octobre 1898, salle Lorain, n° 22.

Jusqu'ici, il a joui d'une parfaite santé, il n'est ni alcoolique, ni syphilitique. Il y a quinze ans environ, ce malade a eu la gravelle, sans cependant avoir souffert de coliques néphritiques. Pendant deux ans, il urine chaque jour un peu de sable. Depuis la disparition de ce dépôt urinaire, il a de temps en temps (tantôt tous les mois, tantôt à des intervalles plus éloignés) des hématuries plus ou moins abondantes : elles surviendraient même parfois involontairement la nuit.

Il y a environ un an, le malade est pris d'étouffements, et il entre à Tenon dans le service de M. Talamon où il est soigné, nous dit-il, pour une affection cardiaque. Il n'a pas d'œdème, on le met à la diète lactée, et on lui applique des ventouses. Au bout de six semaines il quitte le service.

Puis il fait, au cours de l'année 1898, trois séjours successifs dans le service de M. Achard, où il est soigné pour de la néphrite chronique sans albuminurie. Il se présente chaque fois avec des accidents d'urémie pulmonaire que le régime lacté améliore assez rapidement.

9 mai 1898. — Injections de bleu de méthylène (5 centigrammes). Deux heures et demie après l'injection les urines sont faiblement colorées et renferment un peu de chromogène. Le bleu ne disparaît que le huitième jour au matin.

29 mai. — Injection de phloridzine (5 milligrammes). L'urine émise deux heures et demie après l'injections réduit très légèrement la liqueur de Fehling, elle ne réduit pas la liqueur de Nylander. Les urines émises ensuite ne contiennent plus de sucre.

Deuxième séjour à l'hôpital, du 23 juillet au 1er août.

Entre en dernier lieu le 20 octobre.

Examiné à son entrée, le malade a un teint blême, cireux, la figure légèrement bouffie, le cou court, les épaules élevées, dans une attitude d'inspiration forcée. C'est d'ailleurs la dyspnée et ses étouffements qui le font rentrer à l'hôpital. Il a de temps en temps des poussées de bronchite et de congestion pulmonaire ; en dehors de ces périodes, il n'a aucun signe stéthoscopique. Il a souvent des accès de suffocation sans toux ni expectoration (pseudo-asthme urémique).

Le cœur ne semble pas hypertrophié, sa pointe bat dans le 6e espace sur la ligne mamelonnaire. Il y a souvent un peu d'arythmie, mais pas de bruit morbide. L'artère radiale est peu athéromateuse ; la temporale est flexueuse, dure. Il y a des varices et un œdème dur, éléphantiasique, des membres inférieurs ; le soir, il a souvent de l'œdème des mains. Les extrémités sont souvent cyanosées. Le malade a constamment froid aux pieds et aux jambes.

Il n'y a pas de trouble digestif. La langue est rosée ; le malade a une soif assez vive. Il est habituellement constipé.

La vue a baissé depuis quelques années, mais cette diminution de l'acuité visuelle ainsi qu'un léger degré de surdité sont en rapport avec l'âge du malade.

Les urines sont claires et abondantes (3 litres en moyenne par vingt-quatre heures). Pas d'albumine.

23 octobre. — Densité des urines : 1 007. Injection de bleu et de phloridzine (5 milligrammes). Des traces de bleu et de chromogène apparaissent dans l'urine trois heures après l'injection. Les urines, très peu colorées, conservent des traces de bleu jusqu'au dixième jour.

A aucun moment les urines ne contiennent du sucre.

13 décembre. — Le malade a présenté de temps en temps, depuis son entrée, des poussées légères d'albuminurie coïncidant avec de l'arythmie cardiaque et parfois de l'œdème pulmonaire ; mais ordinairement il n'a pas d'albumine.

En ce moment il présente un peu de congestion pulmonaire aux deux bases ; l'œdème des membres augmente, et il présente un peu d'albumine.

17 décembre. — Même état.

19, 20, 21 décembre. — Digitale. Amélioration légère.

27 décembre. — Théobromine.

1er janvier 1899. — Augmentation de l'œdème et de la dyspnée. Le pouls est très irrégulier.

2 janvier. — Mort à 11 heures du soir.

4 janvier. — *Autopsie.* — Les plèvres contiennent un peu de sérosité ainsi que le péricarde. Les poumons sont très emphysémateux et œdématiés.

Le cœur est hypertrophié, mais pas dilaté (poids 950 grammes).

L'orifice mitral est dilaté et présente une plaque d'athérome dans la grande valve. L'aorte est augmentée de volume et présente au niveau de ses sygmoïdes des inscrustations calcaires.

Le foie, congestionné, pèse 1 500 grammes ; quelques calculs dans la vésicule. Les reins pèsent ensemble 320 grammes. Leur volume et leur aspect extérieur sont peu modifiés : on remarque quelques kystes à la surface. A la coupe, la substance corticale est réduite à une épaisseur de 1 à 2 millimètres. Les pyramides sont courtes et congestionnées. Les bassinets et les calices, très distendus, transforment le centre du rein en une vaste poche.

Examen histologique des reins. — Sclérose très prononcée, on trouve dans la couche corticale des zones absolument fibreuses avec quelques rares vestiges de tubuli. Un grand nombre de glomérules sont fibreux. Les rameaux artériels présentent des lésions d'endartérite peu avancées. Les capillaires sont très congestionnés. Les préparations à l'acide osmique montrent la dégénérescence graisseuse de quelques tubuli.

Observation LXXI. — Juv., âgé de 61 ans. Entré le 15 mai 1898, salle Lorain, n° 5.

Le malade, examiné le lendemain de son entrée, est dans un état de torpeur dont on le tire difficilement. On peut néanmoins apprendre qu'il a fait un séjour de deux ans à l'asile de Nanterre, où il est entré en 1894 comme vagabond. Il n'aurait jamais été malade.

C'est vers le milieu de mars 1898 qu'il éprouve pour la première fois des étouffements, des maux de tête; sa vue en même temps s'affaiblit et ses jambes enflent.

Il a l'aspect cachectique, la figure bouffie, cireuse, un peu jaunâtre; la peau est sèche, squameuse; les membres sont œdématiés; le ventre, légèrement ballonné, renferme un peu de liquide.

La dyspnée dont il se plaint revêt parfois le type de Cheyne-Stokes. L'auscultation des poumons révèle de l'emphysème, de la bronchite et à la base gauche un léger épanchement.

Le cœur très difficile à ausculter, à cause de l'emphysème pulmonaire, ne présente pas de bruit de galop.

La langue est blanche, il y a de l'anorexie et de la constipation. Les dimensions du foie sont normales.

Il y a un peu d'albumine dans l'urine, il est d'ailleurs impossible de la recueillir en totalité, car le malade a de l'incontinence.

Son alimentation est réduite à un litre de lait.

18 mai. — Injection hypodermique de bleu de méthylène. Le bleu apparaît dans l'urine une demi-heure après l'injection, présente son maximum au bout de trois heures et disparaît le septième jour.

25 mai. — Injection hypodermique de 5 milligrammes de phloridzine stérilisée à 120 degrés. Pas trace de sucre dans les urines émises après l'injection (recherche faite pendant vingt-quatre heures).

31 mai. — Nouvelle injection de phloridzine, stérilisée cette fois à 144 degrés. Pas trace de sucre dans les urines.

8 juin. — Injections de 5 milligrammes de phloridzine stérilisée à 60 degrés (chauffage discontinu) et de bleu de méthylème, pratiquées simultanément. Pas de sucre dans les urines. Le bleu n'apparaît qu'au bout d'une heure et demie, et les urines sont peu colorées.

9 juin. — La torpeur s'accentue, le malade est presque dans le coma. Respiration de Cheyne-Stokes très marquée. Les urines restent légèrement bleues.

10 juin. — L'état du malade s'aggrave. Urines peu colorées.

11 juin. — Décès.

12 juin. — *Autopsie.* — A l'ouverture du thorax, léger épanchement pleural (un demi-litre environ) à gauche. Emphysème et œdème pulmonaire.

Le cœur est hypertrophié, mais ne présente pas de lésions valvulaires.

Le foie est gras (1140 grammes). La vésicule biliaire est colorée en bleu et contient environ 50 centimètres cubes de bile qui, agitée avec de la nitrobenzine, abandonne un peu de bleu.

Les reins sont petits, chacun d'eux pèse 72 grammes. Ils se décortiquent difficilement, ils sont légèrement granuleux et contiennent quelques kystes urinaires. L'un des bassinets contient un peu de boue bleuâtre.

Les différentes pièces (reins, vésicule biliaire, fragments de foie), conservés dans le formol, colorent ce liquide en bleu.

Examen histologique du rein (1er décembre 1898). — Tissu conjonctif interstitiel très abondant, avec, de place en place, du tissu plus jeune (noyaux abondants) dû probablement à des poussées récentes de néphrite interstitielle. Les artères présentent de l'épaississement de la tunique interne (endartérite). Les glomérules semblent peu touchés, sauf en quelques points où ils sont étouffés par le tissu conjonctif. Un certain nombre sont transformés en tissu fibreux. Les tubuli sont également étouffés par la prolifération du tissu interstitiel; leurs cellules, dont les noyaux se colorent bien, sont aplaties. Quelques-uns sont obstrués par des cylindres ou des produits de desquamation épithéliale.

Les préparations à l'acide osmique montrent de la dégénérescence graisseuse dans un certain nombre de tubuli et de glomérules.

Observation LXXII. — Graill., 52 ans, charretier, entré le 2 mai 1898, salle Lorain, n° 14.

Ce malade a eu des rhumatismes, il y a 28 ans environ, à la suite de la campagne de 1870 où il a été plusieurs fois blessé. Il était assez grand buveur de vin (2 à 3 litres par jour) et prenait une absinthe par jour.

Il y a deux ans, à la suite d'un refroidissement, il est atteint d'une bronchite qui est très longue à guérir; à cette époque il a, pour la première fois, un peu d'œdème malléolaire. Il est soigné salle Parrot pendant un mois. Depuis, sa santé ne se rétablit pas : il entre dans un autre service de l'hôpital Tenon avec de l'œdème des jambes et de l'oligurie, on le met au régime lacté (il ne sait pas si on a trouvé de l'albumine).

Chaque fois qu'il veut se remettre à l'ouvrage, il a de l'œdème des jambes, de la fatigue, et se trouve rapidement obligé de cesser son travail.

Actuellement il a de la pollakiurie et de la polyurie (2lit,500 à 3 litres). Ses urines sont claires, et ne contiennent pas d'albumine, il suit d'ailleurs le régime lacté depuis quelque temps.

Il a des fourmillements sur tout le corps. Il se plaint d'avoir toujours froid, et cette cryesthésie est surtout marquée aux jambes.

L'ouïe est affaiblie, il a de plus des bourdonnements d'oreille continuels; sa vue a également baissé depuis deux ans.

L'examen de la poitrine fait constater des signes de bronchite aux deux bases.

5 mai. — Injection de bleu. Le bleu apparaît dans l'urine en petites quantités une demi-heure après l'injection et disparaît le septième jour.

1er juin. — Le malade sort très amélioré. Plus de signes de bronchite, plus d'œdème.

21 février 1899. — Le malade entre salle Parrot, lit n° 15. Après sa sortie de l'hôpital, il avait pu reprendre son travail et le continuer pendant six mois, sans œdème des jambes, sans trouble digestif, bien qu'il ait abandonné le régime lacté pour revenir à l'alimentation ordinaire. Il souffrait cependant parfois de bronchite avec accès d'étouffements. En décembre 1898, l'œdème, les maux de rein étaient revenus, en même temps les étouffements devenaient plus fréquents et plus intenses; il est obligé de cesser tout travail.

A son entrée à l'hôpital, sa figure est bouffie, il a de l'œdème des membres inférieurs et du scrotum, et de l'albumine dans l'urine. Il a constamment froid aux pieds, des fourmillements dans les jambes, des maux de tête, des bourdonnements d'oreille. Sa vue continue à baisser, il a souvent un brouillard devant les yeux lorsqu'il lit.

Il existe de la congestion pulmonaire surtout aux bases, où l'on entend de nombreux râles sibilants et sous-crépitants fins. Toux suivie d'expectoration spumeuse, et parfois de vomissements.

Les bruits du cœur sont réguliers; ébauche de bruit de galop, pouls dur, tendu (100). Artères sinueuses et dures.

L'appétit est assez bon : le malade accepte difficilement le régime lacté; il éprouve souvent une sensation de barre au niveau de l'épigastre. Le ventre est légèrement météorisé. Constipation habituelle.

Le malade se plaint de maux de reins. Les urines sont rares, foncées et albumineuses.

Les réflexes sont conservés. Pas de fièvre.

22 février. — Augmentation de l'œdème. Albumine : 2 grammes par litre. Urine : 1 litre.

Injection de bleu et de phloridzine. Le chromogène apparaît une demi-heure et le bleu une heure après l'injection.

On ne trouve de sucre que dans les urines émises deux heures après l'injection.

Urine sucrée : 60 centimètres cubes; sucre éliminé : 0gr,288.

23 février. — L'œdème augmente et se généralise. Cependant les symptômes pulmonaires s'améliorent. Les urines restent à un litre et ne contiennent plus que 50 centigrammes d'albumine.

24 février. — Traces d'albumine.

25 février. — Plus d'albumine. L'œdème diminue. L'état général continue à s'améliorer.

28 février. — Plus d'œdème ni de dyspnée. Il y a encore un peu de toux et d'expectoration. On ne trouve plus que quelques râles de bronchite aux deux bases.

2 mars. — Le malade mange, mais continue à boire du lait.

5 mars. — Traces très légères d'albumine. Depuis son entrée la quantité d'urine journalière varie de 1 litre à 1l,500. Bon état général.

10 mars. — Le malade a eu un frisson la veille au soir et sa température s'est élevée à 38°,5. Il est repris d'étouffements, de maux de reins, la nuit il a du délire. (Plusieurs malades de la salle ont la grippe.) Le matin albumine dans l'urine.

14 mars. — Urines : 500 cent. cubes. Albumine : 50 centigrammes par litre. Les étouffements continuent. Il a du météorisme, de la diarrhée, un peu d'œdème des jambes.

15 mars. — Urines rares (100 centimètres cubes à peine), albumineuses. Œdème pulmonaire des deux bases.

16 mars. — Légère amélioration.

17 mars. — Même état. A 10 h. du soir, le malade est pris d'étouffements et meurt.

18 mars. — *Autopsie.* — A l'ouverture du thorax, on constate une symphyse pleurale à droite. Les deux poumons sont légèrement emphysémateux et très œdémateux. A la base du poumon gauche, infarctus récent. Les deux bases sont congestionnées.

Il existe un peu d'hydropéricarde et des taches laiteuses sur la face antérieure du cœur. Le cœur est très hypertrophié; le ventricule droit, bien qu'ayant des parois très épaisses, est dilaté. Les valvules mitrales et tricuspides sont dilatées. L'orifice aortique est normal, pas d'athérome sur les valvules sygmoïdes.

Le foie est congestionné, gras (1 550 grammes). A la coupe, il présente un peu l'aspect de foie muscade, mais surtout l'apparence de foie gras.

Les reins pèsent ensemble 300 grammes; ils présentent quelques petits kystes. A la coupe, ils sont très congestionnés; on trouve de petits calculs dans les calices.

Examen histologique des reins. — Sclérose très prononcée avec dégénérescence graisseuse de quelques tubuli.

Observation LXXIII. — Desgr., 64 ans, cordonnier. Entré le 14 avril 1899, salle Lorain, n° 7. (Ce malade vient du service de M. Poirier, où on lui a fait une ponction d'hydrocèle.)

Malade très pâle, légèrement bouffi, ayant également un peu d'œdème des jambes; on le fait passer en médecine parce qu'il présente des troubles nerveux qui consistent en accès convulsifs de durée variable.

On constate une distension considérable de la vessie : la sonde ramène 2lit,5 d'urine pâle, légèrement trouble, contenant un peu d'albumine.

Le malade, atteint d'hypertrophie de la prostate, urinait depuis longtemps par regorgement. Il est très apathique et ne donne que des renseignements très vagues sur son passé pathologique. Sauf son hydrocèle, il n'aurait jamais été malade.

La langue est sèche, l'appétit a disparu, mais il digère assez bien; pas de trouble respiratoire, ni circulatoire.

15 avril. — On est obligé de sonder le malade et on laisse la sonde à demeure jusqu'au soir.

Injection de bleu et de phloridzine. Le chromogène apparaît au bout de trois heures. Le bleu n'apparaît en nature dans l'urine que le lendemain. Le neuvième jour, le malade passe en chirurgie ayant encore du bleu dans l'urine.

A aucun moment, il n'y a de sucre dans l'urine.

Les jours suivants l'état s'aggrave, le malade a de nouvelles crises convulsives.

18 avril. — On est obligé de ponctionner la vessie. Dans la nuit il est pris de vomissements.

19 et 20 avril. — On peut de nouveau le sonder, mais dans son délire il enlève sa sonde.

23 avril. — Passage en chirurgie.

24 avril. — Décès.

25 avril. — *Autopsie.* — Vessie distendue remplie d'un liquide trouble. Bassinet et rein distendus. Double hydronéphrose. Parenchyme très pâle; l'atrophie porte surtout sur la substance médullaire.

Observation LXXIV. — Nic., 62 ans, nacrier, entré le 16 mars 1899, salle Gérando, n° 21, passé le 24 mars 1899, salle Parrot, n° 4.

Parmi ses antécédents on trouve la syphilis et la variole en 1860 pendant la campagne de Chine, et une pneumonie en 1889. Pas d'éthylisme.

La maladie dont il souffre actuellement semble avoir débuté il y a sept à huit mois par des troubles gastriques consistant en pesanteurs d'estomac, anorexie et vomissements alimentaires fréquents. Il remarque en même temps qu'il s'essouffle facilement, il a parfois de légers étouffements sans cause appréciable. Les mictions deviennent plus fréquentes, il est obligé de se lever la nuit. Les forces diminuent rapidement, il souffre des reins, maigrit et bientôt se trouve obligé de cesser tout travail.

A son entrée dans le service de M. Giraudeau, on lui trouve une légère albuminurie. — Régime lacté.

Lors de son passage dans le service de M. Achard, l'albumine a disparu des urines. Celles-ci sont très abondantes, pâles et se colorent en rose vif sous l'influence de l'acide nitrique.

Il ne présente ni œdème des jambes, ni bouffissure de la face : il n'aurait, d'ailleurs, jamais eu les pieds enflés.

L'examen du cœur relève un léger bruit de galop, les artères sont dures et sinueuses (surtout la temporale). Il se plaint d'avoir constamment froid aux pieds.

L'examen des poumons fait constater de l'emphysème et de la bronchite chronique.

La langue est blanche et sèche, le malade ne prend volontiers que les aliments liquides, mais l'anorexie a diminué, les pesanteurs d'estomac et les vomissements ont disparu : constipation.

Le malade est presbyte depuis quelques années, sa vue ne s'est d'ailleurs pas modifiée depuis le début de sa maladie, malgré un myosis prononcé et un cercle sénile très marqué.

25 mars. — Injection de bleu et de phloridzine. Apparition du chromogène une heure, et de bleu deux heures après l'injection. Disparition le quatorzième jour.

A aucun moment les urines ne contiennent de sucre.

6 avril. — Traces d'albumine. Légère œdème des jambes, même état.

8 avril. — L'œdème augmente, un peu d'ascite.

22 avril. — Même état; l'ascite augmente peu à peu.

3 mai. — Décès.

4 mai. — *Autopsie.* — Ascite assez considérable.

Les poumons, libres d'adhérence, sont fortement œdémateux. Le cœur est hypertrophié, la valvule tricuspide est dilatée et les cavités droites renferment des caillots abondants.

Quelques plaques d'athérome sur l'artère pulmonaire. Elles sont nombreuses à l'origine de l'aorte et incrustent les valvules sygmoïdes ainsi que la grande valve de la mitrale. Le foie est congestionné.

Les reins pèsent 180 et 190 grammes. Le rein droit est atteint d'hydronéphrose et se trouve réduit à une enveloppe ayant à peine 1 centimètre d'épaisseur, d'où partent une série de cloisons. La substance corticale est très atrophiée et décolorée.

Le rein gauche présente les mêmes lésions, mais à un stade moins avancé.

Observation LXXV. — MANG., 69 ans, cordonnier, entre le 8 juillet 1898, salle Parrot, lit n° 7. *Néoplasme de l'estomac.*

D'une bonne santé jusqu'ici, on ne trouve dans ses antécédents qu'une pneumonie (?) à l'âge de 35 ans, et la variole à l'âge de 20 ans. Depuis quelques années il est sujet aux bronchites, surtout l'hiver. A l'âge de 64 ans, à la suite de quintes de toux, il voit survenir une hernie inguinale droite. Pas alcoolique.

Depuis deux ou trois ans, il souffre fréquemment de l'estomac. Les digestions deviennent lentes et difficiles, il a constamment une sensation de pesanteur à l'épigastre. Ces troubles gastriques se sont accentués depuis cinq mois. A partir de cette époque (mars 98), il lui arrive souvent de vomir vingt minutes ou une demi-heure après le repas. Il tolère plus facilement les liquides et les légumes; la viande provoque du dégoût.

Depuis le mois d'avril, il a un point douloureux au niveau de l'épigastre.

Quelques jours avant son entrée à l'hôpital, il a des vomissements contenant des matières noires. Il n'a jamais eu de melæna.

Examiné à son entré, il paraît très amaigri, son teint est pâle, jaunâtre, il a l'aspect cachectique.

Il a peu d'appétit et une constipation opiniâtre. Son abdomen est rétracté, et la palpation permet de délimiter une masse dure, inégale, volumineuse, immobile, non douloureuse à la pression, s'étendant de l'épigastre à 6 ou 7 centimètres au-dessous de l'ombilic. Il existe une douleur vague de tout l'abdomen, douleur un peu plus accentuée au niveau de l'épigastre.

Dans le creux sus-claviculaire gauche, se trouve un ganglion dur, petit, mobile; on trouve également quelques ganglions inguinaux légèrement hypertrophiés. Il n'y a pas d'adénite cervicale.

L'examen de l'appareil respiratoire révèle un peu de matité au sommet droit et de l'emphysème.

Le cœur et le foie paraissent sains.

Les urines ne contiennent pas d'albumine.

9 juillet. — Injection sous-cutanée de glycose (10 grammes dans 90 grammes de solution). Les urines émises une heure et demie après l'injection contiennent des traces de sucre. Légère insuffisance glycolytique.

4 août. — Nouvelle injection de glycose, qui cette fois ne provoque pas de glycosurie.

25 octobre. — Pendant son séjour à l'hôpital, le malade s'est cachectisé progressivement sans incident particulier. La tumeur abdominale a augmenté peu à peu sans provoquer des douleurs bien vives. Il n'a jamais eu de vomissements depuis son entrée. Actuellement, il est très affaibli, ne mange presque pas, est pris depuis deux jours de diarrhée.

27 octobre. — Diarrhée persistante.

31 octobre. — Densité des urines : 1018. Pas d'albumine. Injection de bleu et de phloridzine (5 milligrammes).

Le bleu et le chromogène apparaissent une heure après l'injection.

Le malade meurt trois jours après l'injection, ayant encore du bleu dans les urines.

Les urines émises deux heures et demie après l'injection contiennent des traces de sucre au Fehling et au Nylander ; les urines émises ensuite n'en contiennent plus.

2 novembre. — Mort.

4 novembre. — *Autopsie.* — Les poumons sont libres d'adhérences. — La plèvre diaphragmatique est couverte de granulations cancéreuses. Dans les poumons, on ne trouve pas de noyaux profonds, mais les ganglions du hyle sont cancéreux, et ceux du médiastin, dégénérés également, forment une masse volumineuse.

Le cœur n'est pas altéré.

A l'ouverture de l'abdomen, les organes semblent rétractés et diminués de volume, surtout l'intestin dont le calibre est très réduit. Les ganglions mésentériques sont en pleine dégénérescence ; quelques-uns ont le volume d'une mandarine ; ils forment une chaîne ininterrompue sur toute la hauteur de la colonne vertébrale.

L'estomac, caché dans les fausses côtes, n'est pas modifié quant à ses dimensions. Sa portion pylorique (1/3 inférieur) est transformée en un cylindre à parois épaisses (plus de 1 centimètre), rigide, inextensible, mais encore perméable. Les ganglions de la petite courbure forment une masse volumineuse adhérente à l'estomac.

Le foie est farci de noyaux cancéreux dont la grosseur varie d'un pois à une noisette.

La face inférieure du diaphragme est le siège d'une éruption miliaire.

La rate est petite, mais non cancéreuse.

Les deux reins sont petits et bosselés. Le rein droit présente deux kystes; l'un sur le bord externe (gros comme une pomme), l'autre sur le bord interne (gros comme une noix). Il ne renferme pas de noyaux cancéreux. Le rein gauche ne présente rien à noter à l'œil nu.

Examen histologique des reins. — Sclérose sous-capsulaire très prononcée. De la périphérie partent des tractus fibreux irradiant dans la profondeur. De nombreux glomérules ont subi la transformation fibreuse. Un certain nombre de tubuli sont atrophiés; le plus grand nombre paraît sain.

Observation LXXVI. — Decoll., 72 ans, entré le 13 juin, salle Parrot, n° 26. *Cancer de l'estomac.*

Il a jusqu'ici joui d'une bonne santé; mais depuis trois semaines son appétit a diminué; il a notamment un dégoût très prononcé pour la viande. En même temps il éprouve des douleurs au niveau de l'épigastre.

Ce sont ces douleurs qui le déterminent à entrer à l'hôpital; elles siègent dans la région épigastrique et aussi dans l'hypochondre gauche.

D'ailleurs le malade ne prend plus que des aliments liquides depuis longtemps, et il est difficile de savoir l'influence de l'alimentation sur ses douleurs.

La paroi abdominale, sensible à la pression, se contracte et rend l'examen assez difficile. La matité stomacale paraît normale. Il n'y a jamais eu de vomissements ni alimentaires ni d'une autre nature. Les selles sont noires, et ont l'apparence caractéristique du goudron.

On ne trouve pas de ganglion dans le voisinage de la clavicule.

Le malade n'est pas cachectique, n'a pas d'œdème des jambes, mais il a un peu de subictère.

Son foie est de dimension normale.

Les urines ne contiennent pas d'albumine, mais renferment de l'urobiline et des pigments biliaires.

Le malade perd ses urines et ses matières.

16 juin. — Injection hypodermique de glycose (10 grammes dans 20 centimètres cubes de solution). Les urines émises deux, trois et quatre heures après l'injection contiennent des traces de sucre au Nylander. Plus tard elles ne réduisent plus les réactifs. Légère insuffisance glycolytique.

18 juin. — Le malade prend 150 grammes de sirop de sucre. Les urines, à aucun moment, ne réduisent les réactifs. Pas de glycosurie alimentaire.

20 juin. — Même état depuis son entrée.

21 juin. — Injection hypodermique de bleu de méthylène (5 centigrammes), et de phloridzine (5 milligrammes).

Le bleu et son chromogène apparaissent une heure et demie après l'injection, et disparaissent le quatrième jour au matin.

Des traces de sucre se montrent une demi-heure après l'injection. On en trouve encore un peu dans les urines rendues dans la soirée.

22 juin. — A la palpation, on sent de l'empâtement entre l'appendice xyphoïde et l'ombilic, empâtement qui dépasse de trois travers de doigts les fausses côtes droites, et qui ne dépasse pas la ligne médiane. La palpation de toute cette région détermine une assez vive douleur.

2 juillet. — Depuis hier soir le malade éprouve une douleur extrêmement vive au-dessus de l'ombilic, on ne peut exercer la plus légère pression à ce niveau sans arracher des cris au malade.

Décès dans la soirée.

4 juillet. — *Autopsie.* — A l'ouverture de l'abdomen on trouve au niveau de l'épigastre une poche bilobée formée de la façon suivante. L'estomac, atteint d'un épithélioma du pylore, présente à ce niveau une double perforation, l'une sur la face antérieure, l'autre sur la face postérieure. Des adhérences péritonéales se sont formées autour de ces perforations, et elles limitent une vaste poche dans laquelle s'est déversé le contenu stomacal.

Le foie, très volumineux ($2^{kg},800$), est atteint secondairement et bourré de noyaux cancéreux. Le lobe gauche notamment, très hypertrophié, recouvre la face antérieure de l'estomac. Les reins pèsent 180 grammes et ne présentent rien à noter.

Examen histologique des reins. — Sclérose très prononcée. De nombreux glomérules sont en voie de transformation fibreuse. Les tubuli sont dissociés par le tissu scléreux et atrophiés. Plusieurs sont kystiques et remplis d'un exsudat hyalin.

Néphrite saturnine (6 observations dont 1 avec autopsie).

Observation LXXVII. — Lenor., 31 ans, peintre, entré le 8 août 1898, salle Parrot, n° 29. A eu plusieurs coliques de plomb, actuellement présente des arthropathies et de l'albuminurie.

5 septembre. — Injection de bleu et de phloridzine (5 milligrammes). Traces de bleu au bout d'une heure. Peu de bleu dans les urines suivantes. Disparition le sixième jour.

Traces de sucre au bout d'une heure et demie avec le réactif de Nylander seulement. Les urines suivantes ne contiennent pas de sucre.

13 septembre. — Sorti sur sa demande.

Observation LXXVIII. — GARR., 56 ans, peintre en bâtiment, entré le 8 décembre 1898, salle Lorain, lit n° 4. Scarlatine à 10 ans. Il commence à travailler comme peintre à l'âge de 13 ans. A 26 ans, il a pour la première fois des coliques de plomb; depuis cette époque il a deux nouvelles crises de coliques saturnines, la dernière à l'âge de 50 ans.

A 43 ans, il entre à l'Hôtel-Dieu avec de l'albuminurie. Quelques jours auparavant il souffrait des reins et s'était mis un vésicatoire. Ce n'est d'ailleurs que huit jours après son entrée (10 à 12 jours après le vésicatoire) que l'anasarque se déclare; en même temps il a du délire, des vomissements. Au bout de huit jours son état s'améliore; mais à sa sortie de l'hôpital, après quatre mois, il avait encore un peu d'œdème, et de l'albumine dans les urines.

Il se remet au travail et cesse le régime lacté.

A 51 ans, grippe suivie d'otite moyenne avec perforation du tympan, depuis cette époque il a du coryza chronique avec un peu d'ozène; actuellement, il a de la rhinite chronique et l'odorat a complètement disparu.

Il y a quatre mois (septembre 1898) à la suite d'un refroidissement : frissons, courbature avec bronchite légère. Il se remet incomplètement et conserve des douleurs de reins, de l'œdème des jambes et des mains, des maux de tête surtout nocturnes et de l'anorexie.

A son entrée à l'hôpital, il présente de l'œdème des membres inférieurs, œdème variable d'un jour à l'autre, mais persistant; cet œdème remonte jusqu'à la ceinture; d'autre part les mains sont également gonflées et la face est bouffie parfois le matin.

Son teint est pâle, terreux; il aurait beaucoup maigri depuis quatre mois. L'appareil respiratoire, en dehors de la rhinite déjà mentionnée, qui donne lieu à un écoulement assez abondant (surtout par les choanes), offre à considérer quelques râles congestifs aux deux bases, surtout à gauche.

Le cœur n'a pas de bruit morbide; les artères sont dures et sinueuses.

L'appareil digestif semble également indemne.

Les réflexes sont normaux. Il y a un peu de faiblesse dans le poignet droit. Le malade se plaint constamment du froid, surtout aux jambes, qu'il ne peut parvenir à réchauffer; en tout temps il est obligé de se couvrir beaucoup, même pour travailler. Il éprouve aussi souvent la sensation de doigt mort. En dehors de l'œdème il n'offre pas de trouble trophique. La vue s'est affaiblie depuis quelque temps; il a souvent de la diplopie et des mouches volantes.

Il existe de la diminution de l'acuité auditive du côté droit avec de fréquents bourdonnements d'oreille. La perforation du tympan semble cicatrisée.

On trouve de ce côté une adénite cervicale composée d'un chapelet de ganglions durs et gros comme des noisettes, qui existent, d'après le malade, depuis son otite suppurée.

Il se plaint de céphalée en casque, survenant surtout la nuit et de douleurs lombaires assez vives.

Les urines sont claires, abondantes, ne contiennent ni albumine, ni sucre, ni chromogène. Sous l'action de l'acide nitrique, elles prennent une coloration rosée très vive.

10 décembre. — Densité des urines : 1010. Injection de bleu et de phloridzine. Le chromogène apparaît une heure et le bleu deux heures après l'injection ; il disparaît le sixième jour au matin.

A aucun moment les urines ne contiennent de sucre.

1er janvier 1899. — L'œdème augmente ; l'urine diminue, elle ne contient toujours pas d'albumine.

4 janvier. — Augmentation de l'œdème.

8 janvier. — Le malade présente de l'anasarque, il a une dyspnée assez vive causée par de l'œdème pulmonaire. Les urines sont toujours rares et ne contiennent pas d'albumine. Théobromine.

10 janvier. — Injection de phloridzine (5 milligrammes) qui ne provoque pas de glycosurie.

Les jours suivants l'œdème diminue peu à peu, la diurèse se rétablit et l'état s'améliore.

15 février. — Œdème du dos de la main droite avec douleurs vives provoquées par les mouvements des doigts. On sent en même temps une légère crépitation neigeuse au niveau des gaines synoviales du dos de la main. L'état général continue d'ailleurs à être bon.

Les jours suivants, cette poussée de synovite pseudo-rhumatismale s'étend aux gaines des membres inférieurs, sans modifier l'état général.

Au bout de dix jours environ, des enveloppements avec du salicylate de méthyle amènent la disparition de ces phénomènes.

19 février. — Injection dans la soirée de 50 milligrammes de phloridzine. Les urines émises dans la nuit contiennent des traces non dosables de sucre.

15 mars. — Même situation, pas d'albumine dans l'urine, bon état général.

26 mars. — Légère poussée de synovite crépitante à la face dorsale de la main droite. Bon état général.

7 avril. — Depuis hier soir la vue de l'œil gauche s'est obscurcie très rapidement.

Observation LXXIX. — Ross., 63 ans, peintre en bâtiment, entré le 26 mars 1899, salle Lorain, n° 22.

Peintre depuis l'âge de 20 ans, il n'a jamais présenté d'accidents d'intoxication saturnine, ni colique, ni paralysie, il se plaint seulement d'être un peu plus faible de la main droite.

Il ne travaille plus depuis environ un mois, date du début de sa maladie. Elle a débuté par des maux de reins, des maux de tête et des accès d'étouffement. Vers la même époque il s'aperçoit que sa vue baisse, il a de plus des bourdonnements d'oreille et l'ouïe diminue également. A son entrée à l'hôpital, on constate un myosis très prononcé, des troubles digestifs consistant en état saburral des voies supérieures, anorexie, nausées fréquentes sans vomissements, légère gastralgie, mais pas de constipation.

Les deux poumons présentent dans toute leur étendue des râles sibilants et ronflants. Au cœur on constate une ébauche de bruit de galop. Il n'y a pas d'œdème. Mais il se plaint de froid aux pieds et de sensation de doigt mort. Les artères sont dures et sinueuses.

Les urines sont abondantes, les mictions fréquentes, le malade depuis un mois est obligé de se relever sept à huit fois par nuit, elles contiennent parfois un peu de sang. Albumine 1 gramme par litre.

27 mars 1899. — Injection de bleu et de phloridzine. Le chromogène et des traces de bleu apparaissent au bout de trois quarts d'heure. Le bleu disparaît le neuvième jour.

On trouve des traces non dosables de sucre dans les urines émises trois quarts d'heure et une heure et demie après l'injection.

8 avril. — Le malade s'affaiblit de plus en plus, bien que la quantité d'albumine n'augmente pas dans les urines.

Injection de phloridzine. On constate un peu de sucre seulement dans les urines émises une heure après l'injection. La quantité d'urine sucrée (15 centimètres cubes) ne permet pas le dosage.

29 avril. — Même état général. Injection de phloridzine. A aucun moment les urines ne contiennent de sucre.

Observation LXXX. — Chamb., 52 ans, lapidaire, entré le 2 février 1898, salle Gérando, n° 24, passé le 19 mars salle Parrot, n° 13.

On relève dans ses antécédents : la rougeole à l'âge de 18 ans; des épistaxis fréquentes et abondantes l'obligeant à suspendre son travail entre 18 et 22 ans; à 24 ans la variole; à 28 ans il a pour la première fois des coliques de plomb, à la suite desquelles survient une paralysie radiale double qui dure trois ans; à 45 ans, nouvelle paralysie bilatérale qui dure dix-huit mois et qui débute aussi par une crise de colique saturnine. On constate à cette époque pour la première fois de l'albuminurie. En juillet 1898, apparaissent l'œdème des jambes, des maux de reins, des bourdonnements d'oreille et de l'obscurcissement de la vue. Il souffre également de crampes d'estomac, a souvent des étouffements nocturnes et des palpitations. Il remarque aussi que les mictions sont plus fréquentes.

Pendant six mois son état reste le même et l'empêche de travailler.

A son entrée dans le service de M. le Dr Giraudeau, il présente les accidents que nous venons de mentionner : on constate en outre que ses urines contiennent 6 grammes d'albumine par litre. La quantité des urines oscille entre 3^{l},5 et 4 litres.

A son passage dans le service de M. le Dr Achard, ces différents symptômes se sont amendés (deux mois de régime lacté). Il ne souffre plus de l'estomac, n'a plus d'essoufflements; le cœur ne présente rien à noter.

Il n'a plus d'œdème, mais on trouve chez lui de la cryesthésie, de la sensation de doigt mort et des fourmillements des mains et des pieds. La vue s'obscurcit au bout d'un instant de lecture.

Les urines oscillent entre 2 litres et 3^{l},500 et contiennent 50 centigrammes d'albumine par litre. Densité : 1 016.

20 mars. — Injection de bleu et de phloridzine. Le chromogène apparaît une demi-heure et le bleu une heure et demie après l'injection. Il disparaît le septième jour. Urines peu colorées. Le sucre apparaît au bout d'une demi-heure et son élimination dure trois heures.

Urines sucrées : 180 centimètres cubes; sucre éliminé : 0^{gr},820.

Depuis, l'état du malade reste stationnaire. Il a toujours environ 50 centigrammes d'albumine par litre d'urine.

Le 29 avril, le malade est envoyé à Vincennes.

Observation LXXXI. — Scher., 52 ans, étameur, entré le 19 janvier 1899, salle Gérando, n° 6, passé le 19 mars salle Parrot, n° 15.

Étameur depuis 15 ans, et exposé à l'intoxication saturnine, ce malade n'a jamais eu ni colique de plomb, ni paralysie. Il avoue des habitudes alcooliques (deux absinthes par jour), mais n'a pas de symptômes d'éthylisme.

Il s'est toujours bien porté jusqu'au mois d'octobre 1898. A cette date il est pris de maux de reins persistants, de faiblesse générale, et il commence à maigrir. Il n'a ni œdème des jambes, ni trouble gastrique, ni affaiblissement de la vue, mais il a des essoufflements fréquents.

Déjà malade depuis trois mois, il est atteint de pneumonie gauche et entre à l'hôpital Tenon (service de M. le Dr Giraudeau). On constate à son entrée 7 grammes d'albumine par litre d'urine. Sa pneumonie une fois guérie, on le maintient au régime lacté. Le taux d'albumine diminue un peu; mais lors de son passage dans le service de M. le Dr Achard, ses urines contiennent encore 6 grammes d'albumine par litre.

20 mars. — Teint pâle et terreux, il souffre encore un peu des reins, et se plaint d'avoir facilement froid aux pieds.

L'auscultation du cœur révèle un léger bruit de galop; les artères ne paraissent pas athéromateuses; pas d'œdème. Il ne présente pas de trouble respiratoire ni gastrique. La vue est restée bonne.

Les urines sont claires, abondantes, et le malade depuis le mois d'octobre 1898 a de la pollakiurie. Densité : 1 012.

Injection de bleu et de phloridzine. Le bleu apparaît au bout d'une demi-heure et disparaît le cinquième jour.

Le sucre apparaît au bout d'une heure, et son élimination dure deux heures.

Urines sucrées : 80 centimètres cubes; sucre éliminé : $0^{gr},456$.

Les jours suivants, bien que l'état général reste bon, l'albuminurie augmente. Le 23 mars, urines : $2^{l},500$; albumine : 15 grammes p. 100. Puis le chiffre d'urine s'abaisse et varie de 1 à 2 litres, l'albumine diminue également mais reste comprise entre 2 et 4 grammes par litre.

11 avril. — Depuis quelques jours l'albumine augmente un peu (de 4 à 5 grammes par litre). Il y a des traces d'œdème malléolaire. Le malade souffre un peu plus des reins; légère gêne respiratoire.

Injection de phloridzine. Les urines émises une heure après l'injection contiennent seules des traces indosables de sucre.

Depuis, l'albuminurie reste assez élevée bien que le malade soit au régime lacté et qu'il ne présente aucun autre trouble.

22 avril. — Albumine : 10 grammes. Le malade sort sur sa demande.

Observation LXXXII. — Rol., âgé de 60 ans, peintre en bâtiment, entré le 18 août 1898, salle Lorain, n° 20.

Ce malade, peintre depuis sa jeunesse, a eu sa première colique saturnine en 1868.

En 1870, il est atteint de paralysie saturnine des deux avant-bras. Depuis cette époque, il a conservé de l'atrophie et de la faiblesse des muscles de cette région, et il ne peut actuellement étendre ses poignets.

Il a eu un certain nombre de coliques de plomb depuis cette date, la dernière est du mois de juin. Soigné à l'hôpital, dans un autre service, on lui découvre de l'albuminurie et on le met au régime lacté.

Il sort sur sa demande le 17 août, mais le 18 au soir il est amené dans le service, complètement ivre.

Examiné le 18 août, il présente un tremblement généralisé des membres et de la tête; il ne peut se tenir debout. Les réflexes rotuliens sont conservés, bien qu'il ait une atrophie musculaire très marquée des extenseurs surtout à droite.

L'appareil pulmonaire et l'appareil circulatoire semblent indemnes. Le volume du foie est normal.

La langue est couverte d'un enduit jaunâtre. Anorexie.

Les urines sont albumineuses.

Il n'y a ni œdème des jambes, ni bouffissure de la face.

A la racine des cuisses, sur l'abdomen et sur les bras, existent des taches de purpura très petites (têtes d'épingle).

Le malade est toujours somnolent et ne peut être tiré que difficilement de sa torpeur.

On pratique une injection hypodermique de bleu de méthylène et de phloridzine (5 milligrammes). Le bleu n'apparaît dans l'urine qu'au bout de trois heures.

Pas de sucre dans l'urine.

Le bleu et le chromogène persistent dans les urines jusqu'à la mort du malade (survenue dix jours après l'injection).

20 août. — Dosage de l'albumine : 1 gramme par litre.

L'état somnolent du malade augmente progressivement.

Les taches purpuriques jaunissent et commencent à s'effacer.

25 août. — Coma, soubresauts, exagération des réflexes et tremblement généralisé. Les yeux sont fixes sans myosis, la respiration est bruyante, profonde. La température, qui depuis quatre jours oscillait entre 36°,5 et 37, remonte à 37°,5. Le poul petit, irrégulier = 84.

26 août. — Agitation et délire nocturne.

Injection de 5 centigrammes de phloridzine pour la recherche de la glycémie. Cette dose relativement forte ne provoque pas de glycosurie.

28 août. — Décès. (La température s'était élevée à 38, le 27.)

29 août. — *Autopsie.* — Cœur hypertrophié (surtout le ventricule gauche), insuffisance aortique et plaques athéromateuses de l'aorte.

Foie : 1 490 grammes, très congestionné.

Cerveau : œdème.

Reins : ils pèsent chacun 120 grammes, petits et blancs, leur surface est légèrement bosselée et présente de fines granulations jaunâtres du volume d'une tête d'épingle, encerclées d'un réseau vasculaire fin. Ils se décortiquent facilement. Dans le rein gauche on trouve à la coupe un petit kyste.

Examen histologique — Sclérose très prononcée, principalement sous la capsule. Un grand nombre de glomérules sont tout à fait fibreux. Un grand nombre de tubuli sont atrophiés, englobés dans la sclérose ; d'autres sont élargis et tapissés d'un épithélium aplati. Certains tubes ont un épithélium gonflé, granuleux, en voie de desquamation. Les vaisseaux du rein présentent des lésions d'endartérite.

Infection urinaire (4 observations dont 1 avec autopsie).

Observation LXXXIII. — Ler., 53 ans ; entrée le 13 juillet, salle Maurice-Raynaud, n° 19.

Malade atteinte d'un *cancer de l'utérus* qui a envahi le petit bassin, et a provoqué des troubles urémiques.

Les urines sont rares, difficiles à recueillir car la malade les perd dans son lit. État semi-comateux.

21 juillet 1898. — Injection de bleu et de phloridzine.

Les urines recueillies une heure après l'injection ne contiennent ni bleu, ni chromogène, ni sucre. Un peu de bleu dans les urines recueillies dans la soirée, pas de sucre ; le quatrième jour, trace de bleu sur les draps.

24 juillet. — Décès. Opposition à l'autopsie.

Observation LXXXIV. — Courb., 65 ans, charretier, entré le 17 novembre 1898, salle Lorain, n° 6.

Dans ses commémoratifs on ne trouve qu'une variole à l'âge de 5 ou 6 ans, jamais de rhumatisme, ni de syphilis, ni de blennorrhagie.

Le malade entre pour l'incontinence d'urine qui dure depuis environ quatre mois; d'intelligence très obtuse, on a beaucoup de peine à en tirer quelques renseignements. Il se plaint de faiblesse, de lassitude. Il ne présente d'ailleurs aucun trouble fonctionnel des appareils digestif, pulmonaire, circulatoire ou nerveux. Il n'a pas d'œdème, ni de céphalée. Il est très athéromateux.

Les urines sont troubles, assez pâles, abondantes, et laissent un dépôt purulent abondant.

9 novembre. — Densité de l'urine : 1 009. Injection de bleu et de phloridzine (5 milligrammes). Le bleu et son chromogène apparaissent deux heures après l'injection. Les urines sont peu colorées et leur coloration bleue ne disparait que le huitième jour au matin.

A aucun moment on ne peut décèler la présence du sucre.

Quelques jours plus tard, dans le but de rechercher si le pus n'a pas sur les urines sucrées une action glycolytique, et qui expliquerait l'absence complète de sucre à la suite de l'injection de phloridzine, on mêle une quantité égale d'une même solution de glycose à 100 grammes d'urine purulente et à 100 grammes d'eau. Au bout de deux heures, le dosage au Fehling indique exactement la même teneur en glycose des deux liquides. Il n'y a donc pas eu chez ce malade destruction du sucre de l'urine pendant qu'elle séjournait dans l'appareil excréteur (calice, bassinet, uretère ou vessie); il y a eu absence complète de glycosurie phloridzique.

20 novembre. — La température s'élève à 38°, le malade se plaint d'éblouissements depuis quelques jours.

25 décembre. — L'état est toujours le même, il y a parfois de légères élévations de température; l'appétit reste assez bon. Depuis quelques temps on remarque le soir un peu d'œdème malléolaire.

1er mars 1899. — L'état du malade n'a pas varié. Il a toujours de la pyurie et de l'incontinence. Son état général est assez bon.

Il sort sur sa demande.

Observation LXXXV. — Lay., 70 ans, brossière, entrée le 12 novembre 1898, salle Colin, n° 12, passée salle Maurice-Raynaud, n° 8, le 19 décembre 1898.

Cette malade n'aurait jamais eu de maladie grave; elle présente cependant une scoliose très accentuée, d'origine rachitique. Elle a eu néanmoins douze enfants; ses grossesses et accouchements furent faciles.

Il y a deux ans, elle a eu une métrorrhagie abondante qui dura deux jours.

Depuis cette époque, elle a souvent des accès d'étouffement, et a de fréquentes bronchites ; l'œil gauche s'obscurcit peu à peu, puis un an et demi plus tard l'œil droit est altéré à son tour ; actuellement la malade est presque complètement aveugle.

Au début de novembre, elle a de l'œdème des jambes, ses étouffements augmentent de fréquence et d'intensité, elle entre à l'hôpital, (service de M. Béclère). On constate la présence d'albumine dans l'urine.

Le régime lacté l'améliore un peu.

Examinée lors de son passage dans le service (fin décembre) on constate du côté de l'appareil respiratoire de la dyspnée (32 à la minutes) avec quelques râles congestifs aux deux bases.

Les bruits du cœur sont assourdis par l'emphysème pulmonaire, mais réguliers; pouls : 100. Artères dures et sinueuses. Œdème des extrémités inférieures.

La malade est au régime lacté depuis son entrée à l'hôpital.

La bouche est sèche, la langue rouge, elle a eu quelques vomissements au début.

Elle éprouve une céphalée continuelle péri-orbitaire. Elle souffre parfois de crampes gastriques nocturnes, surtout lorsqu'elle prend des aliments solides. Elle a souvent des frissons suivis d'une légère transpiration. Pas de fièvre.

Les urines contiennent de l'albumine et du pus.

20 décembre 1898. — Injection de bleu et de phloridzine. Le chromogène et de traces de bleu apparaissent seulement au bout de deux heures. Le bleu disparaît le septième jour.

On trouve du sucre dans les urines émises deux heures, trois heures et quatre heures après l'injection.

Les urines sucrées s'élèvent au chiffre de 100 centimètres cubes contenant 0gr,208 de sucre.

Pendant le mois de janvier 1899, pas de modification.

2 février. — Vomissements. Depuis quelques jours la malade a des vomissements jaunâtres, muqueux, qui contiennent 20 p. 100 d'urée.

7 février. — Attaques épileptiformes pendant la nuit.

8 février. — La malade est semi-comateuse, elle a des attitudes cataleptoïdes. Une dyspnée intense sans respiration de Cheyne-Stokes bien nette.

10 février. — Décès. Opposition à l'autopsie.

Observation LXXXVI. — Mart., 52 ans, cordonnier, entré le 17 août 1898, salle Parrot, n° 21.

Dans ses antécédents il ne présente rien de particulier à noter, sauf l'absinthisme. Sa femme est morte tuberculeuse il y a huit ans; il a une fille âgée de 18 ans bien portante.

En mai 1898 il est atteint de pleurésie gauche. Entré le 16 mai salle

Barth, on lui met d'abord des ventouses scarifiées sur le côté, trois semaines plus tard on fait une ponction qui laisse écouler 1 litre de liquide séreux. Il séjourne à Vincennes du 13 juillet au 5 août. A sa sortie, il ne peut se remettre à travailler, il est toujours très faible, souffre du côté et présente un peu d'œdème des jambes le soir.

Il entre de nouveau à l'hôpital le 17 août, et se plaint surtout de douleur le long du sciatique gauche. Son état général est cependant bon, sa sciatique s'améliore rapidement et il peut se lever. Il reste néanmoins dans le service.

Dans les premiers jours d'octobre, on remarque un dépôt dans ses urines et on apprend que depuis quelques années il urine difficilement; il a eu une blennorrhagie à l'âge de 19 ans et présente un rétrécissement consécutif. Il est resté quelquefois plusieurs heures sans pouvoir pisser, on a déjà été obligé de le sonder. Ordinairement l'urine ne coule que goutte à goutte, et il lui arrive souvent de la perdre dans son lit. Ses urines sont colorées et l'examen histologique de leur dépôt montre qu'il est formé de globules de pus. Elles contiennent environ 1 gramme d'albumine. Il n'a jamais eu de douleurs rénales. L'examen du malade confirme d'ailleurs le diagnostic de néphrite ascendante. Son faciès est pâle, légèrement bouffi, il a de l'œdème des jambes et des cuisses.

Le malade se plaint de manquer d'air, il est en proie à une dyspnée légère (R = 28), a une toux grasse et fréquente et présente des expectorations muco-purulentes aérées. Son thorax est légèrement bombé, ses épaules élevées, il a l'attitude de l'asthmatique. Il y a un peu d'œdème de la paroi thoracique à la base gauche, d'ailleurs le malade, qui se plaint constamment de son côté gauche, reste couché sur ce côté. Il y a un peu de submatité de ce côté et l'auscultation révèle des râles sonores et humides dans toute la poitrine avec prédominance à gauche. Ce sont des signes d'emphysème et de bronchite chronique.

Le pouls est à 96, régulier, assez fort, son cœur ne peut être limité par la percussion et on ne peut en sentir battre la pointe. Les battements sont réguliers, assez forts, il existe un souffle au premier temps circonscrit à la pointe (probablement extra-cardiaque).

Le malade est constipé depuis longtemps. Actuellement il a la langue couverte d'un enduit blanchâtre, la bouche sèche, une soif intense et une douleur sourde et constante au niveau de l'épigastre. La paroi de l'abdomen est épaissie et commence à s'infiltrer d'œdème du côté où le malade se couche.

La vue est faible déjà depuis quelques années; il y a un myosis prononcé.

L'albuminurie augmente les jours suivants.

12 octobre. — Injection sous-cutanée de bleu de méthylène : 5 centigrammes, et de phloridzine : 5 milligrammes.

Au bout d'une demi-heure les urines contiennent un peu de chromogène de bleu, mais le bleu en nature n'apparaît qu'au bout d'une heure, les urines sont d'ailleurs peu colorées et cessent de contenir du bleu le troisième jour au soir.

Deux heures après l'injection, les urines contiennent des traces très légères de sucre avec le réactif de Nylander, elles ne réduisent pas la liqueur de Fehling. Les urines émises ensuite ne contiennent plus de sucre.

23 octobre. — Décès.

24 octobre. — *Autopsie.* — A l'ouverture du thorax on trouve une symphyse pleurale totale à gauche avec épaississement de la plèvre. Le parenchyme des deux poumons est très œdémateux et flotte entre deux eaux.

Il existe également de la symphyse péricardique. Le cœur flasque et mou se déchire sous le doigt. Il y a de l'athérome et de la calcification des valvules de l'aorte. La valvule mitrale est également incrustée de sels calcaires.

La rate pèse 270 grammes ; elle est grosse, dure, noirâtre.

Le foie pèse 1400 grammes ; il est petit, de consistance ferme et d'aspect muscade.

La vessie a sa paroi épaissie : sa muqueuse présente des saillies en forme de colonnes et des taches rouges ecchymotiques. Elle contient de l'urine purulente et hématique.

Les reins pèsent 400 grammes. Leur surface est lisse et leur capsule se décortique facilement. A la coupe, ils sont de couleur rouge. Dans les bassinets et calices on trouve un peu de liquide laiteux purulent.

Examen histologique des reins. — Les tubes droits ne paraissent pas atteints ; on remarque quelques petits îlots scléreux. Il n'y a pas de dégénérescence graisseuse des tubuli. Les glomérules sont d'aspect normal.

Tuberculose et Néphrite (7 observations dont 6 avec autopsie).

Observation LXXXVII. — Gav., 36 ans, tailleur de glace, entré le 24 février 1899, salle Parrot, n° 19. Comme antécédent, ce malade ne présente que l'alcoolisme. Il a longtemps pris journellement deux à trois absinthes et trois ou quatre litres de vin.

Hémoptysie il y a cinq ans, à la suite de laquelle il reste trois semaines à l'hôpital Saint-Antoine. Il reprend son travail à sa sortie, mais avec de fréquentes interruptions. Il est soigné successivement à Saint-Antoine pour de la laryngite (service de M. Lermoyez), à Saint-Louis pour de la tuberculose du testicule droit (il existe actuellement deux fistules au scrotum), à Tenon (service de M. Talamon) où il reste un mois en 1897.

Depuis, il a pu reprendre un peu de travail, mais la dyspnée augmente, les quintes de toux sont plus fréquentes. L'appétit reste bon, et il ne souffre pas de l'estomac.

Il entre à l'hôpital parce qu'il se sent beaucoup plus oppressé depuis quelques jours.

Examiné à son entrée, ce malade est très cyanosé, en proie à une vive dyspnée. L'auscultation fait entendre des râles sous-crépitants fins, disséminés dans toute la poitrine (bronchite généralisée). Ces signes prédominent aux sommets. Toux et expectoration fréquentes ; crachats purulents et hémoptoïques. Respiration : 28. Voix éteinte, voilée, mais pas de douleur du larynx.

Le cœur, assez difficile à ausculter, ne présente rien à noter. Le pouls, très petit, irrégulier, est à 120°. Pas d'œdème des jambes. La langue est blanche, sèche; il y a de l'anorexie, mais pas de constipation. Le foie déborde d'un travers de doigt.

Le testicule et l'épididyme droits sont volumineux, durs, pas douloureux, et le scrotum présente à leur niveau deux fistules. Les urines contiennent 50 centigrammes d'albumine par litre; elle sont abondantes, et les mictions sont très fréquentes. Le malade se lève plusieurs fois par nuit pour uriner. Densité : 1 019.

Il n'a pas de trouble de la vue, ni de cryesthésie. Les artères radiale et temporale ne sont pas athéromateuses.

Ventouses et régime lacté.

26 février. — Même état. Injection de bleu et de phloridzine. Trois heures après l'injection vomissement bilieux, bleu verdâtre. Les matières traitées par le sous-acétate de plomb et filtrées donnent un liquide opalescent bleuâtre, où on trouve du bleu en nature par la nitrobenzine.

Le bleu apparaît au bout d'une heure et disparaît le cinquième jour. On trouve un peu de sucre dans les urines émises une heure, quatre heures et cinq heures après l'injection.

Urines sucrées : 40 centimètres cubes; sucre éliminé : 0gr,082.

27 février. — Même état. Pas de vomissements.

1er mars. — Amélioration de l'état général.

27 mars. — Depuis, l'état s'est amélioré, la poussée de bronchite a disparu. Les urines contiennent assez régulièrement de 25 à 50 centigrammes par litre.

28 mars. — Injection de phloridzine (5 milligrammes). On constate du sucre dans les urines émises une demi-heure après l'injection.

Urines sucrées : 45 centimètres cubes; sucre éliminé : 0gr,138.

Observation LXXXVIII. — Bey., 21 ans, sculpteur, entré le 12 novembre 1898, salle Parrot, n° 12.

Depuis deux ans il a de fréquentes bronchites; il travaille d'ailleurs constamment dans la poussière. Au commencement de 1897 il fait un séjour de deux mois dans le service à la suite d'hémoptysies. Il commence également à cette époque à souffrir des oreilles et a perdre l'ouïe. (Il n'aurait jamais eu d'écoulement d'oreilles.)

Depuis, il séjourne dans les différents services de médecine de l'hôpital Tenon, et il a des hémoptysies très abondantes. En dernier lieu il était dans le service de M. Chaput, où il fut opéré d'un abcès à la marge de l'anus.

A son entrée dans le service on constate de la matité aux deux sommets, des râles humides nombreux dans toute la poitrine avec prédominence aux sommets. Il présente également une surdité complète.

La température oscille entre 37°,5 et 39°,5.

Dans les derniers jours du mois de novembre surviennent une diarrhée peu abondante et de l'œdème des membres inférieurs.

Pas d'albumine dans l'urine.

6 décembre. — L'œdème remonte un peu; le ventre est météorisé, douloureux; la diarrhée diminue.

Les jours suivants les douleurs de ventre augmentent, on constate un peu d'ascite, la paroi abdominale est œdémateuse, et il y a un léger œdème des bourses.

15 décembre. — Aggravation de l'état général. Albuminurie légère, urobiline dans l'urine.

16 décembre. — Purpura du côté gauche du thorax, se présentant sous forme d'une bande horizontale large de 3 doigts et longue de 40 centimètres. Quelques taches de purpura sont également disséminées sur les jambes.

Densité de l'urine : 1011. Injection de bleu et de phloridzine. Le bleu et son chromogène apparaissent une heure après l'injection. Le malade meurt le cinquième jour, ayant encore du bleu dans l'urine.

Les urines, recueillies d'heure en heure, ne contiennent pas de sucre.

17 décembre. — Érysipèle à la région pubienne et à la face interne des cuisses. Œdème considérable des bourses.

18 décembre. — Extension de l'érysipèle, qui est nettement limité par un bourrelet rosé très douloureux à la pression.

19 décembre. — Décès à 8 heures du matin.

20 décembre. — *Autopsie.* — La cavité péritonéale contient une sérosité citrine abondante ; pas de fausses membranes. La surface de l'intestin grêle est parsemée de nombreuses granulations tuberculeuses, abondantes surtout aux points qui correspondent aux ulcérations intestinales.

Le foie (1590 grammes) est gros, bosselé, atteint de dégénérescence graisseuse.

Les reins sont blancs, mous et ne présentent pas de tubercule apparent. Ils pèsent ensemble 280 grammes.

Entre l'extrémité supérieure du rein droit et la face inférieure du foie se trouve un kyste hydatique gros comme un œuf de pigeon, adhérant à ces deux viscères.

La rate (170 grammes) est normale.

Les poumons sont peu adhérents à la paroi thoracique. Au sommet gauche se trouve une petite caverne. On trouve de petits tubercules caséeux et d'abondantes granulations miliaires disséminées dans les deux poumons.

Le cœur est normal.

L'examen histologique du rein révèle une dégénérescence très marquée de l'épithélium des tubuli, la plupart des noyaux ne se colorent pas. Les préparations à l'acide osmique montrent une dégénérescence graisseuse considérable des tubuli et des tubes droits. Les glomérules semblent intacts.

Observation LXXXIX. — Den., 31 ans, menuisier, entré le 6 juin, salle Lorain, lit n° 17.

Il n'a conservé le souvenir d'aucune maladie; il a fait son service militaire comme musicien (instrument à vent). En sortant du régiment il s'est marié et a eu trois enfants. Le premier est mort du croup; il lui reste une petite fille de 11 ans bien portante, et une autre de 4 mois, actuellement malade de la rougeole à l'hôpital Trousseau. Sa femme est atteinte de bronchite depuis trois semaines.

Lui-même souffre d'une bronchite depuis environ deux mois. Ses forces ont diminué, l'appétit a disparu; la toux, de plus en plus fréquente, survient surtout après les repas et provoque des vomissements. Les crachats sont souvent striés de sang. Le soir il y a de légers frissonnements suivis de sueurs nocturnes abondantes. Depuis cinq semaines il ne peut travailler et reste couché la plupart du temps.

Depuis quelques jours le malade remarque assez fréquemment de l'œdème des jambes, survenant quand il se lève. Il a des maux de tête, et sa vue s'obscurcit par instant. Le matin il a souvent la figure bouffie.

Le malade a un teint blafard, des yeux bouffis, un peu d'œdème malléolaire; il a une dyspnée assez vive.

Il existe de gros râles humides au sommet des deux poumons, avec prédominances à droite et retentissement caverneux quand le malade tousse.

L'auscultation du cœur révèle un bruit de galop. Albumine dans l'urine.

13 juin. — Du 6 au 13 juin, la température oscille entre 38° et 39°.

14 juin. — Injection de bleu de méthylène (5 centigrammes) et de phloridzine (5 milligrammes).

Le bleu apparaît dans les urines une demi-heure après l'injection et disparaît le troisième jour (on constate encore ce jour-là, 16 juin, des traces de chromogène).

Le sucre n'apparaît dans l'urine qu'une heure et demie après l'injection, les urines émises deux heures et demie après l'injection en contiennent encore des traces, puis elles ne réduisent plus la liqueur cupro-potassique.

22 juin. — La dyspnée augmente, on entend des râles fins et humides dans la hauteur des deux poumons.

Depuis le 14, la température, oscille entre 37° et 38° en dépassant parfois, le soir, ce maximum de 2 dixièmes.

28 juin. — La quantité d'urine émise journellement du 22 au 28 a varié de 1[l],5 à 2[l],5. — Décès.

29 juin. — *Autopsie.* — On trouve : dans le lobe supérieur du poumon droit deux cavernes grosses chacune comme une noix et situées en plein parenchyme; des noyaux de broncho-pneumonie disséminés dans les deux poumons; de l'œdème pulmonaire (les côtes laissent leur empreinte sur les deux poumons).

Le cœur est distendu, et la distension porte surtout sur le ventricule droit et l'oreillette droite, qui contient un gros caillot adhérent dans l'auricule. Il n'y a pas de lésions valvulaires. Le tube digestif ne présente rien à noter, sauf quelques ganglions mésentériques augmentés de volume. Le foie est gros, volumineux.

Les reins sont gros, blancs, se décortiquent facilement. A la coupe, la substance corticale paraît blanche, sauf en quelques points où elle est restée rosée. Les pyramides sont légèrement décolorées. Type de gros rein blanc de néphrite parenchymateuse.

Examen histologique des reins. — Il existe un peu de sclérose. A part quelques glomérules qui ont subi la transformation fibreuse, la plupart sont sains. Dans les tubes, on trouve des exsudats hyalins; les cellules sont un peu granuleuses et tuméfiées; leur noyau reste colorable.

Les préparations à l'acide osmique montrent une dégénérescence graisseuse très prononcée des tubuli.

Observation XC. — Dub., 58 ans, ajusteur, entré le 20 octobre 1898, salle Lorain, n° 16.

On relève dans ses antécédents le paludisme, la syphilis et la blennorragie. Il y a quatre ans, hématurie légère qui ne dure que vingt-quatre heures, elle s'accompagne de quelques picotements de l'urètre et depuis ne se renouvelle pas.

Il souffre d'une bronchite depuis cinq mois; tousse fréquemment et a une expectoration abondante, jamais d'hémoptysie. Il a des transpirations nocturnes, maigrit beaucoup, perd l'appétit et s'affaiblit rapidement.

A son entrée à l'hôpital, l'examen du poumon fait constater une caverne au sommet gauche et un début de ramollissement au sommet droit. Il existe de l'anorexie, la langue est couverte d'un enduit blanchâtre; il souffre souvent de l'estomac et ne se nourrit plus que de lait et de bouillon.

Le malade est très affaibli, il a une teinte blafarde, se plaint de bourdonnements d'oreilles, parfois d'un peu d'obscurcissement de la vue.

Il souffre de douleurs lombaires. Les urines sont abondantes (2 litres environ), pâles et laissent un léger dépôt purulent. Il a de la pollakiurie se relève trois ou quatre fois par nuit pour uriner.

Elles contiennent un peu d'albumine.

Au bout de quelques jours le dépôt purulent disparaît, ainsi que l'albumine. Cette dernière reparaît de temps en temps, à certains moments de la journée, mais toujours en très faible abondance.

23 octobre. — Traces d'albumine dans l'urine. Injection de bleu et de phloridzine (5 milligrammes). Le chromogène apparaît une demi-heure et le bleu une heure après l'injection. Il disparaît le quatrième jour.

On constate des traces de sucre dans les urines émises une heure et deux heures après l'injection.

30 novembre. — Il existe une caverne considérable au sommet gauche, en avant, avec infiltration de tout le poumon de ce côté. A droite, râles humides abondants.

Il y a toujours de l'anorexie, la langue est sèche, pas de diarrhée.

Pas d'albumine dans l'urine. Densité : 1 013.

Injection de bleu et de phloridzine. On voit apparaître le chromogène une demi-heure et le bleu une heure après l'injection. Il disparaît le quatrième jour.

On trouve un peu de sucre dans les urines une demi-heure, une heure et deux heures après l'injection.

1er décembre. — Albuminurie considérable. Les urines ne contiennent que du chromogène. Le malade est dyspnéique et légèrement cyanosé.

Injection de phloridzine (5 milligrammes). Le sucre apparaît dans les urines une demi-heure après l'injection et persiste pendant cinq heures et demie. Le volume des urines sucrées est de 530 centimètres cubes, et le sucre éliminé s'élève à 1gr,828.

3 février. — Le malade n'a plus d'albumine dans les urines depuis quelques jours. Injection de phloridzine. Le sucre apparaît au bout d'une demi-heure et persiste dans les urines émises une heure et deux heures après l'injection.

Urines sucrées : 230 centimètres cubes ; sucre éliminé : 2gr,269.

19 février. — Au soir, injection de 5 centigrammes de phloridzine pour la recherche du sucre dans la sueur. Les urines émises dans la nuit contiennent 2gr,025 de sucre.

27 février. — État général très mauvais. Le malade est de plus en plus cachectique. Pas d'albumine dans l'urine.

Injection de bleu et de phloridzine (5 milligrammes). Le bleu apparaît au bout de deux heures. Le malade meurt le troisième jour, ayant encore du bleu dans l'urine.

Il y a un peu de sucre dans les urines émises une heure, deux heures et trois heures après l'injection.

Urines sucrées : 130 centimètres cubes ; sucre éliminé : 0gr,693.

Les urines émises une heure après l'injection laissent un dépôt considérable de pus. Les urines émises d'heure en heure continuent à renfermer du pus jusqu'à 3 heures du soir.

28 février. — Affaiblissement progressif.

1er mars. — Décès à minuit.

2 mars. — *Autopsie.* — Les deux poumons présentent d'anciennes lésions de tuberculose chronique. Il reste une vaste caverne au sommet gauche.

Le cœur est normal.

Le foie, gras, présente à la coupe l'aspect de cirrhose graisseuse.

La vésicule biliaire renferme environ 60 centimètres cubes de bile colorée en jaune verdâtre. Après défécation par le sous-acétate de plomb et le sulfate de soude, on obtient un liquide clair qui ne contient ni bleu ni chromogène, mais qui réduit légèrement la liqueur de Fehling et le réactif de Nylander.

Les reins pèsent 150 grammes (le gauche) et 135 grammes (le droit), sont pâles, se décortiquent facilement, et sur la coupe paraissent fortement décolorés.

Les bassinets et les uretères ne renferment pas de pus.

La vessie renferme quelques gouttes de pus, sa muqueuse est rouge ecchymotique par places, mais ne présente pas d'ulcération.

L'examen histologique du rein fait constater une dégénérescence graisseuse très prononcée.

Observation XCI. — Mar. A., 20 ans, garçon boucher, entré le 8 janvier 1898, salle Parrot, lit n° 27.

Depuis deux mois le malade souffre d'une bronchite qui détermine une toux incessante avec une expectoration contenant parfois des petits filets de sang; il est d'ailleurs sujet à des bronchites qui surviennent chaque hiver.

A son entrée à l'hôpital on constate de la matité au sommet du poumon gauche, en avant et en arrière; l'auscultation révèle de ce côté des râles sous-crépitants et cavernuleux, surtout perceptibles en avant. A droite on n'entend que des craquements et de la rudesse inspiratoire.

Les battements cardiaques sont rapides (85-100), mais réguliers, et ne présentent pas de bruits anormaux.

Les dimensions du foie sont normales, il ne dépasse pas les fausses côtes, cependant la percussion en est douloureuse.

Les urines sont colorées, mais ne contiennent ni urobiline, ni chromogène, ni albumine, ni pigments biliaires.

Il existe depuis quelques jours une diarrhée qui provoque de quatre à six selles par jour.

Le malade a beaucoup maigri, et chaque nuit surviennent des transpirations abondantes.

La tuberculose continue à évoluer d'une façon subaiguë.

La température oscille entre 38°,5 et 39°,5. Le malade se cachectise.

14 avril. — On perçoit nettement du souffle caverneux à gauche et des gargouillements à droite.

21 avril. — La température continue à s'élever (39°,5-40°).

Le malade se plaint de son foie, qui est volumineux et dépasse les fausses côtes de trois travers de doigts. L'examen en est assez douloureux pour lui arracher des cris.

L'urine contient de l'urobiline et du chromogène, mais pas d'albumine.

4 mai. — L'urine ne contient plus d'urobiline, mais présente des traces d'albumine.

20 mai. — L'albumine a augmenté régulièrement, et maintenant atteint le chiffre de 2 grammes par litre. L'urobiline n'a plus reparu.

22 mai. — Injection sous-cutanée de 5 milligrammes de phloridzine. Une demi-heure après l'injection, on constate dans l'urine des traces de sucre à l'aide des réactifs de Fehling et de Nylander.

Les urines, prises ensuite d'heure en heure, ne contiennent plus de sucre.

7 juin. — Œdème douloureux des membres inférieurs. L'albumine reste à 2 grammes par litre. Diarrhée intense profuse. Fièvre hectique.

20 juin. — Collapsus. (Le matin 35°,6 et 36°,3 le soir.) Le malade meurt dans la nuit.

Examen histologique du rein. — Il existe dans le tissu interstitiel une infiltration leucocytique par îlots, principalement autour des glomérules et autour des tubuli. Un grand nombre de glomérules sont en dégénérescence amyloïde. Dans les tubuli, les cellules sont desquamées; souvent le noyau n'est pas colorable; la lumière de certains d'entre eux est oblitérée par les débris cellulaires et par des exsudats hyalins.

Observation XCII. — Gous., 41 ans, entré le 12 avril 1899, salle Lorain, n° 5. *Granulie.*

Malade depuis environ trois semaines, et soigné pour une bronchite; il avait, paraît-il, un peu de fièvre le soir.

A son entrée, état général grave, figure légèrement congestionnée, pommettes rouges; un peu d'excitation cérébrale sans délire. Lèvres fuligineuses; langue sèche et rôtie; muqueuse buccale rouge; soif vive. Le ventre est météorisé, mais pas douloureux. Légère diarrhée.

Respiration rapide; point de côté à droite. Submatité à la base droite. A ce niveau la respiration est obscure. Quelques craquements et respiration soufflante au sommet du même côté. Pas de signe appréciable du côté gauche.

Pas de trouble cardiaque; pouls régulier et rapide.

Les urines sont rares, foncées, ne contiennent ni urobiline ni chromogène d'urobiline, mais renferment de l'indican et sont très albumineuses. (Elles ne se précipitent pas dans le tube d'Esbach.) Densité : 1 014.

Température : 40°.

14 avril. — Même état; la température oscille entre 39° et 40°. Pas de stupeur; dyspnée plus vive. Rate de volume normal.

Injection de bleu et de phloridzine. Le bleu n'apparaît qu'au bout d'une heure, et persiste jusqu'à la mort.

A aucun moment les urines ne contiennent de sucre.

15 avril. — La dyspnée est très vive. Le malade souffre de la gorge, et sa voix est un peu voilée.

Décès à 9 heures du soir.

17 avril. — *Autopsie.* — Symphyse pleurale totale des deux poumons. Caverne en partie cicatrisée du poumon gauche.

A la coupe, les deux poumons, très congestionnés, offrent dans leur moitié inférieure l'apparence d'une véritable splénisation; on aperçoit en outre de nombreuses granulations miliaires.

Le péricarde renferme environ 100 grammes de liquide citrin; il ne présente, ainsi que le cœur, aucune lésion.

L'intestin et le péritoine semblent également indemnes.

Le foie est gras. La rate est très grosse, et sa pulpe est considérablement ramollie.

Les deux reins pèsent ensemble 420 grammes; ils sont gros, et sur la coupe la substance corticale a une teinte blanchâtre qui contraste avec la coloration foncée des pyramides.

Examen histologique des reins. — Dégénérescence graisseuse d'un certain nombre de tubes contournés. Les glomérules paraissent indemnes. Il existe de nombreux tubercules en voie de formation, constitués surtout par des amas de cellules migratrices autour des vaisseaux. Quelques-unes renferment des cellules géantes.

Observation XCIII. — Schm., garçon brasseur, 49 ans, entré le 11 juin 1898, salle Parrot, n° 6.

Comme antécédent pathologique, il ne présente qu'un ictère en 1877 (durée deux mois) et une fluxion de poitrine en 1890.

La maladie actuelle semble remonter à 1895. A cette époque il est pris de vives douleurs de côté et entre à l'hôpital de Nancy (avril 1895). Il y fait six séjours consécutifs, en 1895, 1896 et 1897, dans le service du Dr Bernheim; on lui dit qu'il est atteint de pneumonie chronique du côté droit.

En 1897, il a une pleurésie : point de côté violent du côté droit; dyspnée, accès de suffocation; une ponction évacue 1 500 centimètres cubes de liquide.

Il sort de l'hôpital de Nancy à la fin d'août, encore trop faible pour travailler. Il vient à Paris et entre en octobre à Saint-Antoine, dans le service de M. le Dr Hayem, où on lui donne de la créosote.

En février 1898, il va à Vincennes, puis revient à Saint-Antoine, dans le service de M. le Dr Brissaud, où on lui fait une nouvelle ponction à droite (800 centimètres cubes). Envoyé à Vincennes, il entre à Tenon dès qu'il sort de l'asile.

Malade très dyspnéique, R = 24. Cachectique. Œdème blanc non douloureux au niveau des malléoles. Matité de tout le côté droit. Caverne au sommet gauche.

Pas d'albuminurie. La tuberculose progresse assez rapidement jusqu'au 1er novembre.

1er novembre. — Injection de bleu et de phloridzine (5 milligrammes). Le bleu apparaît une heure après l'injection, le malade meurt le deuxième jour.

Le sucre apparaît également une heure après l'injection et persiste pendant deux heures. Les urines rendues trois heures après l'injection ne réduisent plus le Fehling.

Urines sucrées : 50 centimètres cubes ; sucre éliminé : 0gr,144.

2 novembre. — Le malade meurt dans l'après-midi.

L'examen histologique des reins ne révèle aucune lésion.

Syphilis, Tuberculose et Néphrite.

Observation XCIV. — Sarl., 34 ans, maçon, entré le 14 novembre 1898, salle Parrot, n° 12.

Le malade présente une déformation rachidienne remontant à l'enfance et due probablement, étant donnée sa forme angulaire, à un mal de Pott. Syphilis il y a 10 ans, à la suite de laquelle survient une perforation du voile du palais (remontant à trois ans). Il tousse et crache depuis plusieurs années.

Il a été pris, il y a environ 6 mois, de vives douleurs dans la région lombaire et l'examen de ses urines fait à cette époque révèle l'existence d'albuminurie.

A son entrée à l'hôpital, on constate l'existence d'une tuberculose pulmonaire bilatérale avec caverne à gauche et ramollissement à droite.

Les appareils digestif et circulatoire ne présentent rien à noter. Les urines contiennent 50 centigrammes d'albumine par litre, elle sont pâles et abondantes et ne contiennent ni urobiline ni chromogène.

16 novembre. — L'albuminurie augmente. Injection de bleu et de phloridzine (5 milligrammes). Le bleu apparaît au bout d'une heure et disparaît le cinquième jour.

Pas de sucre.

Les jours suivants l'albuminurie augmente : le 19 novembre elle est de 10 grammes par litre. Un peu d'œdème, accès d'étouffements. Le régime lacté amène une amélioration rapide de l'état général mais l'albumine ne descend pas au-dessous de 50 centigrammes par litres.

22 février 1899. — Le malade sort sur sa demande.

Tabes, Tuberculose avec Néphrite.

Observation XCV. — Dern., 46 ans, fort à la farine, entré le 13 décembre 1898, salle Parrot, n° 6.

Syphilis à l'âge de 20 ans, qui n'a pas été soignée.

A l'âge de 38 ans, il est pris de rétention d'urine qui l'oblige à se faire sonder : depuis, la rétention et l'incontinence alternent chez ce malade et persistent encore aujourd'hui.

C'est à cette époque qu'apparaissent également les premières douleurs fulgurantes. Un an plus tard, paralysie subite des deux jambes; le malade transporté à Tenon est traité par l'iodure de potassium et les révulsifs sur la colonne vertébrale. Il en sort au bout de dix-huit mois et peut marcher avec une canne.

Depuis, il continue à souffrir par intermittence de douleurs fulgurantes, de douleurs en ceintures et de maux de tête.

Actuellement le tabes se manifeste par un peu d'ataxie, mais le malade marche facilement avec une canne. Les réflexes sont abolis, on trouve de la diminution de la sensibilité des membres inférieures, le signe d'Argyll-Robertson.

Le malade est surtout entré à l'hôpital pour de la bronchite : depuis un mois environ, il tousse, transpire la nuit, et maigrit beaucoup.

On entend au sommet gauche en arrière une respiration rude et soufflante avec quelques craquements. Les mêmes symptômes sont perceptibles au sommet droit mais en avant.

Le malade a de la pollakiurie, parfois de l'incontinence : les urines laissent déposer parfois un peu de pus. Elles sont légèrement albumineuses.

16 décembre. — Injection de bleu et de phloridzine. Le chromogène apparaît une heure et le bleu deux heures après l'injection. Disparition le sixième jour au matin.

On trouve des traces de sucre dans les urines émises une heure, deux heures, trois heures et quatre heures après l'injection.

25 mars 1899. — La situation est toujours la même. Le malade a parfois du dérobement des jambes. Il se plaint également d'avoir un brouillard devant les yeux, lorsqu'il lit ou fixe quelque chose avec attention.

L'auscultation du poumon révèle des râles humides au sommet gauche en arrière, et droit en avant (ramollissement).

L'urine ne contient plus de pus; albumine : 25 centigrammes par litre. Injection de phloridzine. Traces de sucre non dosables dans les urines émises une heure et demie, deux heures, trois heures et quatre heures après l'injection.

Tabes et Albuminurie.

Observation XCVI. — Cous., 55 ans, entré le 11 novembre 1898, salle Lorain, n° 9.

Malade atteint de tabes avec albuminurie (1 gramme par litre).

15 novembre. — Injection de bleu et de phloridzine. Le bleu et le chromogène apparaissent au bout d'une demi-heure. Le bleu disparaît le septième jour.

On constate la présence du sucre dans les urines émises une demi-heure et une heure après l'injection.

Urines sucrées : 100 centimètres cubes; sucre éliminé : $0^{gr},552$.

29 novembre. — Le malade sort sur sa demande.

Néphrite cantharidienne.

Observation XCVII. — Aub., 34 ans, maçon, entré le 19 septembre 1898, salle Parrot, n° 3.

On ne trouve comme antécédents morbides qu'une fièvre typhoïde à l'âge de 22 ans, lorsqu'il était au régiment, et la blennorragie à l'âge de 24 ans.

A la fin de juillet il est pris d'un point de côté à droite, il a des frissons le soir, perd l'appétit, et respire de plus en plus difficilement. Il tousse fréquemment sans expectorer. Il continue néanmoins à travailler jusqu'à son entrée à l'hôpital.

13 septembre. — Un médecin lui fait mettre, du côté malade, deux vésicatoires de 15 centimètres sur 15 centimètres. Toute la base du thorax est entourée du côté droit par l'emplâtre vésicant. Il est pris le lendemain d'anurie; puis urine pendant deux ou trois jours goutte à goutte. Il ne souffre d'ailleurs pas des reins, il a seulement des envies fréquentes d'uriner, sans avoir de miction douloureuse. Les urines ne sont pas rouges et le médecin lui dit qu'elles ne contiennent pas d'albumine; il lui ordonne d'ailleurs un troisième vésicatoire, mais le malade préfère entrer à l'hôpital.

A son entrée, on constate de la voussure du côté droit, et une matité absolue qui remonte jusque sous la clavicule. Il présente d'ailleurs tous les signes d'un vaste épanchement pleural du côté droit.

Les urines sont normales comme aspect et quantité, mais contiennent un peu d'albumine.

20 septembre. — Injection de bleu et de phloridzine (5 milligrammes). Le bleu apparaît dans l'urine au bout d'une demi-heure et disparaît le cinquième jour.

Le sucre apparaît au bout de deux heures et persiste dans les urines émises une heure après. Plus tard on n'en trouve plus dans les urines. (Le dosage n'a pas été fait.)

21 septembre. — On fait une ponction qui évacue 2 litres de liquide citrin.

5 octobre. — L'état général est meilleur, le liquide ne s'est pas reproduit, mais l'albuminurie s'est prononcée et l'urine contient 2 grammes d'albumine par litre.

22 octobre. — Injection de bleu et de phloridzine. Au bout d'une demi-heure les urines contiennent un peu de chromogène, le bleu n'apparaît qu'au bout d'une heure. Il disparaît le quatrième jour.

A aucun moment les urines ne contiennent de sucre.

28 novembre. — Assez bon état général. Les urines contiennent toujours de l'albumine. Injection de bleu et de phloridzine. Densité des urines : 1 007. Le chromogène apparaît au bout d'une demi-heure, des traces de bleu apparaissent au bout d'une heure, le bleu disparaît le cinquième jour.

Les urines prises, d'heure en heure, ne contiennent pas de sucre.

1er décembre. — L'albuminurie persiste. Le malade sort sur sa demande.

Albuminurie gravidique.

Observation XCVIII. — Deb., 19 ans, caoutchoutière, entrée le 8 février 1899, salle Maurice-Raynaud, n° 24.

Sa mère est morte de tuberculose pulmonaire, elle-même tousse depuis près d'un an et a souvent des points de côté à la base droite; à l'âge de 15 ans, chorée qui dure environ six mois.

Depuis trois ans elle travaille dans une usine de caoutchouc, où elle est exposée aux vapeurs de sulfure de carbone; elle a de fréquents maux de tête. Elle s'est présentée à la consultation de la Maternité avec de l'œdème des jambes; on constate une albuminurie considérable et on l'envoie dans le service.

A son entrée, la malade, enceinte de sept mois et demi, présente des signes de tuberculose des deux sommets, craquements et quelques râles humides à droite. Congestion pulmonaire généralisée, hémoptysies fréquentes et peu abondantes, dyspnée intense, sueurs nocturnes abondantes. Elle a de l'anorexie, parfois des nausées, mais ne vomit pas et ne souffre pas de l'estomac.

Les bruits du cœur sont bien frappés, pas de bruit de galop. Elle se plaint fréquemment de la tête; ne présente pas de trouble de la vue. L'œdème des jambes est peu marqué et ne remonte pas au-dessus des genoux; il y a un peu de bouffissure de la face.

Urines très rares, albuminurie considérable.

9 février. — Albumine : 10 grammes. Injection de bleu et de phloridzine. Le chromogène apparaît une demi-heure et le bleu une heure après l'injection, le bleu disparaît le cinquième jour.

On trouve un peu de sucre dans les urines émises une heure, deux heures et trois heures après l'injection.

Urines sucrées : 40 centimètres cubes; sucre éliminé : 0gr,384.

10 février. — La malade se plaint de violents maux de tête et vomit plusieurs fois.

Urines : 200 centimètres cubes; albumine : 3 grammes par litre.

11 février. — Céphalée et vomissements.

Urines : 700 centimètres cubes; albumine : 4 grammes par litre.

12 février. — Diurèse ; urine : 1lit,800; albumine : 2 grammes par litre; pas de vomissements, moins de dyspnée.

Les jours suivants l'état continue à s'améliorer légèrement, les urines émises en vingt quatre-heures varient entre 1 100 et 1 500 centimètres cubes avec 2 à 4 grammes d'albumine par litre.

16 février. — Douleurs abdominales. Passage à la Maternité.

22 février. — Accouchement spontané d'un enfant qui vit trois jours.

Albumine : 3 grammes par litre.

Les jours suivants l'albumine descend peu à peu à 2 grammes; suites de couches normales.

28 février. — La malade rentre dans le service. Bon état général, plus d'œdème ni maux de tête ; la malade tousse beaucoup moins et n'a plus de dyspnée. On entend des craquements au sommet gauche, des râles humides au sommet droit et des frottements pleuraux à la base droite.

Albumine : 1gr,50.

5 mars. — Même état. Urine : 1 500 centimètres cubes; albumine : 1gr,50. Injections de bleu et de phloridzine. Le bleu apparaît au bout d'une demi-heure et disparaît le cinquième jour au soir.

On trouve du sucre dans les urines émises une heure et deux heures après l'injection.

Urines sucrées : 45 centimètres cubes; sucre éliminé : 0gr,381.

24 mars. — La malade continue à s'améliorer progressivement ; elle est au deuxième degré et au lait. Elle n'a plus aucun trouble pouvant être attribué à l'albuminurie. La lésion pulmonaire semble également s'améliorer, pas de sueurs nocturnes ni de toux, quelques crachats le matin. Très bon état général.

La quantité d'urine journalière est d'environ 2 litres. L'albumine se maintient à 50 centigrammes. Densité : 1 022.

Injection de phloridzine (5 milligrammes). On trouve du sucre dans les urines émises une demi-heure et une heure après l'injection.

Urines sucrées ; 70 centimètres cubes; sucre éliminé : 0gr,212.

10 avril. — La malade sort sur sa demande. Elle a encore un peu d'albuminurie. Bon état général.

Néphrites chroniques indéterminées (5 observations).

Observation XCIX. — Qui., 36 ans, domestique. Entrée le 24 novembre 1898, salle Maurice-Raynaud, n° 24.

La malade ne présente aucun antécédent morbide auquel on puisse attribuer l'albuminurie dont elle est actuellement atteinte. Elle se souvient d'avoir eu les jambes enflées il y a environ un an, mais elle ne s'en est pas inquiétée et a continué de travailler; l'œdème a disparu spontanément.

Il y a un mois et demi, elle est prise de nouveau d'œdème malléolaire, qui disparaît avec quelques jours de repos. Peu après l'œdème reparaît, et, cette fois, avec une telle intensité qu'il inquiète la malade.

Lorsqu'elle se présente à l'hôpital, elle présente de l'anasarque qui remonte jusqu'au-dessus de l'ombilic; les mains sont enflées, la face est bouffie, jaunâtre, presque subictérique, avec des varicosités sur les pommettes.

Elle n'a ni trouble digestif ni trouble de la vue.

Depuis quelques jours elle a des étouffements et de la dyspnée continuelle (32 R. à la minute); elle souffre également des reins et de l'hypocondre gauche. L'auscultation des poumons révèle quelques frottements aux deux bases. Celle du cœur n'indique rien d'anormal. Le pouls est régulier, tendu, 100. Les urines renferment beaucoup d'albumine.

25 novembre. — La dyspnée est toujours très vive (34 R. à la minute); il n'y a pas de fièvre. Les urines sont toujours très albumineuses.

26 novembre. — La malade est en orthopnée. Le pouls est rapide (130), irrégulier. Les urines, peu abondantes, renferment 2 grammes d'albumine par litre.

27 novembre. — Même état. Urine, $1^{l},5$ avec $3^{gr},5$ d'albumine par litre. Injection de bleu et de phloridzine. Densité des urines : 1 005. Apparition du bleu au bout d'une heure. Disparition le cinquième jour.

Seule l'urine rendue une heure après l'injection contient un peu de sucre.

Urines sucrées : 60 centimètres cubes; glycose éliminée : $0^{gr},115$.

Les jours suivants l'état général s'améliore, les urines augmentent et la quantité d'albumine contenue diminue rapidement.

1er décembre. — Urine : 3 litres avec 50 centigrammes d'albumine par litre.

2 décembre. — Il n'y a plus que des traces d'albumine, et les jours suivants elle disparaît complètement, ainsi que l'œdème et les symptômes d'urémie.

6 décembre. — Injection de phloridzine. Le sucre apparaît une demi-heure après l'injection et persiste pendant une heure et demie.

Urines sucrées : 100 centimètres cubes; sucre éliminé : $0^{gr},384$.

Observation C. — Mor., 36 ans, charretier, entré le 27 mai 1898, salle Parrot, n° 8.

Il présente comme antécédents la rougeole dans l'enfance et un chancre mou avec bubons à l'âge de 18 ans. Il est, de plus, fortement alcoolique :

5 à 6 litres de vin par jour, plusieurs petits verres et plusieurs absinthes.

En septembre 1897 il est pris de grandes fatigues, de courbature généralisées et va consulter un médecin qui constate de l'albuminurie. Le régime lacté et le repos amènent une amélioration rapide et le malade peut reprendre son travail. Environ quinze jours avant son entrée à l'hôpital il est repris de fatigue et ses pieds enflent pour la première fois.

Examiné à son entrée il présente un assez bon état général, l'appétit est conservé, il n'a pas de trouble digestif. Le foie dépasse le rebord costal de trois travers de doigts, mais n'est pas douloureux. La rate est normale comme dimension. Il n'a ni sensation de doigt mort, ni cryesthésie, ni épistaxis. Ses artères sont dures et flexueuses.

L'urine ne contient que de faibles traces d'albumine qui disparaissent assez rapidement.

6 juin. — Les urines contiennent encore un peu d'albumine. Injection de phloridzine : 5 milligrammes. L'urine contient des traces de sucre une heure et demie après l'injection et réduit nettement le Fehling deux heures et demie plus tard. Ensuite les urines, recueillies d'heure en heure, ne contiennent plus de sucre.

30 juin. — Plus d'albuminurie. Le malade va à Vincennes, où il reste jusqu'au 15 juillet.

18 juillet. — Rentré dans le service (salle Parrot, n° 10) pour des douleurs et de l'albuminurie.

25 juillet. — Injection de bleu de méthylène (5 centigrammes) et de phloridzine (5 milligrammes). Le bleu et son chromogène apparaissent à l'état de traces une heure après l'injection. Les heures suivantes les urines sont peu colorées. Le bleu ne disparaît que le cinquième jour au soir.

On trouve des traces de sucre (au Nylander seulement) dans les urines émises une heure après l'injection et aussi dans les urines émises l'après-midi, dix heures et quatorze heures après l'injection.

Fin septembre. — L'albuminurie, qui n'a jamais été que très légère, a complètement disparu et le malade sort.

6 janvier 1899. — Le malade rentre dans le service (Parrot, n° 9).

Après sa sortie il a repris son travail de charretier, puis a fait un travail moins pénible. — Vers le 15 décembre, obligé à un surcroît de fatigue, il est repris de courbatures, de maux de reins, de maux de tête, œdème des jambes. Il n'a toujours aucun trouble digestif, respiratoire ou occulaire.

A son entrée on constate un peu d'œdème malléolaire, qui disparaît d'ailleurs après un jour de repos au lit. On le met au régime lacté.

7 janvier. — Albumine dans l'urine : 1 gramme.

Injection de bleu et de phloridzine. Le bleu et son chromogène apparaissent au bout d'une demi-heure et disparaissent de l'urine le quatrième jour au matin. Le sucre apparaît également au bout d'une demi-heure et son élimination se prolonge pendant quatre heures.

Urines sucrées : 120 centimètres cubes; sucre éliminé : 2gr,160.

8 janvier. — Traces d'albumine.

9 janvier. — Disparition de l'albumine.

24 mars. — Le malade, dont l'état général est bon et qui, depuis deux mois, est au régime ordinaire sans présenter d'albuminurie, sort sur sa demande.

Observation CI. — Gab., 31 ans, peintre en bâtiment, entré le 2 juin 1898, salle Parrot, n° 15. — *Néphrite chonique avec poussées aiguës.*

A l'âge de 15 ans, il a eu de l'ostéomyélite de l'extrémité supérieure du tibia droit. A 23 ans, il est atteint de *néphrite aiguë* pour laquelle on le soigne successivement à Lariboisière et à Saint-Louis; à la sortie de ce dernier hôpital il n'avait plus d'albumine dans l'urine.

A 26 ans, ostéomyélite de la partie moyenne de l'humérus droit.

A 28 ans, il est soigné, à Nantes, pour une pleurésie gauche et une sacro-coxalgie (?) dont les symptômes disparaissent la veille du jour où on doit l'opérer. Il avait également de l'albuminurie, car on le met au régime lacté.

Il y a six mois, il est soigné à l'hôpital de Meaux, pour des bourdonnements d'oreilles, des maux de tête, des bouffées de chaleur; on ne le met pas au régime lacté, mais on lui administre force purgatifs.

Il se présente actuellement à l'hôpital parce qu'il a été pris subitement, le 1er juin (veille de son entrée), de frissons, de violente céphalée, de bourdonnements d'oreilles et d'affaiblissement de la vue. Sa température est de 38°. Il tousse beaucoup et rend quelques crachats visqueux : il n'a d'ailleurs pas d'autre signe pulmonaire. Il se plaint d'un point de côté au niveau du foie, qui ne paraît pas hypertrophié. Il a quelques varices, mais pas d'œdème des jambes.

Il ne présente pas de liséré plombique; d'ailleurs il n'a pas travaillé depuis longtemps.

Son urine contient des flots d'albumine.

4 juin. — La température s'est élevée la veille au soir à 39°,8. Il n'a pas de signes thoraciques. Les troubles du début (bourdonnements, (éblouissements, céphalée) diminuent. Albumine : 2gr,5 par litre.

Injection de bleu. Bleu au bout d'une heure et demie. La coloration des urines disparaît le quatrième jour au soir.

9 juin. — Injection de phloridzine (5 milligrammes). Les urines, recueillies d'heure en heure, ne réduisent à aucun moment ni la liqueur de Fehling ni le réactif de Nylander.

12 juin. — La température est normale. Mais l'albuminurie est toujours aussi abondante.

20 juin. — L'albumine est de 50 centigrammes par litre. Le malade commence à manger.

Injection de bleu et de phloridzine (5 milligrammes). Le chromogène et des traces de bleu apparaissent au bout d'une heure. La coloration disparaît le troisième jour au soir.

Le sucre apparaît dans les urines au bout d'une heure, on en trouve encore dans les urines émises deux heures après l'injection, puis les urines ne réduisent plus les réactifs.

28 juin. — Même état. L'albumine varie de 40 à 60 centigrammes par litres.

6 juillet. — Sortie.

Observation CII. — DIÈV., 45 ans, jardinier, entré le 21 février 1899, salle Lelong, n° 19, passé, le 6 mars, salle Parrot, n° 20. — *Néphrite chronique avec poussées aiguës.*

Sa néphrite semble dater d'une variole qu'il eut en 1883 ; jusqu'à cette époque il avait toujours été bien portant ; il n'est pas alcoolique. A la suite de cette variole, il souffre des reins et on lui pose sur cette région des ventouses scarifiées.

Depuis cette variole, il est sujet aux maux de reins et aux maux de tête ; le soir il constate souvent un peu d'œdème malléolaire, mais ces troubles ne l'empêchent pas de travailler.

Vers le mois d'août 1898 les douleurs de reins deviennent plus violentes et l'obligent à cesser tout travail. A la consultation de l'hôpital on n'examine pas ses urines et on lui ordonne des bains sulfureux qui ne sont d'aucun effet.

Dans les premiers jours de février, à la suite d'un refroidissement, ses maux de reins augmentent, il a de la céphalée frontale et par moment de l'obscurcissement de la vue. Puis surviennent des crampes d'estomac avec nausées. En dernier lieu apparaît l'œdème qui, partant des extrémités inférieures, envahit le tronc, les membres supérieurs et la face. A son entrée à l'hôpital, c'est de l'anasarque.

En même temps ses urines diminuent ; on constate une albuminurie considérable.

Le régime lacté amène une amélioration rapide.

8 mars. — Il présente un facies légèrement coloré, il a souvent encore, le matin, la figure un peu bouffie. Il existe de l'œdème assez marqué de toutes les parties déclives (cuisses, scrotum, région lombaire).

Il tousse depuis une quinzaine de jours et rend des crachats spumeux. Il se plaint d'avoir de fréquents saignements de nez et d'avoir quelquefois des accès d'étouffement survenant surtout la nuit. A l'auscultation on constate quelques râles humides fins à la base gauche (le malade est presque toujours couché de ce côté).

La langue est bonne, le malade ne souffre plus de l'estomac, il n'a ni diarrhée, ni constipation. Le foie est de dimension normale.

Le cœur bat régulièrement et ne présente pas de bruit morbide.

Pouls : 48. Les artères radiale et temporale ne sont pas athéromateuses.

La vue est actuellement bonne, cependant il ne peut lire très longtemps sans voir un nuage couvrir ses yeux; pas de myosis. Ouïe bonne. Le malade a souvent des crampes dans les membres et des sensations de froid aux jambes. Les réflexes sont normaux.

Il souffre toujours un peu des reins, la région lombaire gauche est un peu douloureuse à la pression. Il n'a jamais eu de blennorragie ni d'hématurie. Il urine de 3^{l},500 à 4 litres, et ses urines contiennent 3 grammes d'albumine par litre.

Régime lacté absolu.

9 mars. — Albumine, 4 grammes par litre. Urines, 2,500. Densité : 1 011.

Injection de bleu et de phloridzine. Le chromogène apparaît au bout d'une demi-heure et le bleu au bout d'une heure. Il disparaît le cinquième jour.

Le sucre apparaît au bout d'une heure et persiste pendant trois heures (de 7 h. 1/2 à 10 h. 1/2 inclus.)

Urines sucrées : 255 centimètres cubes contenant 1^{gr},224 de sucre.

Le soir frissons, augmentation rapide de l'œdème, étourdissements, maux d'estomac, nausées.

10 mars. — L'œdème a un peu diminué mais reste plus marqué que les jours précédents. Les urines sont rouges, hématiques : 2 litres. Albumine : 6 grammes.

Les jours suivants, amélioration progressive, le volume d'urine augmente peu à peu et oscille entre 4 et 5 litres. L'albumine diminue et varie entre 2 et 3 grammes par litre.

23 mars. — Injection de phloridzine.

Urine sucrée : 315 centimètres cubes; sucre éliminé : 0^{gr},798.

30 mars. — Frisson, point de côté à droite. Température du soir : 39°,3.

31 mars. — Les urines diminuent (2 litres). Hématurie. Albumine : 3 grammes. Matité à la base droite, râles sous-crépitants fins, température : 39°,2 et 40°,2.

Les *1er et 2 avril*, la température reste supérieure à 40 degrés, l'urine diminue (1 litre le 2 avril et l'albumine monte à 5 grammes et 7 grammes).

3 avril. — Matité de la base droite. A l'auscultation, souffle et râles sous-crépitants dans les 2/3 inférieurs du poumon. Peu de dyspnée. Presque pas d'œdème des membres. Température : 39°,3 et 39°,9.

Urines : 900 centimètres cubes. Albumine : 10 grammes.

4 avril. — Même état, crachats rouillés, spumeux, adhérents au crachoir. Albumine : 12 grammes.

5 avril. — Température un peu moins élevée, crachats rosés, mousseux, dyspnée, voix un peu rauque. Albumine : 10 grammes. Densité : 1 012.

Injection de bleu et de phloridzine. Le bleu apparaît au bout de deux heures et disparaît le cinquième jour.

Les urines rendues au bout de deux heures contiennent un peu de sucre, les urines émises les heures suivantes réduisent un peu le Fehling en se refroidissant, mais pas le réactif de Nylander.

Urines sucrées : 70 centimètres cubes; sucre éliminé : 0gr,142.

6 avril. — Défervescence.

15 avril. — Plus d'œdème. Albumine : 4 grammes.

Observation CIII. — Eg. L., 36 ans, garçon de magasin, entré le 28 février 1899, salle Lelong, n° 24 *bis*, passé salle Parrot, n° 17, le 6 mars 1899.

En 1884, fièvre typhoïde légère qui le retient malade seulement pendant six semaines. Depuis cette époque, il est sujet à des accès de fièvre qui reviennent périodiquement au printemps et à l'automne.

Ils présentent, d'après le malade, les caractères de la fièvre tierce et cèdent assez facilement à la quinine (?).

En 1892 ou 1893, pleurésie sèche à la base droite, soignée à l'hôpital Tenon pendant un mois. L'année suivante survient un nouveau point de côté au même endroit, il est soigné chez lui et on lui applique plusieurs vésicatoires.

Le 1er juin 1898, il entre dans le service une première fois pour un accès de fièvre; on constate un peu de bronchite, mais pas d'albuminurie. Le 22 juin, il est envoyé à Vincennes ; au cours de son séjour dans cet asile il est pris de douleurs et de gonflement articulaire au niveau des cous-de-pied et des épaules. A sa sortie de Vincennes (25 juillet), il a encore les jambes enflées et elles restent quelque temps dans cet état, il a de plus une anémie très prononcée et a de fréquentes faiblesses.

Dans les premiers jours de janvier 1899, il est pris de douleurs de rein, de frissons, de crampes dans les jambes, de douleurs articulaires et de faiblesse générale. Il a en même temps de fréquents accès d'étouffements et de crampes d'estomac.

Le 16 janvier, il entre dans le service de M. le Dr Bourcy, où on constate un peu d'œdème malléolaire et de l'albuminurie. Les urines sont rouges, rares, et les mictions douloureuses. Il sort au bout de douze jours, rentre presque aussitôt, sort de nouveau et rentre une troisième fois le 28 février.

Le 6 mars, il passe dans le service de M. le Dr Achard.

Le malade est très maigre, il a toujours eu une assez mauvaise santé et a toujours eu un aspect malingre.

La voix est voilée, il n'a pas de douleur laryngée; pas de toux, ni d'expectoration. Le côté droit du thorax (ancienne pleurésie) est un peu aplati. L'auscultation y fait constater quelques frottements; rien aux sommets.

Il ne souffre plus de l'estomac, l'appétit est conservé, la digestion bonne. Le foie est de dimensions normales.

La rate semble également normale.

Le cœur ne présente pas de bruit morbide; pouls : 64. Les artères radiale et temporale sont dures et légèrement flexueuses. Pas d'œdème.

La vue n'a jamais été troublée, les pupilles, de dimensions normales, réagissent bien. L'ouïe est également bonne. Les réflexes sont normaux. Pas de trouble de la motilité ni de la sensibilité. Il a cependant, parfois, de vives démangeaisons sur tout le corps, il éprouve constamment une sensation de froid aux jambes.

La région lombaire est douloureuse, surtout à droite.

8 mars. — Urines émises depuis la veille : 2l,500. Albumine : 3 grammes par litre.

9 mars — Urines : 2l,500. Albumine : 4 grammes par litre. Densité : 1 013.

Injection de bleu et de phloridzine. Le bleu apparaît au bout d'une demi-heure et disparaît le cinquième jour.

Le sucre apparaît au bout d'une demi-heure et son élimination dure trois heures.

Urines sucrées : 285 centimètres cubes; sucre éliminé : 0gr,912.

Frisson vers 4 heures du soir. Température : 38°

10 mars. — Nuit agitée, un peu de délire, rien aux poumons.

Urines : 2l,500. Albumine : 2gr,50 par litre.

Cette légère atteinte de grippe avec mouvements fébriles ne dépassant pas 38°,5 disparaît au bout de quelques jours après avoir occasionné le 12 mars la chute des urines à 1 litre et l'élévation de l'albuminurie à 6gr,5.

L'albuminurie décroît les jours suivants en même temps que le chiffre des urines augmente. Pendant tout son séjour, les urines oscillent entre 2 et 3 litres et l'albuminurie entre 1gr,500 et 4 grammes par litre.

13 avril. — Sort sur sa demande.

Rhumatisme articulaire avec néphrite (4 observations).

Observation CIV. — Poul., 54 ans, confectionneuse, entrée le 17 novembre 1898, salle Maurice-Raynaud, n° 1.

Parmi ses antécédents on relève une gastrite, il y a environ 10 ans, à la suite de laquelle elle conserve un peu de dyspepsie.

En juin 1898, première attaque de rhumatisme articulaire aigu frappant surtout les articulations tibio-tarsiennes et le genou gauche, elle a une fièvre assez vive et des palpitations; soignée à Lariboisière, où on lui donne du salicylate de soude.

En août, elle entre de nouveau à Lariboisière, souffrant surtout des genoux et du poignet droit, mais moins malade que la première fois. Elle en sort au bout de trois semaines et entre à Tenon.

Malade très nerveuse et émotive, ne présente cependant pas de stigmate d'hystérie. Elle est très grasse, présente un teint coloré et serait sujette aux étourdissements.

A son entrée, elle présente de la fluxion du poignet et du coude droit, du genou et du cou-de-pied gauche.

18 novembre. — La malade prend 3 grammes de salicylate à 4 heures du soir; vers 5 ou 6 heures, elle est prise de subdélire avec hallucinations de la vue.

19 novembre. — Le délire calme a duré toute la nuit et disparaît le matin. Poussée rhumatismale multi-articulaire avec élévation de la température à 40 degrés.

La malade, après une nouvelle dose de 3 grammes de salicylate est reprise de subdélire avec hallucinations.

20 novembre. — Un gramme de salicylate; le délire ne reparaît plus.

Les urines ne contiennent pas d'albumine.

L'appareil respiratoire et le cœur sont indemnes.

25 novembre. — Injection de bleu et de phloridzine. Traces de bleu au bout d'un quart d'heure. Disparition le septième jour.

On trouve du sucre dans les urines émises une heure, deux et trois heures après l'injection.

Urines sucrées : 60 centimètres cubes; sucre éliminé : $0^{gr},414$.

3 décembre. — Devant la persistance des douleurs articulaires on donne 2 grammes de salicylate de soude, qui sont bien tolérés.

11 décembre. — La malade sort guérie.

Observation CV. — Legr., 18 ans, mécanicien, entré le 12 septembre 1898, salle Lorain, n° 17.

Il y a quatre ans, première attaque de rhumatisme articulaire aigu. Actuellement il entre pour une nouvelle attaque de rhumatisme qui a débuté, il y a environ quinze jours, par le poignet droit.

Il n'a pas pris de salicylate.

A son entrée, le malade est pâle, anémié, éprouve de vives douleurs aux genoux et aux poignets. Rien au cœur.

La langue est chargée, il a cependant conservé un peu d'appétit. Constipation.

Les urines contiennent un peu d'albumine, elle sont foncées, mais ne renferment ni urobiline ni chromogène.

La température est de 37°,2. Purgatif; salicylate.

14 septembre. — Les douleurs sont toujours vives, la température depuis l'entrée a été de 39°,5 et 39°,6 le 13 septembre, et 39°,4, 39°,6 le 14 septembre.

Épreuve de la glycosurie alimentaire avec 150 grammes de sirop de saccharose. Elle donne lieu à une glycosurie abondante (le malade étant au lait, il y a peut-être simultanément lactosurie).

Pas d'albumine, ni d'urobiline, ni de chromogène dans les urines; après l'épreuve on donne 4 grammes de salicylate.

Le malade se plaint de douleurs précordiales. La pression en cette région est douloureuse ainsi qu'au cou sur le trajet du phrénique gauche et au niveau du rebord costal gauche; pas de souffle cardiaque.

15 septembre. — Léger frottement au-dessus de la pointe du cœur. Névralgie phrénique bilatérale. Les douleurs articulaires sont un peu diminuées. La température tombe brusquement à 37°,2.

16 septembre. — Mêmes douleurs précordiales.

17 septembre. — Dédoublement du premier temps.

L'urine a été recueillie méthodiquement toutes les trois heures; on trouve une réduction abondante (au Nylander seulement) avec les urines de 9 heures du soir, de 3 heures du matin et de 6 heures du matin.

18 septembre. — Presque plus de douleur. Le pouls, qui était déjà ralenti les jours précédents, est à 40. La température reste normale.

19 septembre. — Injection de bleu et de phloridzine (5 milligrammes).

Apparition du chromogène au bout d'une demi-heure et du bleu au bout d'une heure. Disparition le septième jour.

On trouve des traces de sucre au Nylander seulement dans les urines émises une demi-heure et une heure et demie après l'injection; les urines suivantes ne réduisent ni le Fehling ni le Nylander.

28 septembre. — Le malade sort sur sa demande.

Observation CVI. — Laur., 17 ans, pelletier, entré le 17 juillet 1898, salle Parrot, lit n° 5.

Le malade a eu la blennorrhagie il y a un an.

Dans les premiers jours de juillet, il souffre d'un mal de gorge qui occasionne une légère dysphagie pendant deux ou trois jours. Il n'a pas de fièvre ni de phénomènes généraux.

Quelques jours après, il se fatigue et fait quelques excès de boissons.

Le 11 et le 12 juillet, le malade s'aperçoit en travaillant que ses mains sont plus faibles et qu'il tient moins solidement ses outils.

Le 13, en se couchant, il remarque que les petites jointures des doigts sont douloureuses ainsi que les poignets qui sont légèrement enflés.

Le 14, les douleurs articulaires se généralisent (genoux, épaules, etc.), il éprouve de la courbature et ressent des douleurs de reins très vives. Anorexie. Il reste couché toute la journée. Il ne remarque d'ailleurs rien d'anormal dans ses urines ni dans ses matières.

Le 15 et le 16, même état. — Les jointures restent douloureuses, mais seul le poignet gauche garde de la tuméfaction. Douleurs de reins.

Le malade reste couché. Il n'a ni troubles de la vue ni maux de tête.

17 juillet. — Entre à l'hôpital. Température : 39°,6.

Examiné le lendemain, il présente un abattement général, a un teint pâle, mais ne présente ni œdème ni bouffissure. Les petites articulations des doigts sont encore un peu douloureuses. Les douleurs de la région lombaire sont moins violentes. Céphalée légère.

Il a complètement perdu l'appétit et ne supporte que les liquides. Constipation opiniâtre.

Il existe une matité peu étendue à la base du poumon droit, coïncidant avec une diminution du murmure respiratoire. Il n'y a ni toux, ni point de côté. Une ponction exploratrice donne quelques centimètres cubes d'un liquide citrin, transparent, qui, ensemencé, ne cultive pas.

Le cœur présente un dédoublement léger du premier temps (bruit de galop).

Le malade est pris d'étourdissement quand il essaye de se lever; il y a un peu de diplopie. Les réflexes sont abolis.

Les urines ne contiennent pas de sucre, mais renferment 4 grammes d'albumine.

19 juillet. — Les douleurs articulaires ont disparu, sauf au niveau de l'articulation métacarpo-phalangienne du médius, dont les mouvements sont un peu gênés.

Injection de bleu de méthylène (5 centigr.), et de phloridzine (5 milligr.). Le bleu et le chromogène apparaissent une heure après l'injection. Les urines sont peu colorées et conservent des traces de bleu jusqu'au cinquième jour au soir.

A aucun moment les urines ne contiennent du sucre.

20 juillet. — Plus d'albumine dans l'urine; l'état général est beaucoup meilleur. Depuis son entrée, la température n'a plus dépassé 38°,4.

26 juillet. — Le malade sort sur sa demande. Le teint est encore pâle, anémié; les urines sont claires, abondantes, et ne contiennent plus d'albumine. Le cœur présente toujours le léger dédoublement du second temps.

Observation CVII. — Bougl., 22 ans, employée de commerce. Entrée le 9 mai 1898, salle Maurice-Raynaud, n° 4.

Née et élevée à Paris, elle ne se souvient pas d'avoir été malade pendant son enfance. Ses premières règles apparaissent à l'âge de 15 ans; depuis elles sont toujours revenues régulièrement.

En février et mars 1898, elle est atteinte de laryngite catarrhale et présente des symptômes généraux qui font croire à un début de bacillose (sueurs nocturnes, amaigrissement, quintes de toux matinales). Depuis son état général s'améliore.

Dans les premiers jours de mai (1er ou 2), la malade est prise de douleurs et d'œdème au niveau du cou-de-pied droit. Deux jours après, les douleurs apparaissent aux genoux, aux coudes et aux petites jointures; la malade souffre également des reins. Le soir, en se couchant, elle a des frissons, de la céphalée; elle ne peut dormir. Le lendemain, le malaise général augmente, elle ne peut se lever, et ne supporte aucun aliment.

A son entrée (9 mai), les grosses jointures sont douloureuses, mais ne présentent pas de fluxion, sauf l'articulation tibio-tarsienne droite. La malade a une forte céphalée frontale. Elle n'a pas de troubles de la vue; elle a parfois la sensation de doigt mort (?) et a continuellement froid aux pieds.

La nuit elle a des transpirations abondantes; le matin elle a quelques quintes de toux.

L'examen de la poitrine révèle l'existence de quelques craquements humides au sommet gauche, en arrière; la toux détermine de la douleur rétro-sternale due probablement à de la trachéite.

Le cœur ne présente rien de particulier à noter.

La langue est couverte d'un enduit blanchâtre; il y a de l'anorexie, de la constipation. L'estomac est légèrement dilaté. Le foie est de dimension normale.

Le rein droit est mobile, on sent sa moitié inférieure au-dessous du foie, et une légère pression le fait facilement remonter dans sa loge. La région lombaire est encore un peu douloureuse.

Il y a de la pollakiurie et une légère albuminurie.

La malade est très nerveuse; elle a eu autrefois quelques crises avec sensation de boule dans la gorge. Actuellement son réflexe pharyngé est très peu marqué; elle n'a ni hémianesthésie, ni rétrécissement du champ visuel. Elle a souvent des migraines qui durent toute une journée.

On la met au régime lacté et on administre 2 grammes de salicylate de soude jusqu'au 1er juin.

Du 9 au 14 mai, la température oscille entre 38° et 39° et s'abaisse graduellement.

12 mai. — Injection de bleu de méthylène, le chromogène apparaît au bout de deux heures, et le bleu au bout de trois heures; il se prolonge jusqu'au neuvième jour.

A partir du 15 mai, la température reste constamment inférieure à 38° et tend de plus en plus à se rapprocher de la normale.

21 mai. — Analyse d'urine. Volume : 2 litres; densité, 1 009; albumine : traces; urée : 19gr,2; chlorures : 6gr,34; phosphates : 2gr,08.

25 mai. — Injection de 5 milligrammes de phloridzine. Les urines ne contiennent pas de sucre.

31 mai. — Nouvelle injection de phloridzine (5 milligr.); l'urine contient de sucre une demi-heure après l'injection et la glycosurie continue pendant quatre heures.

Les urines, depuis quelques jours, ne contiennent plus d'albumine, et il n'y a plus de douleurs à la région rénale.

10 juin. — La malade est mise au quatrième degré.

24 juin. — Injection de bleu de méthylène et de phloridzine. Le bleu apparaît une demi-heure après l'injection et disparaît le sixième ou septième jour (la malade était sortie de l'hôpital).

Le sucre apparaît au bout d'une heure, et son élimination se prolonge pendant deux heures.

26 juin. — Elle sort de l'hôpital. Son état général est bon ; il n'y a plus trace d'albumine. Elle ne présente plus aucun symptôme pulmonaire.

Son poids est de 46^{kg}, 500 et n'a pas varié pendant son séjour dans le service.

La malade rentre dans le service le 29 août 1898.

Elle éprouve des douleurs assez vives aux cous-de-pied et aux genoux, qui l'empêchent de marcher. Elle n'a ni gonflement ni rougeur, mais la palpation de ces jointures est douloureuse. Il n'y a pas de fièvre. Pas d'albumine.

L'auscultation du cœur révèle un souffle au premier temps, à la pointe.

On enveloppe les membres inférieurs de salicylate de méthyle, et on donne 3 grammes de salicylate de soude. Amélioration des douleurs.

31 août. — La malade éprouve des maux de tête ; on ne donne plus que 1 gramme de salicylate ; névralgie intercostale gauche.

3 septembre. — Douleur dans l'épaule droite.

Les jours suivants, la malade s'améliore graduellement.

8 septembre. — Injection de bleu et de phloridzine. Le bleu apparaît au bout d'une heure et disparaît le sixième jour. Le sucre apparaît également au bout d'une heure et persiste pendant trois heures.

24 septembre. — La malade quitte le service.

Ictère infectieux bénin avec albuminurie.

Observation CVIII. — Mitt., 32 ans, serrurier, entré le 5 septembre 1898, salle Parrot, n° 18.

Syphilitique (chancre en 1894) et alcoolique (de une à quatre absinthes et 2 litres de vin par jour). Il entre à l'hôpital pour de l'ictère qui semble avoir débuté le 29 août (huit jours avant son entrée) et qui est survenu après des excès de boisson plus copieux que d'ordinaire.

Grande faiblesse, anorexie complète, vomissements bilieux le premier jour, puis alimentaire, selles décolorées couleur mastic. Puis apparition de l'ictère trois jours après le début des troubles gastriques.

A son entrée le malade est agité, a du subdélire.

Les urines sont très chargées de bile et contiennent un peu d'albumine. Le foie est un peu gros, légèrement douloureux. Les matières sont décolorées. Température le soir de son entrée : 38°,8.

6 septembre. — Injection de bleu et de phloridzine (5 milligrammes).

Traces de bleu au bout d'une heure. Les urines restent décolorées jusqu'au sixième jour au soir.

Traces de sucre avec le réactif de Nylander seulement, au bout d'une heure et demie, les urines suivantes ne contiennent pas de sucre.

La température s'élève encore le soir à 38°,5. Les jours suivants, l'ictère augmente, mais la température ne dépasse plus 37°,5.

Lait. Grands lavements d'eau froide.

Le malade se rétablit et fait la crise urinaire.

Après quelques jours d'alimentation normale, il est repris de fièvre, l'ictère persiste encore un peu, mais n'augmente pas; il est remis au lait. Au bout de huit jours, sa température redevient normale.

Il sort guéri le 5 octobre, et va à Vincennes.

Asystolie (4 observations dont 1 avec autopsie).

Observation CIX. — CHART., 53 ans, couturière, entrée le 19 décembre 1898, salle Maurice-Raynaud, n° 1.

Alcoolisme probable mais inavoué. Il y a deux ans, elle est prise pour la première fois de palpitations et d'étouffements qui surviennent sans cause apparente. Après s'être soignée pendant quelque temps chez elle, elle entre à l'hôpital Necker, où elle reste cinq mois. A son entrée dans cet hôpital elle présentait, nous dit-elle, de l'anasarque, des étouffements très pénibles, des palpitations, et n'avait pas d'albumine dans l'urine. On lui donne de la digitale, on lui applique des ventouses et on la soumet au régime lacté. Elle est améliorée en quelques jours.

Depuis, elle retourne trois fois à Necker pour les mêmes accidents asystoliques. En dernier lieu, on l'envoie au Vésinet, d'où elle est dirigée sur Tenon.

Examinée à son entrée, elle est cyanosée, la figure congestionnée, les lèvres et le nez violets, elle est en proie à une dyspnée violente. Ses jambes sont un peu œdémateuses, son ventre légèrement météorisé; quelques taches purpuriques sur les membres inférieurs.

Son cœur est hypertrophié, difficile à limiter par la percussion, ses battements sont sourds, irréguliers et ne présentent pas de bruits surajoutés; le pouls est petit, incomptable.

L'examen du thorax révèle à la base droite de la submatité, on entend des râles sibilants et ronflants disséminés dans toute la poitrine, mais prédominants cependant à la base droite. Elle se plaint d'ailleurs d'être sujette aux bronchites et au coryza.

L'appareil digestif ne présente aucun trouble notable, elle n'aurait jamais souffert de l'estomac. Depuis deux ans elle ne prend que du lait comme boisson.

Le foie est hypertrophié, dépasse les fausses côtes de deux travers de doigts, et sa palpation est douloureuse.

Les urines sont peu abondantes et ne renferment pas d'albumine.

Elle n'a pas de troubles oculaires, arc sénile assez marqué; sensation de froid continuel aux extrémités. — Digitale.

20 décembre. — Injection de bleu et de phloridzine. Le bleu apparaît au bout d'une heure et disparaît le cinquième jour.

On trouve du sucre dans les urines émises une heure et deux heures après l'injection.

Urines sucrées : 40 centimètres cubes; glycose éliminée : 0gr,196.

26 décembre. — L'état général est un peu amélioré; les étouffements sont même moins marqués, mais les urines contiennent un peu d'albumine.

28 décembre. — Même état, traces d'albumine dans l'urine. Densité : 1 012. Injection de bleu et de phloridzine. Le chromogène et des traces de bleu apparaissent au bout d'une heure; le bleu disparaît le sixième jour.

Traces de sucre non dosables dans les urines émises deux heures après l'injection.

L'albumine disparaît quelques jours plus tard et son état s'améliore.

Pendant les mois de janvier, février, mars 1899, l'état reste stationnaire. La malade reste dyspnéique, se cyanose facilement, a souvent des accès d'étouffement surtout la nuit. Son cœur reste arythmique, sans que l'on perçoive de bruit morbide. Pas d'albumine dans l'urine.

31 mars. — Injection de phloridzine. On constate des traces très légères de sucre, dans les urines émises une heure et une heure et demie après l'injection.

Observation CX. — TRIQ., 62 ans, journalier, entré le 3 avril 1899, salle Parrot, n° 10.

Comme antécédent on ne trouve à noter que l'éthylisme et surtout l'absinthisme. Il a cependant été bien portant jusque vers le mois de novembre 1898. A partir de cette époque, les forces ont été en déclinant. Il s'essouffle facilement, et a souvent des palpitations. Il n'a pas de trouble gastrique, mais son appétit diminue.

Depuis environ 12 jours l'œdème est apparu aux jambes.

A son entré à l'hôpital, facies cyanosé, lèvres et pommettes violacées, légère dyspnée.

L'examen des poumons fait constater de la submatité aux deux bases, des râles humides prédominant aux bases. Crachats spumeux.

Le cœur est irrégulier et les bruits sont assourdis, masqués en partie par de fins râles pulmonaires. Les artères sont dures et sinueuses. Les jambes variqueuses mais non œdémateuses. Pouls : 84.

Pas de troubles gastriques. Le foie déborde les fausses côtes de deux travers de doigt.

Pas de troubles visuels, cercle sénile très marqué.

Les urines sont claires, abondantes, contiennent une trace très légère d'albumine et prennent une coloration rose vif sous l'influence de l'acide nitrique.

5 avril 1899. — Injection de bleu et de phloridzine. Le chromogène apparaît au bout d'une demi-heure et le bleu au bout d'une heure. Il disparaît le cinquième jour.

A aucun moment les urines ne contiennent de sucre.

8 avril. — Digitale. Les jours suivants, amélioration rapide; mais les urines conservent des traces d'albumine.

Observation CXI. — Mill., 58 ans, entrée le 24 avril 1899, salle Maurice-Raynaud, n° 23.

La lésion cardiaque dont souffre cette malade remonte à l'enfance et peut-être à une fièvre typhoïde qu'elle eut à l'âge de 11 ans. A cette époque, elle avait déjà des palpitations et ne pouvait ni jouer, ni courir avec les autres enfants.

Dans la suite, les palpitations devinrent plus fréquentes et empêchèrent la malade de se livrer à toute occupation fatigante ; elle a fréquemment un peu d'œdème malléolaire.

Depuis deux mois, l'œdème des jambes augmente considérablement, il envahit le tronc et les membres supérieurs, le ventre augmente de volume et la respiration devient gênée.

Actuellement on constate de l'anasarque et un peu d'ascite; sur les membres, de nombreuses taches purpuriques.

Facies cyanosé avec les lèvres violettes.

Pas de troubles digestifs. Foie gras mais difficile à limiter à cause de l'œdème de la paroi.

La respiration est haletante; dyspnée assez vive, 32 respirations par minutes. L'examen de la poitrine révèle de la submatité aux deux bases et à ce niveau des râles humides superficiels abondants. Crachats hémoptoïques provoqués sans doute par un infarctus pulmonaire.

L'examen du cœur fait percevoir, d'une façon peu nette d'ailleurs, un souffle d'insuffisance mitrale. Le pouls est petit mais régulier.

On constate quelques troubles nerveux (tremblements, cauchemars, céphalée) dus à l'éthylisme. Pas de troubles de la sensibilité générale ni spéciale.

Les urines sont rares (un demi-litre) mais ne laissent pas de dépôt; albumine : 4 grammes par litre. Urobiline. Densité : 1018.

25 avril. — Injection de bleu et de phloridzine. Le chromogène apparaît au bout d'une heure et le bleu au bout de deux heures; il disparaît le quatrième jour.

Les urines, qui sont très peu abondantes, ne contiennent de sucre à aucun moment.

26 avril. — Théobromine; les urines s'élèvent à 1 litre et l'albumine descend à 3 grammes.

29 avril. — Digitale. Les jours suivants, la diurèse augmente et l'albumine diminue.

3 mai. — Urine : 2 litres. Albumine : 50 centigrammes.

Observation CXII. — Berth., âgé de 74 ans, entré le 12 juin 1898, salle Lorain, n° 19.

Le malade ne présente parmi ses antécédente morbides que le paludisme. Il aurait eu des accès de fièvre dans son enfance (à Monceau-les-Mines). Plus tard, il fit sept ans de service militaire à Perpignan, à Marseille et en Algérie ; à Marseille, il est soigné à l'hôpital pour le paludisme.

Il n'a jamais eu de syphilis, n'a pas été atteint de rhumatisme et n'est pas alcoolique. Il a d'ailleurs toujours joui d'une bonne santé et a travaillé dans une chaudronnerie jusqu'à l'âge de 70 ans.

Depuis deux ans, il se plaint de vagues douleurs dans la jambe gauche (ce membre ne présente rien d'apparent).

Depuis quatre ans, il a souvent des palpitations, surtout lorsqu'il fait un travail pénible, mais il n'a jamais eu les jambes enflées, et ne s'est pas soigné.

Il y a environ dix jours, le malade s'est enrhumé ; il a eu des frissons légers, de la toux, une douleur diffuse dans le côté droit. Il éprouve en même temps de vives palpitations, et de l'œdème apparaît aux membres inférieurs. Ses urines diminuent de volume.

A son entrée, on constate une cyanose marquée de la face et des extrémités, de la dyspnée, de l'œdème des jambes.

Cœur. — La pointe bat dans le sixième espace, un peu en dehors de la ligne mamelonnaire. Sa surface est augmentée. Les bruits en sont rapides, irréguliers, sourds. Il semble que par instants un souffle accompagne le premier bruit vers la pointe de l'appendice.

Le pouls est petit, irrégulier, incomptable.

L'appareil pulmonaire ne présente aucun symptôme, d'ailleurs le malade ne tousse plus.

La langue est blanche. Il y a un état saburral des voies digestives supérieures et de la constipation.

Le foie déborde les fausses côtes de deux travers de doigts, il est de plus douloureux.

Les urines contiennent de l'urobiline et pas d'albumine.

14 juin. — Injection hypodermique de bleu de méthylène et de phloridzine (5 milligr.). Le bleu n'apparaît qu'au bout de deux heures. L'urine contient des traces de sucre deux heures après l'injection ; les urines émisent ensuite ne réduisent plus le Fehling. — Décès à 10 heures du soir.

Examen histologique des reins. — A part quelques glomérules fibreux, la plupart offrent l'aspect normal. On note dans le tissu interstitiel un peu d'infiltration leucocytique. Dans un grand nombre de tubuli, l'épithélium est atteint de dégénérescence graisseuse et coloré en noir par l'acide osmique. Plusieurs tubes, dilatés, sont oblitérés par des exsudats hyalins.

Broncho-pneumonie avec albuminurie.

Observation CXIII. — Mar., journalier, 40 ans, entré le 26 mars 1899, salle Parrot, n° 10.

Bonne santé habituelle; on ne trouve dans ses antécédents qu'une attaque de rhumatisme articulaire aigu il y a quinze ans. Le début de sa broncho pneumonie remonte à environ douze jours, et a été marquée par de la courbature, des frissons, de l'anorexie; quatre jours plus tard, point de côté à droite.

A son entrée, cyanose, dyspnée très marquée, submatité du côté droit, s'étendant dans toute la moitié inférieure du thorax. Râles sous-crépitants fins et souffle au sommet; râles humides plus gros à la base; quelques râles congestifs à la base gauche. Toux fréquente, crachats spumeux, aérés, mêlés de quelques crachats visqueux et rouillés.

Langue sèche, anorexie, quelques vomissements, constipation.

Température oscillant entre 39°,5 et 40°,3. Pouls : 120. Délire tranquille. Insomnie.

Les urines renferment de l'albumine. Densité : 1015.

27 mars. — Même état. Injection de bleu et de phloridzine. Le chromogène apparaît une demi-heure et le bleu une heure après l'injection. Le malade meurt le soir du troisième jour, ayant encore du bleu dans l'urine.

On constate la présence d'un peu de sucre dans les urines émises deux heures après l'injection. (Trop faible quantité pour être dosée.)

28 mars. — Même état, fièvre, délire nocturne; le malade, auquel on a voulu faire un enveloppement froid, a eu une syncope. Saignée de 300 grammes. Leucocytose.

29 mars. — Même état; adynamie, délire tranquille. Température : 38°,2 et 38°,4. Décès à 6 heures du soir.

Opposition à l'autopsie.

Cas sans albuminurie et sans symptômes de néphrite (6 observations.)

Observation CXIV. — *Ictère catarrhal.* — Ker., 30 ans, entré le 4 août 1898, salle Parrot, lit n° 4. Malade atteint d'*ictère catarrhal* sans albuminurie.

31 août. — Injection de bleu et de phloridzine. Le bleu apparaît au bout d'une demi-heure et disparaît le quatrième jour.

On constate un peu de sucre dans les urines émises deux heures après l'injection.

Sorti, le 10 septembre 1898, guéri.

Observation CXV. — *Alcoolisme chronique.* — Drum., 32 ans, entré le 21 juin 1898, salle Lorain, n° 15. Alcoolique.

23 juin 1898. — Injection de bleu et de phloridzine. Apparition du chromogène une demi-heure et du bleu une heure et demie après l'injection. Disparition du bleu le cinquième jour.

Traces de sucre une heure et demie après l'injection. Sort le 29 juin.

Observation CXVI. — *Artério-sclérose.* — Mar., 63 ans, charretier, entré le 27 février 1899, salle Parrot, n° 32.

On note parmi ses antécédents la variole en 1870 (siège de Paris) et un rhumatisme articulaire aigu qui dure cinq mois en 1880. Il y a deux mois, il entre à Saint-Louis pour de l'œdème des jambes, de la fatigue et des maux de reins. Il avait également, dit-il, de la fièvre et toussait. D'ailleurs il est rapidement amélioré par le repos et le régime lacté absolu. Il sort de l'hôpital dans les premiers jours de février.

Quelques jours après, il rentre à Lariboisière pour une nouvelle poussée d'œdème. Il y reste environ trois semaines, au régime lacté.

Peu après sa sortie, il entre à Tenon.

A son entrée, il présente une légère bouffissure de la face et de l'œdème dur des jambes et des pieds, qui ont un aspect éléphantiasique. Le teint est coloré, et les pommettes et le nez sont couverts de varicosités.

La poitrine est globuleuse; il y a un peu d'emphysème, mais pas de bronchite.

Le cœur est régulier, les bruits en sont un peu assourdis. Les artères radiales et temporales sont flexueuses et dures; il a des saignements de nez fréquents.

Il est alcoolique et absinthique (deux absinthes par jour); il a cependant un bon appétit, ne se plaint pas de l'estomac; son foie est normal.

Il a souvent de la sensation de froid aux pieds et aux mains, des engourdissements, des crampes. Il n'a pas de trouble de la motricité ni de la sensibilité.

La vue est bonne, il a l'arc sénile très prononcé et du myosis.

Depuis environ deux mois, il urine plus souvent et plus abondamment, il a plusieurs mictions nocturnes. Ses urines sont pâles, limpides, sans albumine. L'acide nitrique leur donne une teinte légèrement rosée. Densité : 1 015.

2 mars. — Injection de bleu et de phloridzine. Le chromogène apparaît une demi-heure, et le bleu une heure après l'injection. Le bleu disparaît le cinquième jour. Les urines sont peu colorées.

On trouve du sucre dans les urines émises une heure et deux heures après l'injection.

Urines sucrées : 160 centimètres cubes; sucre éliminé : 0gr,768.

Les jours suivants, l'œdème des jambes disparaît.

29 mars. — Le malade, qui n'a jamais eu d'albumine pendant son séjour et qui est au régime ordinaire, va à Vincennes.

Observation CXVII. — *Tuberculose pulmonaire légère.* — Desp., 33 ans, entré le 31 décembre 1898, salle Parrot, n° 10.

Ce malade ne présente comme antécédent pathologique qu'une rougeole à l'âge de 18 ans; il n'est ni syphilitique ni alcoolique. Il a été réformé pour une pointe de hernie.

Il y a deux ans, il a été soigné à Beaujon pour une pleurésie gauche; on ne lui a pas fait de ponction, mais on lui a appliqué un vésicatoire, qui ne semble pas d'ailleurs avoir déterminé d'accident urinaire. Il reste un mois à l'hôpital et en sort guéri pour aller à Vincennes.

En février 1898, il entre à Tenon, salle Lorain, n° 20, pour de la bronchite; il y est soigné pendant un mois, puis il reprend son travail. Il rentre le 31 décembre, toujours pour de la bronchite.

Examiné à son entrée, il se plaint de sueurs nocturnes, d'accès d'étouffements survenant également la nuit. Le matin, il a des quintes de toux et rend quelques crachats purulents.

Les deux sommets sont submats, le droit en avant, le gauche en arrière; en ces deux points on entend des râles humides, marqués surtout à droite.

La base du thorax est légèrement rétractée à gauche (siège de l'ancienne pleurésie). Il existe à ce niveau de l'obscurité respiratoire.

L'appareil circulatoire, le système nerveux et l'appareil génito-urinaire ne présentent rien de particulier à noter. Les urines ne contiennent pas d'albumine, et il n'existe aucun symptôme de brightisme.

Le 6 janvier 1899. — Injection de bleu (5 centigrammes) et de phloridzine (5 milligrammes). Le chromogène du bleu apparaît au bout d'une demi-heure et le bleu au bout d'une heure. Leur disparition n'a lieu que le septième jour au matin.

Les urines ne contiennent de sucre à aucun moment.

Le 9 janvier. — Injection de phloridzine (5 milligrammes). Les urines contiennent du sucre une demi-heure après l'injection et continuent à réduire le Fehling pendant deux heures.

Urines sucrées : 140 centimètres cubes; sucre éliminé : $0^{gr},600$.

Sorti le 27 janvier, sur sa demande.

Observation CXVIII. — *Tabes.* — Jeans., 57 ans, blanchisseuse, entrée le 23 septembre 1898, salle Maurice-Raynaud, n° 2.

Malade atteinte de tabes et d'insuffisance aortique.

Le tabes semble être de date assez ancienne, car elle souffre de douleurs depuis huit ans; ces douleurs, tantôt fulgurantes, tantôt semblables à des brûlures, affectaient particulièrement la jambe gauche. Des douleurs en ceinture sont survenues il y a seulement trois ans; ces crises étaient parfois accompagnées de vomissements, mais la malade n'a jamais eu de douleur d'estomac. La gêne de la marche remonte à l'époque des premières douleurs.

A son entrée à l'hôpital, la malade présente nettement de l'ataxie, bien qu'elle puisse encore marcher. Elle présente un double genu valgum et des nodosités au niveau des jointures des doigts.

Le cœur semble hypertrophié. A l'auscultation on entend à la base un souffle au deuxième temps, dans le deuxième espace intercostal droit (insuffisance aortique). Les artères sont dures et flexueuses. Pouls capillaire au niveau du voile du palais.

Les poumons paraissent sains, ainsi que l'appareil digestif. Cependant sans qu'il n'y ait jamais eu de douleurs viscéralgiques, la malade perd souvent ses matières.

Les urines sont claires, abondantes, ne contiennent pas d'albumine, mais deviennent roses sous l'influence de l'acide nitrique; pas de trouble de la miction.

La sensibilité semble conservée sous ses différents modes.

Les réflexes sont abolis. Signes d'Argyll-Robertson. Il y a parfois un peu de diplopie, mais la vue reste bonne.

28 septembre. — Injection de bleu et de phloridzine. Apparition du bleu au bout d'une demi-heure; disparition le cinquième jour.

Le sucre apparaît également au bout d'une demi-heure, et son élimination se prolonge à l'état de trace pendant cinq heures.

7 novembre. — Douleurs dans le bras et l'épaule du côté droit, léger œdème de l'épaule.

Les jours suivants, l'œdème de l'épaule prend des dimensions considérables et gagne le membre jusqu'à la main (9 novembre). Les mouvements sont impossibles.

A partir du 23 novembre, l'œdème diminue et a disparu complètement le 26. On perçoit des craquements articulaires assez rudes, mais les mouvements de l'épaule sont indolores.

On voit apparaître un zona qui embrasse la moitié droite de la base du thorax. Ce zona, très douloureux, dure environ quinze jours, mais laisse des plaques cutanées très sensibles.

Depuis, l'état de la malade s'est progressivement aggravé.

A partir de décembre, elle reste confinée au lit.

L'arthropathie de l'épaule droite s'accentue, la tête de l'humérus, très atrophiée, se loge à chaque mouvement sous la clavicule. Outre l'incontinence des matières, on voit survenir un peu d'incontinence d'urine.

10 avril. — Même état. Toujours rien dans les urines, sauf la coloration rosée due à l'acide nitrique. Densité : 1015. Injection de phloridzine (5 milligrammes). Le sucre apparaît dans les urines au bout d'une demi-heure et son élimination dure deux heures.

Urines sucrées : 150 centimètres cubes; sucre éliminé : 0gr,488.

Observation CXIX. — *Sujet sain en apparence.* — CHEVR., salle Parrot, n° 9. Sujet bien portant et ne présentant aucun antécédent morbide du côté de l'appareil urinaire. Légèrement athéromateux. Pas d'albumine.

3 août 1898. — Injection de bleu et de phloridzine. Le bleu n'apparaît qu'au bout d'une heure ; les urines sont peu colorées et très abondantes (le malade a bu un litre de tisane aussitôt après l'injection). Disparition du bleu le neuvième jour.

On ne trouve du sucre que dans les urines émises deux heures après l'injection.

B. — EXAGÉRATION DE LA GLYCOSURIE

Glycosurie prolongée avec ou sans hyperglycosurie (16 observations).

Observation CXX. — *Broncho-pneumonie.* — WEST., 44 ans, entré le 12 septembre 1898, salle Parrot, n° 2.

Malade atteint de broncho-pneumonie avec un peu d'albuminurie.

14 septembre 1896. — Injection de bleu et de phloridzine. Des traces de bleu et de chromogène apparaissent au bout d'une demi-heure. Le bleu disparaît le quatrième jour.

Des traces de sucre apparaissent au bout d'une demi-heure. Les urines émises une heure, quatre heures et cinq heures plus tard contiennent beaucoup de sucre. A la sixième heure, il existe encore des traces de sucre. (Pas de dosage.)

Sorti guéri le 2 octobre 1898.

Observation CXXI. — *Fièvre typhoïde.* — MOR., 17 ans, entré le 15 septembre 1898, salle Parrot, n° 16.

18 septembre 1898. — Période d'état. Pas d'albuminurie. Injection de bleu et de phloridzine. Le bleu apparaît au bout d'une demi-heure. Le lendemain on fait par erreur une nouvelle injection de bleu. Le bleu disparaît neuf jours après cette seconde épreuve.

On constate la présence de sucre dans les urines émises une demi-heure, une heure, trois heures après l'injection de phloridzine. Quatre heures et demie et cinq heures et demie après cette injection, on trouve encore des traces de sucre dans l'urine. (Pas de dosage.)

Sorti guéri le 9 novembre 1898.

Observation CXXII. — *Fièvre typhoïde.* — MON., 50, entré le 29 août 1898, salle Lorain, n° 10.

16 septembre 1898. — Période d'état. Traces d'albumine, d'indican et d'urobiline dans l'urine. Injection de bleu et de phloridzine. Le chromogène apparaît une demi-heure, et le bleu deux heures et demie après l'injection. Disparition le cinquième jour au soir.

Des traces de sucre apparaissent au bout d'une demi-heure. Deux heures et demie et trois heures et demie après l'injection, les urines contiennent beaucoup de sucre; il persiste à l'état de traces jusqu'à la huitième heure. (Pas de dosage.)

Sorti guéri le 16 novembre 1898.

Observation CXXIII. — *Fièvre typhoïde.* — Dup., 25 ans, entré le 25 août 1898, salle Lorain, n° 24.

27 août 1898. — Période d'état. Pas d'albumine. Injection de bleu et de phloridzine. Le bleu apparaît au bout d'une demi-heure, et disparaît le quatrième jour.

Des traces de sucre apparaissent au bout d'une demi-heure. Sucre dans les urines émises deux heures et trois heures après l'injection. (Pas de dosage.)

8 septembre 1898. — Période d'état. Albuminurie. Injection de bleu et de phloridzine. Le bleu apparaît au bout d'une demi-heure, et disparaît le cinquième jour.

On constate des traces de sucre au bout d'une demi-heure. Les urines émises une heure, trois heures et quatre heures après l'injection contiennent beaucoup de sucre. Le sucre persiste à l'état de traces pendant toute la journée, jusqu'à 8 heures du soir. (L'injection avait été faite à 6 h. 1/2 du matin.) Pas de dosage de sucre.

24 octobre. — Passage en chirurgie pour être opéré d'une périostite due au bacille d'Eberth. Grattage. Sort deux mois plus tard.

Observation CXXIV. — *Ulcère de l'estomac avec hyperchlorhydrie.* — Lebr., 41 ans, boulanger, entré le 11 juin 1898, salle Lorain, n° 5.

Ethylisme très marqué (pituites, cauchemars, tremblement des mains).

La gastrite pour laquelle le malade entre à l'hôpital remonte à deux ans. Elle est caractérisée par des douleurs paroxystiques survenant deux ou trois heures après le repas, douleurs siégeant au niveau de l'appendice xyphoïde, avec point dorsal correspondant; la crise douloureuse est souvent terminée par des vomissements alimentaires. Il avait eu avant son entrée des hématuries. — Régime lacté, poudres alcalines.

1er juillet. — Injections de bleu et de phloridzine. Les urines sont très alcalines par suite de son traitement; elles ne renferment pas de bleu, mais du chromogène, qui apparaît au bout d'une demi-heure, et disparaît le cinquième jour.

Le sucre apparaît également au bout d'une demi-heure, et persiste pendant sept heures. Pas de dosage.

Plus tard le malade est traité par des lavages d'estomac, qui font presque complètement disparaître les crises gastriques.

Sorti le 1er août.

Observation CXXV. — *Rhumatisme articulaire aigu.* — Pomm., 15 ans, entré le 21 janvier 1899, salle Parrot, n° 2.

On ne trouve dans ses antécédents qu'une rougeole à l'âge de 8 ans soignée à Trousseau. Depuis trois mois, il a des douleurs vagues dans les membres, de fréquents maux de tête, son sommeil est agité, il n'a plus d'appétit; sujet petit, chétif, ayant le développement d'un enfant de 12 ou 13 ans. Il se présente à l'hôpital avec des douleurs dans les articulations tibio-tarsiennes, dans les genoux et au poignet droit. Ces régions sont légèrement tuméfiées et rouges. Pas d'albumine dans l'urine.

22 janvier. — Température le matin : 39°,2; le soir : 40°,2, avec douleurs articulaires. Rien au cœur ni à l'appareil respiratoire; sommeil agité, sueurs nocturnes et incontinence d'urine.

Salicylate de soude : 4 grammes.

23 janvier. — Injection de bleu et de phloridzine. Le bleu et le chromogène apparaissent au bout d'une demi-heure et disparaissent le huitième jour au matin.

Le sucre apparaît au bout d'une demi-heure et persiste pendant six heures.

Urines sucrées : 285 centimètres cubes; sucre éliminé : 2gr,565.

Le soir, la température descend à 37°. Elle reste normale jusqu'au 28 janvier. Le malade est sensiblement mieux. Le pouls est à 44.

29 janvier. — Envahissement du poignet gauche, élévation de la température qui s'élève à 38°,2 et les jours suivants 39°,5 et 40°,2, et du pouls qui, d'ailleurs, ne dépasse pas 100.

A partir du *3 février*, les douleurs et la tuméfaction des jointures ont presque complètement disparu; la température reste cependant supérieure à la normale (entre 37°,2 et 38°,5).

15 février. — Un peu de rachialgie et quelques douleurs dans les petites jointures des doigts.

A la fin de février, les douleurs disparaissent complètement, la température reste normale. Le sommeil est bon. L'appétit est revenu. Le malade est guéri.

21 mars. — Sortie de l'hôpital.

Observation CXXVI. — *Rhumatisme articulaire aigu.* — La., 19 ans, salle Maurice-Raynaud, n° 22.

Jeune fille atteinte pour la deuxième fois de rhumatisme articulaire aigu, la première attaque ayant laissé une insuffisance aortique. Au moment de l'épreuve, les douleurs articulaires qui avaient débuté quinze jours auparavant ont presque complètement cédé; mais elle présente de la myocardite et une double congestion pulmonaire avec pleurésie gauche. État général grave, fièvre, délire. Pas d'albumine dans l'urine.

27 janvier 1899. — Injection de bleu et de phloridzine. Le chromogène apparaît au bout d'une demi-heure, le bleu au bout d'une heure ; il disparaît le cinquième jour.

Le sucre apparaît au bout d'une demi-heure et son élimination se prolonge pendant toute la journée. Le lendemain on trouve encore des traces de sucre jusqu'à 2 heures du soir.

(Les urines ayant été perdues en partie, on ne peut pratiquer le dosage.)

Observation CXXVII. — *Artério-sclérose et cancer de la parotide.* — Den., 61 ans, entré le 12 janvier 1899, salle Lorain, n° 15.

Artério-scléreux présentant une tumeur de la parotide gauche, tumeur qui se développe rapidement et comprime le récurrent (voix rauque, bitonale, puis aphonie et accès de suffocation).

Bon état général, malgré un amaigrissement assez marqué; pas de signes de brightisme.

15 janvier 1899. — Injection de bleu et de phloridzine. Le bleu apparaît au bout d'une demi-heure et disparaît le sixième jour.

Le sucre apparaît également au bout d'une demi-heure et se prolonge jusqu'à la dixième heure. Le malade urine d'ailleurs très peu.

Urines sucrées : 450 centimètres cubes; sucre éliminé : 1gr,338.

Passé en chirurgie le 12 février, à la suite de suffocation, pour être trachéotomisé d'urgence. Meurt de broncho-pneumonie huit jours plus tard.

L'examen histologique des reins fait constater un peu de dégénérescence graisseuse limitée à un certain nombre de tubes.

Observation CXXVIII. — *Artério-sclérose.* — Misp., 75 ans, marchand ambulant, entré le 13 avril, salle Lorain, n° 32.

Insuffisance mitrale, emphysème.

Atteint il y a trois ans de deux petits ictus à la suite desquels il garde un peu de parésie du côté gauche. Depuis, sa santé a toujours été bonne.

Il y a quinze jours, frissons avec douleur dans le côté gauche, expectoration assez abondante.

Actuellement son facies est légèrement cyanosé, il présente un peu de dyspnée, a une expectoration purulente et tousse assez fréquemment. Le thorax est globuleux, on entend aux deux bases de nombreux râles sous-crépitants.

Il existe au cœur un souffle systolique prolongé, couvrant presque tout le second temps, ayant son maximum à la pointe. Ses artères sont dures et flexueuses, le pouls est vibrant.

Pas de troubles digestifs ni de troubles nerveux. Sa vue est assez faible (début de cataracte à gauche et opacité de la cornée à droite); pas d'œdème ni de douleurs lombaires. Sensation de froid aux jambes.

Les urines sont claires, abondantes, limpides, et ne contiennent pas d'albumine. Pollakiurie nocturne.

Densité des urines : 1 018.

17 avril 1899. — Injection de bleu et de phloridzine. Le bleu apparaît au bout d'une demi-heure et disparaît le cinquième jour.

Le sucre apparaît au bout d'une demi-heure et son élimination se prolonge pendant six heures et demie.

Urines sucrées : 250 centimètres cubes; sucre éliminé : 1gr,900.

Observation CXXIX. — *Néphrite chronique.* — Halb., 47 ans, fumiste, entré le 24 mars 1898, salle Lorain, n° 16.

Ancien paludéen (fièvre intermittente en Algérie, 1876); d'ailleurs, depuis son retour d'Afrique, il n'a plus eu d'accès de fièvre.

La néphrite qui le fait entrer à l'hôpital semble avoir débuté il y a dix-huit mois environ. A cette époque, il est pris de vives douleurs de reins, de saignements de nez, sans cependant avoir de fièvre. Il est soigné d'abord pendant un mois à l'hôpital Cochin, puis pendant dix-sept mois à Lariboisière.

Peu après sa sortie, il fait un excès de boisson et retombe malade aussitôt : œdème des jambes, maux de tête, troubles de la vue.

A son entrée à l'hôpital Tenon, on constate les différents symptômes du mal de Bright, sensation de doigt mort, froid aux extrémités inférieures, pollakiurie et polyurie (le malade se lève pour uriner plusieurs fois chaque nuit). Ébauche de bruit de galop. Albumine : 5gr,50.

26 mars. — Injection de bleu de méthylène. Le bleu et le chromogène apparaissent une heure et demie après l'injection. Le chromogène ne disparaît des urines que le dixième jour.

6 avril. — Toujours même situation. Le malade rend en moyenne 3 litres d'urine par jour avec 6 grammes d'albumine par litre.

18 mai. — Injection de phloridzine (5 milligrammes). Le sucre apparaît dans l'urine au bout d'une heure et persiste dans les urines pendant toute la journée. Il disparaît le soir, mais on obtient encore une légère réduction du réactif de Nylander avec les urines émises le lendemain matin.

Total des urines sucrées : 550 centimètres cubes; glycose éliminée : 2gr,40. (Dosage fait au polarimètre.)

12 juin. — Injection de bleu et de phloridzine (5 milligrammes). Un peu de chromogène au bout d'une demi-heure et de bleu au bout d'une heure et demie. Les urines restent colorées jusqu'au septième jour.

Les urines émises une demi-heure après l'injection contiennent du sucre; les urines suivantes n'en contiennent plus.

Sorti le 24 août.

Observation CXXX. — *Néphrite chronique.* — Carr., 60 ans, serrurier, entré le 11 février 1899, salle Axenfeld, n° 5 *ter;* passé le 27 février, salle Parrot, n° 28.

On ne trouve dans ses antécédents qu'une bronchite il y a environ dix ans.

La néphrite pour laquelle il entre à l'hôpital semble débuter au mois d'août 1898 par des maux de reins et de l'affaiblissement des jambes; il remarque à la même époque de la diminution de l'acuité visuelle (aucun autre symptôme de la néphrite).

Il est entré une première fois salle Axenfeld à la fin du mois d'août.

On constate une albuminurie considérable. Il reste deux mois et demi au régime lacté ; à sa sortie de l'hôpital, il avait encore un peu d'albuminurie.

Ne pouvant reprendre son travail à cause de la faiblesse persistante des membres inférieurs, il rentre à l'hôpital au bout de quinze jours, y reste deux semaines, sort, puis rentre après huit jours, et fait un nouveau séjour de deux semaines, qui se termine par son envoi à Vincennes. De Vincennes, il revient pour la dernière fois à l'hôpital.

État actuel. — Il présente le facies légèrement coloré d'un individu bien portant, avec des varicosités sur les pommettes ; malgré un certain embonpoint, il dit avoir beaucoup maigri.

L'examen de son appareil pulmonaire ne révèle aucun trouble fonctionnel ; il en est de même pour son appareil digestif ; il boit d'ailleurs du lait depuis six mois. Son foie est de dimension normale. Le cœur ne présente également rien à noter. Le pouls est un peu tendu, les artères radiales et temporales sont dures et flexueuses. Il présente des varices sur les membres inférieurs. Pas d'œdème.

Il ne présente aucun trouble nerveux, sauf une grande faiblesse des jambes (sans atrophie), sensation de froid et des engourdissements des membres inférieurs, une légère parésie de la main droite qui lui semble parfois gonflée.

A son entrée à l'hôpital, sa vue était trouble, il voyait à travers un brouillard et avait souvent de la diplopie ; actuellement sa vue est nette, mais dès qu'il lit ou fait quelque travail nécessitant de l'application sa vue se trouble de nouveau ; il a conservé un myosis prononcé.

L'ouïe est bonne, bien qu'il ait eu au début des bourdonnements d'oreille.

Il n'a jamais eu d'hématurie, ni de douleur pendant les mictions ; celles-ci ne sont pas plus fréquentes qu'autrefois. Depuis longtemps d'ailleurs, il se lève plusieurs fois la nuit.

1er mars. — Albumine : 4 grammes par litre.

2 mars. — Urines : $2^{lit},420$; albumine : $2^{gr},59$; densité : 1 019.

Injection de bleu et de phloridzine. Le bleu apparaît au bout d'une demi-heure et disparaît le sixième jour.

Les urines déféquées et débarrassées de leur albumine par ébullition et filtration réduisent très légèrement la liqueur de Fehling.

Le sucre apparaît au bout d'une demi-heure et persiste pendant six heures.

Urines sucrées : 870 centimètres cubes ; sucre éliminé : $2^{gr},640$.

Les jours suivants, l'albumine tombe à 50 centigrammes et le volume d'urine oscille entre 2 litres et $2^{l},500$.

Au bout de quinze jours, on lui donne de la viande en conservant le ait comme boisson, sans modifier la quantité d'albumine.

12 mars. — Injection de phloridzine seule (albumine : 50 centigrammes).

Les urines émises avant l'injection ne réduisent pas la liqueur de Fehling. Le sucre apparaît au bout d'une demi-heure et persiste pendant quatre heures.

Urines sucrées : 550 centimètres cubes ; sucre éliminé : 0gr,783.

Observation CXXXI. — *Néphrite chronique.* — Dub., 61 ans, garçon de cuisine, entré le 20 décembre 1898, salle Lorain, n° 2.

Pas d'antécédent pathologique.

Le 13 juillet, le malade, qui était dans un état de misère extrême et errait sans nourriture et sans abri depuis quelques jours, est pris brusquement de coliques et de diarrhée violentes ; il se plaint de céphalée intense et sa vue s'obscurcit. Il est transporté à Saint-Louis, où il reste quelques jours et d'où on l'envoie à Vincennes.

A sa sortie de l'asile (13 août), il retombe dans la misère. Il erre pendant quarante-huit heures sous la pluie ; le troisième jour, il se présente à l'Hôtel-Dieu avec de l'anasarque, la face est très bouffie, il a une cephalée intense et voit à peine clair. On l'envoie à Tenon, dans le service de M. Béclère, où l'on constate une albuminurie notable.

L'albumine et les signes d'urémie disparaissent d'ailleurs assez rapidement, et lorsqu'il passe dans le service de M. Achard il ne présente aucune trace d'albumine. Les urines sont claires et abondantes ; il n'a pas noté une plus grande fréquence des mictions. Pas de trouble respiratoire, ni circulatoire, ni digestif.

21 décembre 1898. — Injections de bleu et de phloridzine. Le chromogène apparaît au bout d'une demi-heure et le bleu au bout d'une heure. Il disparaît le septième jour.

Le sucre apparaît au bout d'une heure et son élimination dure deux heures.

Urines sucrées : 185 centimètres cubes ; sucre éliminé : 1gr,665.

L'état du malade reste sensiblement le même pendant les mois de janvier et de février 1899.

10 mars 1899. — Le malade a eu un frisson la veille ; il se plaint de mal de gorge, d'anorexie. La langue est blanche et la gorge un peu rouge. Température : 39°,4.

On trouve des traces d'albumine dans l'urine.

11 mars. — Même état. Injection de bleu et de phloridzine. Le chromogène apparaît au bout d'une demi-heure et le bleu au bout d'une heure. Il disparaît le cinquième jour.

Le sucre apparaît au bout d'une heure et son élimination dure quatre heures.

Urines sucrées : 140 centimètres cubes ; sucre éliminé : 3gr,360.

Les jours suivants, le mal de gorge disparaît, et la température, qui n'a pas dépassé 39°,4, revient à la normale. L'albumine disparaît de l'urine.

Observation CXXXII. — *Néphrite chronique.* — Juill., 52 ans, représentant de commerce, entré le 9 février 1899, salle Parrot, n° 26.

Vers l'âge de 13 ans, il aurait été pris par deux fois d'anasarque à la suite de bains froids (?). Service militaire en Algérie, où il contracte les fièvres intermittentes. Pas d'alcoolisme, ni de syphilis. 28 ans de service dans la gendarmerie et la garde.

La néphrite dont il souffre actuellement se manifesta pour la première fois, il y a environ deux ans, par des accès d'étouffement qui surviennent surtout la nuit et qui sont d'abord pris pour de l'asthme. Il constate également que sa vue s'obscurcit fréquemment.

Il consulte un médecin qui pose le diagnostic de néphrite interstitielle et lui conseille le régime lacté. Il reste soumis à ce régime pendant quatorze mois (1897-99), mais ayant fait analyser ses urines vers la fin de décembre 1898 et ayant appris qu'elles ne contenaient plus d'albumine, il reprend le régime ordinaire.

Vers le milieu de janvier 1899, léger étourdissement avec parésie des membres gauches pendant deux jours. Quinze jours plus tard, nouvelle attaque. En même temps il sent ses forces diminuer. En février 1899, il est pris d'étouffements, de maux de reins et de troubles de la vue. Constipation opiniâtre.

A son entrée dans le service, le malade, qui est très gros, déclare cependant avoir beaucoup maigri. Il pesait avant le début de sa maladie 125 kilogrammes et n'en pèse plus que 112.

Il présente un peu d'œdème des jambes; mais se plaint surtout d'une grande faiblesse, d'étouffements nocturnes, de brouillards devant les yeux et de douleurs lombaires.

Les bruits du cœur sont réguliers et ne présentent aucune anomalie.

Il n'y a aucun trouble respiratoire ni digestif.

Les urines sont pâles, abondantes ($3^{l},5$) et contiennent 5 grammes d'albumine par litre. Densité : 1015. Régime lacté.

10 février 1899. — Injection de bleu et de phloridzine. Le bleu apparaît au bout d'une heure et demie et disparaît le sixième jour. Le sucre apparaît également au bout d'une heure et demie, en assez faible quantité, mais son élimination se prolonge jusqu'au lendemain matin.

Urine des vingt-quatre heures : $3^{l},100$; sucre éliminé : $4^{gr},509$.

Les jours suivants, sous l'influence du repos et du régime lacté, le taux d'albumine diminue progressivement, mais se maintient entre $1^{gr},50$ et 3 grammes. L'urine reste à environ 3 litres par vingt-quatre heures.

4 mars. — Plus de maux de reins, ni d'étouffements, ni de troubles de la vue. Le malade monte facilement les trois étages du service.

9 mars. — Frissons dans la matinée; point de côté gauche; râles humides aux deux bases et surtout à gauche. Température : 41°. Grippe.

Les urines tombent à $1^{l},5$ et l'albumine s'élève à 7 grammes par litre.

Le lendemain et les jours suivants, amélioration : l'albumine diminue et la quantité d'urine augmente.

12 mars. — Guérison de la grippe. L'urine et l'albumine sont revenues aux chiffres des derniers jours de février. Injection de phloridzine seule. Le sucre apparaît au bout d'une demi-heure et son élimination se prolonge pendant cinq heures.

Urines sucrées : 575 centimètres cubes; sucre éliminé : 1gr,465.

Depuis l'état général reste bon. Les urines oscillent entre 2 litres et 2l,5 et l'albumine reste à 50 centigrammes par litre.

29 avril. — Bon état général. Albumine : 50 centigrammes.

Injection de phloridzine. Le sucre apparaît au bout d'une heure et son élimination dure une heure et demie.

Urines sucrées : 120 centimètres cubes; sucre éliminé : 0gr,600.

Observation CXXXIII. — *Bronchite chronique. Emphysème.* — Delan., 52 ans, entré le 27 janvier 1899, salle Lorain, n° 13.

Depuis sa jeunesse ce malade contracte fréquemment des bronchites, et il est sujet à des accès d'étouffements nocturnes, dus probablement à de l'asthme.

Actuellement il présente les symptômes de l'emphysème associés à ceux de la bronchite chronique. Poitrine globuleuse, épaules élevées, attitude de l'inspiration forcée. La percussion révèle l'exagération de la sonorité thoracique. A l'auscultation, on trouve des râles sonores et humides disséminés dans toute la poitrine. Toux fréquente et expectoration abondante, surtout le matin.

Le cœur ne présente pas de bruit morbide, les artères sont dures et sinueuses; les doigts présentent la déformation en massue de l'ostéo-arthropathie hypertrophiante pneumonique.

Les urines ne contiennent pas d'albumine : les mictions ne sont pas fréquentes. Densité : 1025.

29 janvier 1899. — Injection de bleu et de phloridzine. Le bleu apparaît au bout d'une demi-heure et disparaît le septième jour.

Le sucre apparaît également une demi-heure après l'injection, son élimination se prolonge pendant cinq heures et demie.

Urines sucrées : 345 centimètres cubes contenant 3gr,105 de sucre.

Les jours suivants, les symptômes de bronchite diminuent. L'état général est bon.

5 avril. — Le malade sort sur sa demande, n'ayant pas présenté de nouvelle poussée de bronchite pendant son séjour.

Observation CXXXIV. — *Bronchite légère.* — Mét., 19 ans, salle Parrot, n° 7.

23 décembre 1898. — Injection de phloridzine seule. Le sucre apparaît au bout d'une demi-heure et son élimination dure quatre heures et demie.

Urines sucrées : 250 centimètres cubes; sucre éliminé : 5gr,625.

Observation CXXXV. — *Tuberculose.* — Bér., 48 ans, salle Parrot, n° 29. Tuberculose pulmonaire à la période cachectique.

2 novembre 1898. — Injection de bleu et de phloridzine. Le bleu apparaît au bout d'une demi-heure et disparaît le troisième jour au soir.

Le sucre apparaît au bout d'une demi-heure et son élimination dure huit heures.

Urines sucrées : 260 centimètres cubes; sucre éliminé : 5gr,980.

Hyperglycosurie sans prolongation (7 observations).

Observation CXXXVI. — *Artério-sclérose.* — Tour., 49 ans, salle Parrot, n° 29.

3 mars 1899. — Injection de bleu et de phloridzine. Densité des urines : 1 026. Le chromogène apparaît une demi-heure et le bleu une heure après l'injection. Le bleu disparaît le quatrième jour.

Le sucre apparaît au bout d'une heure et son élimination se prolonge pendant trois heures.

Urines sucrées : 280 centimètres cubes; sucre éliminé : 3gr,900.

Observation CXXXVII. — *Artério-sclérose.* — Bois., 63 ans, maçon, salle Lorain, n° 17.

Légères douleurs rhumatismales; grippe.

2 avril 1899. — Injection de phloridzine seule. Le sucre apparaît au bout d'une heure et son élimination dure trois heures.

Urines sucrées : 330 centimètres cubes; sucre éliminé : 3gr,960.

Observation CXXXVIII. — *Cancer du larynx.* — Lec., 76 ans, salle Lorain, n° 15.

Pas d'albuminurie, ni de signe de néphrite. Densité des urines : 1 017.

7 janvier 1899. — Injection de bleu et de phloridzine. Le bleu apparaît au bout d'une demi-heure. Le malade sort de l'hôpital le cinquième jour, ayant encore des traces de bleu dans l'urine.

Le sucre apparaît au bout d'une demi-heure et son élimination dure trois heures et demie environ.

Urines sucrées : 250 centimètres cubes; sucre éliminé : 3gr,375.

Observation CXXXIX. — *Surmenage.* — Desch., 16 ans, salle Lorain, n° 5

Le malade entre dans un état de grande fatigue après avoir fait une longue marche. Pas d'albumine dans les urines.

9 décembre 1898. — Injection de bleu et de phloridzine. Le bleu apparaît au bout d'une demi-heure et disparaît le huitième jour.

Le sucre apparaît au bout d'une demi-heure et son élimination dure une heure et demie.

Urines sucrées : 410 centimètres cubes; sucre éliminé : 2gr,500.

Observation CXL. — *Alcoolisme.* — St-Ou., 37 ans, salle Lorain, n° 5.

Traces très légères d'albumine dans l'urine. Densité : 1 011.

17 décembre 1898. — Injection de bleu et de phloridzine. Le chromogène apparaît au bout d'une demi-heure et le bleu au bout d'une heure. Il disparaît le cinquième jour.

Le sucre apparaît au bout d'une demi-heure et son élimination dure une heure et demie.

Urines sucrées : 560 centimètres cubes; sucre éliminé : 6gr,049.

Observation CXLI. — *Rhumatisme chronique.* — Be., 39 ans, salle Lorain, n° 14.

Artério-sclérose et rhumatisme déformant caractérisé d'abord par de l'hydarthrose du genou droit, puis un épaississement des tissus mous périarticulaires, de la limitation des mouvements et des craquements.

21 mars 1899. — Injection de phloridzine. Le sucre apparaît au bout d'une demi-heure et son élimination dure deux heures et demie.

Urines sucrées : 300 centimètres cubes; sucre éliminé : 4gr,023.

Observation CXLII. — *Rhumatisme aigu.* — Boy., 17 ans, cimentier, entré le 24 avril 1899, salle Parrot, n° 2.

Rhumatisme articulaire aigu, avec légère poussée d'endocardite. Urticaire généralisée (?). Température de 37°,5 à 38°.

26 avril 1899. — Injection de bleu et de phloridzine. Le chromogène apparaît au bout d'une demi-heure et le bleu au bout d'une heure. Il disparaît le cinquième jour.

Le sucre apparaît au bout d'une demi-heure et son élimination dure une heure et demie.

Urines sucrées : 450 centimètres cubes; sucre éliminé : 3gr,857.

3° DISCORDANCE ENTRE L'ÉPREUVE DE LA PHLORIDZINE ET CELLE DU BLEU DE MÉTHYLÈNE

(10 observations.)

Observation CXLIII. — *Hémiplégie et albuminurie.* — Lef., 57 ans, entré le 25 juin 1898, salle Parrot, n° 3.

Pensionné à Bicêtre depuis quelques années, il aurait déjà eu plusieurs petites attaques depuis son entrée à l'hospice. On l'a trouvé dans la rue sans connaissance. Examiné lorsqu'on l'apporte, il est dans le coma et on constate que les yeux sont déviés du côté gauche; pendant la journée qui suit son entrée, il a une dizaine de petites attaques convulsives dans lesquelles il agite ses membres supérieurs.

28 juin. — Il reprend à peu près connaissance et se plaint d'une douleur localisée à la région pariétale gauche. Il parle d'ailleurs avec beaucoup de difficulté et comprend difficilement les questions qu'on lui pose.

Pas de trouble de la sensibilité, les réflexes sont diminués; légère contracture de la jambe gauche.

Température : 38°,9.

Pas de trouble de l'appareil pulmonaire, ni de l'appareil digestif. Le foie, hypertrophié, dépasse le rebord costal de trois travers de doigts.

Le cœur est rapide, mais régulier; tendance au dédoublement du premier bruit. Artères dures et flexueuses.

Urines albumineuses et sédimenteuses; elles ne renferment pas d'urobiline.

Injection de bleu et de phloridzine. Le bleu apparaît au bout d'une demi-heure et disparaît le septième jour.

Le sucre apparaît au bout d'une demi-heure et son élimination dure quatre heures.

2 juillet. — Le malade est toujours dans le même état, à demi comateux avec des périodes de lucidité. Les urines contiennent un peu d'albumine, de l'urobiline et du chromogène.

28 juillet. — Le malade est transporté à Bicêtre.

Observation CXLIV. — *Monoplégie brachiale et petit brightisme.* — THIER., 68 ans, concierge, entrée le 23 août 1898, salle Maurice-Raynaud, n° 5.

Pas de maladie antérieure; depuis quelques années, parfois un peu d'œdème malléolaire le soir. Il y a un an, ictus apoplectique, qui n'est d'ailleurs pas suivi de paralysie.

Trois jours avant son entré à l'hôpital, nouvelle attaque ayant consisté en une chute sans perte de connaissance; après cette chute, la malade s'est aperçue qu'elle ne pouvait se servir de son bras gauche.

Elle présente actuellement de l'asymétrie faciale (déviation à droite). Le membre supérieur gauche présente une paralysie localisée aux fléchisseurs et extenseurs des doigts et aux muscles de la main; les muscles du bras et de l'épaule sont intacts. Sensibilité normale.

Elle ne présente pas de troubles respiratoire ou digestif. Les bruits du cœur sont normaux. Les artères sont dures et flexueuses. Elle a souvent froid aux jambes, de l'engourdissement des membres et des démangeaisons généralisées.

Bourdonnements d'oreille. La vue a baissé, l'œil droit est presque aveugle (hémorragie rétinienne).

Il existe de la pollakiurie et un peu de polyurie. Les urines contiennent des traces très légères d'albumine.

26 août. — Injection de bleu et de phloridzine. Le chromogène apparaît au bout d'une demi-heure et le bleu au bout d'une heure. Il disparaît le onzième jour.

Le sucre apparaît au bout d'une heure et son élimination dure une heure et demie.

25 février 1899. — L'état de la malade s'est légèrement amélioré, il ne reste plus qu'un peu de faiblesse dans la main gauche. L'albuminurie a depuis longtemps complétement disparu. Densité : 1.018.

Injection de bleu et de phloridzine. Le chromogène apparaît au bout d'une demi-heure et le bleu au bout d'une heure. Il disparaît le sixième jour.

Le sucre apparaît au bout d'une demi-heure et son élimination dure trois heures.

Urines sucrées : 189 centimètres cubes; sucre éliminé : 1gr,028.

Observation CXLV. — *Artério-sclérose et angine de poitrine.* — Bic., 42 ans, salle Lorain, n° 3.

2 septembre 1898. — Injection de bleu et de phloridzine. Le bleu apparaît au bout d'une heure et disparaît le septième jour.

Le sucre apparaît au bout d'une heure et son élimination dure deux heures et demie.

Observation CXLVI. — *Paralysie saturnine sans albuminurie.* — Tes., 53 ans, peintre en bâtiment, entré le 6 juillet 1898, salle Parrot, n° 23.

Rhumatisme articulaire aigu à l'âge de 25 ans. A 43 ans, première attaque de coliques de plomb; depuis, elles se renouvellent cinq ou six fois. Paralysie des extenseurs de la main droite à 50 ans. Deuxième atteinte de paralysie, portant cette fois sur les deux avant-bras, à 52 ans. Après deux mois de séjour à l'hôpital, il sort incomplètement guéri. Il est atteint de nouveau depuis huit jours de paralysie saturnine portant surtout sur les extenseurs de l'avant-bras droit (le long supinateur n'est pas atteint). Les muscles des avant-bras, du bras et ceux de l'épaule droite sont atrophiés. Le malade ne peut étendre horizontalement le bras droit. La sensibilité est diminuée au niveau des régions paralysées.

Liséré de Burton. Pas d'autres manifestations du saturnisme. Pas de constipation, pas d'albuminurie ni de signe de néphrite.

8 juillet 1898. — Injection de bleu et de phloridzine. Le bleu apparaît au bout d'une demi-heure et disparaît le huitième jour.

Le sucre apparaît au bout d'une demi-heure et son élimination dure deux heures.

Le malade sort le 16 août, légèrement amélioré par de l'électrisation.

Observation CXLVII. — *Convalescence d'érysipèle.* — Tres., 42 ans, blanchisseuse, entrée le 1er août 1898, salle Maurice-Raynaud, n° 1.

Rhumatisme articulaire aigu, il y a trois ans. Éthylisme. Quinze jours avant son entrée à l'hôpital, la malade a été prise d'un érysipèle de la face qui semble avoir évolué normalement.

Actuellement, elle n'a plus de fièvre et se plaint seulement de céphalée et de faiblesse générale. Pas d'albumine dans l'urine.

4 août 1898. — Injection de bleu et de phloridzine. Le bleu apparaît au bout d'une heure et ne disparaît que le neuvième jour.

Le sucre apparaît au bout d'une demi-heure et son élimination dure une heure et demie.

Observation CXLVIII. — *Tabes.* — Sard., 31 ans, matelassière, entrée le 24 février 1899, salle Maurice-Raynaud, n° 3.

Cette malade ne présente aucun antécédent morbide, pas de syphilis. On relève seulement des troubles gastriques, il y a cinq ans.

Le lendemain de son entrée à l'hôpital, elle est prise d'une crise gastrique très violente : douleurs d'estomac, vomissements abondants.

L'examen de la malade fait constater des signes de tabes. Abolition des réflexes, signes de Romberg, d'Argill-Robertson. Diminution de la sensibilité des membres inférieurs, surtout à droite. Parfois sensation de constriction laryngée. Diplopie et exophthalmie.

Les urines contiennent un peu de pus et beaucoup d'albumine. La malade n'a d'ailleurs jamais souffert des reins, ne présente aucun trouble de la miction. Quant aux phénomènes généraux qu'elle accuse, ils doivent être attribués au tabes plus qu'à la néphrite.

27 février 1899. — Injection de bleu et de phloridzine. Le bleu apparaît au bout d'une demi-heure et disparaît le treizième jour.

Le sucre apparaît au bout d'une demi-heure et son élimination dure trois heures.

Urines sucrées : 220 centimètres cubes; sucre éliminé : $1^{gr},509$.

28 février. — La malade a une nouvelle crise gastrique.

Les jours suivants, l'état s'améliore, les douleurs d'estomac disparaissent. Le pus persiste en faible quantité dans les urines jusqu'au 20 mars. A partir de cette date, les urines contiennent seulement de l'albumine en quantité notable.

21 avril. — La malade sort sur sa demande.

Observation CXLIX. — *Ancienne éclampsie.* — Bald. W., 30 ans, venue à la consultation le 28 octobre 1898.

Pas de maladie jusqu'à son mariage. Mariée à 18 ans, elle a eu successivement cinq grossesses.

La première, marquée par des vomissements incoercibles, l'a beaucoup fatiguée, et a cependant évolué jusqu'à son terme; l'enfant est actuellement vivant.

La deuxième grossesse, à 21 ans, s'est terminée par un avortement à six mois.

La troisième grossesse, à 22 ans, s'est également terminée par un avortement à cinq mois et demi.

La quatrième grossesse, à 23 ans, a eu la même terminaison que les deux précédentes.

La cinquième grossesse, à 26 ans, a été marquée dès les premiers mois par de la bouffissure de la face, de l'œdème des jambes, des vomissements, puis des maux de tête, de l'obscurcissement de la vue. Elle vient accoucher à terme à la maternité de Tenon, où elle a plusieurs accès d'éclampsie ; elle en sort avec de l'albuminurie.

La sixième grossesse, à 28 ans, évolue sans incidents ; la malade d'ailleurs était au régime lacté absolu. Elle accouche à terme d'un enfant qui meurt à 3 mois, très enflé (?).

Depuis, sa santé reste bonne, mais elle continue à boire du lait, à l'exclusion de toute autre boisson. Le moindre écart de régime ou la moindre fatigue ramènent des maux de tête, des douleurs d'estomac avec nausées, et quelquefois vomissements. La malade remarque en même temps que ses urines diminuent.

Depuis deux mois, elle se plaint de maux d'estomac et de céphalées nocturnes qui l'empêchent de dormir. Elle ne présente d'ailleurs aucun antécédent spécifique ; pas d'adénite ni d'éruption suspecte.

Son cœur présente un peu d'arythmie, mais n'a pas de bruit morbide. Pas d'œdème.

Elle est très nerveuse et aurait eu de légères attaques hystériques. Les urines sécrétées la veille s'élèvent au chiffre de 1 500 centimètres cubes. Elles ne contiennent pas d'albumine, mais un peu d'indican et de chromogène de l'urobiline.

Injection de bleu et de phloridzine. Le bleu apparaît dans l'urine au bout d'une demi-heure. Le septième jour, les urines contenaient encore un peu de bleu.

Le sucre est constaté dans les urines émises une demi-heure après l'injection, et persiste pendant quatre heures.

Urines sucrées : 130 centimètres cubes ; sucre éliminé : 1gr,179.

Observation CL. — *Ancienne éclampsie.* — Pet., 27 ans, venue à la consultation le 9 décembre 1898.

Elle n'a jamais été malade jusqu'à son mariage. Mariée à 23 ans, elle a un enfant dans la première année de son mariage. Vers la fin de sa grossesse, elle a fréquemment de l'œdème des jambes, des maux de tête, quelques douleurs d'estomac, sans vomissement. Elle n'a pas de troubles de la vue. Elle accouche le 8 mai, sans incidents, et sans que l'on songe à examiner ses urines. Elle nourrit son enfant.

Deuxième grossesse, un an et demi plus tard. Le 5 mai, elle est prise de vives douleurs des reins et a une légère perte de sang.

Le sixième mois surviennent des crises éclamptiques. Elle a succcessivement deux attaques sans reprendre connaissance dans l'intervalle. Conduite à l'hôpital, on provoque l'accouchement. Elle sort de la maternité au bout de cinq jours, ayant encore de l'albumine dans l'urine.

Rentrée chez elle, elle reste au régime lacté pendant cinq mois et demi. Elle faisait analyser ses urines de temps en temps, et avait de

16 à 12 centigrammes d'albumine par litre. Ses urines étaient claires et abondantes.

Depuis un an, elle est revenue aux aliments solides, mais ne prend que du lait comme boisson. Elle ne souffre plus de maux de tête comme autrefois, et semble s'être améliorée jusqu'à la fin du mois dernier.

Il y a trois semaines environ, à la suite de contrariétés, elle est prise de maux de reins, d'œdème malléolaire, de bouffissure de la face. Elle revient à la consultation, où l'on constate une assez forte albuminurie. (Ventouses sèches sur les reins.) Depuis, son état général s'est amélioré.

Actuellement elle n'accuse que de légers maux d'estomac après les repas, n'est pas constipée, ne souffre presque plus de la tête, n'a pas d'essoufflement ni de symptômes pulmonaires.

Les bruits du cœur sont fortement frappés. Elle a une ébauche de bruit de galop. Le pouls est dur, tendu (20 au sphygmomanomètre de Potain); pas d'œdème malléolaire.

Elle n'a jamais eu de trouble de la vue. Elle a un peu de myosis et de ptosis de la paupière droite, et un léger nystagmus aux positions extrêmes.

Elle souffre d'assez vives douleurs de reins, surtout à gauche.

Elle n'a ni albumine ni urobiline dans l'urine.

Injection de bleu et de phloridzine. Le bleu apparaît au bout d'une demi-heure et disparaît le septième jour.

Le sucre existe dans les urines émises une demi-heure, une heure et deux heures après l'injection.

Urines sucrées : 110 centimètres cubes ; sucre éliminé : 1gr,485.

Observation CLI. — *Pleurésie purulente.* — Rada., 68 ans, salle Parrot, n° 1.

Infarctus pulmonaires multiples ayant déterminé une pleurésie purulente et gazeuse du côté droit.

Pas d'albumine dans l'urine.

8 novembre 1898. — Injection de bleu et de phloridzine. Le bleu apparaît au bout d'une demi-heure, et disparaît le dixième jour. Le sucre apparaît au bout d'une demi-heure, et son élimination dure trois heures et demi.

Les urines sont d'ailleurs très rares.

Urines sucrées : 40 centimètres cubes ; sucre éliminé : 0gr,766.

Le malade meurt quelques jours plus tard. Pas de lésion histologique du rein.

Observation CLII. *Broncho-pneumonie.* — Fis., 55 ans, salle Parrot, n° 6.

4 décembre 1898. — Injection de bleu et de phloridzine. Le bleu apparaît au bout d'une heure, et disparaît le troisième jour.

Le sucre apparaît au bout d'une heure, et son élimination se limite à une seule miction.

Urines sucrées : 80 centimètres cubes; sucre éliminé : 0gr,213.

CONCLUSIONS

La phloridzine administrée à l'intérieur, soit par voie buccale, soit par voie hypodermique, provoque de la glycosurie.

Bien que le mécanisme intime de ce phénomène ne soit pas complètement élucidé, il semble démontré aujourd'hui que cette glycosurie provient d'une action spéciale et directe de la phloridzine sur la glande rénale.

La phloridzine agit également, mais à un moindre degré, sur d'autres glandes de l'organisme (glandes biliaire, mammaire et cutanées).

La glycosurie phloridzique est modifiée par certaines causes d'ordre général (espèce animale à laquelle appartient le sujet en expérience, dose de phloridzine, mode d'administration et répétition des doses); certaines substances administrées en même temps peuvent aussi faire varier la glycosurie; enfin le fonctionnement de la glande rénale a une grande influence sur la quantité de sucre éliminé et sur la durée de la glycosurie.

Il est donc possible d'utiliser ces variations pour explorer cliniquement les fonctions rénales. L'*épreuve de la phloridzine* a été instituée dans ce but.

Nous avons appliqué cette nouvelle épreuve clinique à cent cinquante-deux sujets parmi lesquels quatre-vingt-dix ont présenté une glycosurie irrégulière. Les irrégularités portaient : 1° sur le moment de l'apparition du sucre dans l'urine ; 2° sur la durée de la glycosurie ; 3° sur le chiffre du sucre éliminé. Ces trois facteurs de la glycosurie phloridzique étaient souvent modifiés simultanément ;

dans quelques cas seulement la variation ne portait que sur un ou deux d'entre eux.

Ces modifications de la glycosurie phloridzique nous ont paru indiquer, *non pas toujours une lésion du rein, maïs tout au moins un trouble des fonctions de cet organe.*

L'hypoglycosurie avec retard dans l'apparition du sucre et diminution de la période d'élimination constituait la forme de glycosurie irrégulière la plus fréquente; elle allait souvent jusqu'à l'anaglycosurie complète.

Quel que soit le mécanisme de la glycosurie phloridzique, elle constitue un phénomène plus complexe que l'élimination du bleu de méthylène. Aussi n'est-il pas surprenant que les deux épreuves de la phloridzine et du bleu ne donnent pas toujours des résultats semblables. Sans doute, dans un grand nombre de cas, les deux épreuves concordent, mais il en est où le désaccord est manifeste, ainsi que nous l'avons vu dans le cours de ce travail.

En résumé, nous pensons que la réaction du rein à la phloridzine mérite d'être étudiée par les cliniciens, parce qu'elle peut, en s'ajoutant aux autres procédés de recherche, fournir des renseignements utiles à la fois pour la pratique et pour la théorie.

INDEX BIBLIOGRAPHIQUE

1. **Achard et Castaigne.** — Diagnostic de la perméabilité rénale. *Bull. et Mém. de la Soc. méd. des Hôpitaux,* 30 avril 1897, p. 637.
2. — Sur l'application du bleu de méthylène au diagnostic de la perméabilité rénale. *Ibid.*, 18 juin, p. 831.
3. — L'épreuve de la glycosurie alimentaire et ses causes d'erreur. *Arch. génér. de médecine,* janvier 1898, vol. Ier, p. 27.
4. — L'élimination prolongée de bleu de méthylène dans l'imperméabilité rénale. *Bull. et Mém. de la Soc. méd. des Hôpitaux,* 24 février 1899, p. 243.
5. **Achard et Delamare.** — La glycosurie phloridzique et l'exploration des fonctions rénales. *Soc. de biologie,* 3 février 1899, p. 48.
6. — L'exploration clinique des fonctions rénales par la glycosurie phloridzique. *Bull. et Mém. de la Soc. méd. des Hôpitaux,* 7 avril 1899, p. 379-395.
7. **Achard et Weil.** — Imperméabilité rénale et hyperglycémie dans le diabète. *Bull. et Mém. de la Soc. méd. des Hôpitaux,* 21 janvier 1898, p. 29.
8. — Contribution à l'étude de l'insuffisance glycolytique. *Ibid.*, 15 avril 1898, p. 327.
9. **Bard et Bonnet.** — Recherches et considérations cliniques sur les différences de perméabilité rénale dans les diverses espèces de néphrites, *Arch. gén. de médecine,* février-mars-avril 1898, vol. Ier, p. 129, 283 et 464.
10. **Barning.** — *De phloridzine.* Leidæ, 1837.
11. **Binet.** — *Étude sur la sueur et la salive dans leur rapport avec l'élimination.* Th. doct., Paris, 1884.
12. **Contejean.** — L'excrétion azotée dans la diabète de la phloridzine. *Soc. de biologie,* 1896, p. 344-347.
13. **Coolen.** — Contribution à l'étude de l'action physiologique de la phloridzine. *Bull. de l'Acad. roy. de médecine de Belgique.* Bruxelles, 1894, VIII, 559-604.
14. — Contribution à l'étude de l'action physiologique de la phloridzine. *Arch. de pharmacodynamie,* Gand et Paris, 1894-95, vol. Ier, p. 267-328.
15. — Étude de l'action des médicaments réputés anti-diabétiques sur la glycosurie phloridzique. *Arch. de pharmacodynamie.* Gand et Paris, 1895-96, vol. II, p. 255-314.

16. **Cornevin**. — Influence de la pilocarpine et de la phloridzine sur la production du sucre dans le lait. *Comptes rendus des séances de l'Acad. des Sciences*, 6 février 1893.

17. **Cremer**. — Phloridzindiabetes beim Frosche. *Zeitschr. f. Biologie*, 1893. Bd. XXIX. N. F. XI., Heft 2, S. 175.

18. — Chemische und physiologische Studien über das Phloridzin und verwandte Körper. *Zeitschr. f. Biologie*, 1898. N. F. XVIII, S. 115-127.

19. **Cremer** et **Ritter**. — Phloridzin-Diabetes beim Huhn und Kaninchen. *Zeitschr. f. Biologie*, 1892. Bd. XXVIII. N. F. X, Heft 2, S. 459

20. — Phloridzin-Versuche am Carenz-Kaninchen. Ein Beitrag zur Lehre von der Entstehung von Trauben-Zucker in Organismus aus zerfallenden Eiweiss. *Zeitschr. f. Biologie*, 1893, Bd. XXIX, N. F. XI, Heft 2, S. 258.

21. **Eckard**. — *Centralblatt f. die med. Wissenschaften*, 1876, S. 273.

22. **Haenisch**. — *Ueber Experim. zu erzeugende Mellituric*. Inaug. Diss. Erlangen, 1887.

23. **Hanegraeff**. — *Essai sur la phloridzine dans le traitement de la fièvre intermittente*. Anvers, 1837.

24. — *Annales de la Soc. méd. de Gand*, 1837, III, p. 17-36.

25. **Hanegraeff** et **Lutens**. — *Hambur. Zeitschr. f. d. ges. Medicin*, Juni 1837.

26. **Hédon**. — Action de la phloridzine chez les chiens diabétiques par extirpation du pancréas. *Soc. de biologie*, 16 janvier 1897.

27. **Hildebrandt**. — *Virchow's Archiv*, 1893, Bd. 131, S. 26.

28. — Ueber eine Wirkung der Piperazin und seinen Einfluss auf der experimentellen Diabetes. *Berl. klin. Wochensch.*, 1894, n° 6, S. 142.

29. **Klemperer**. — Ueber regulatorische Glykosurie und renalen Diabetes. *Verhandlungen der Vereins für innere Medicin zu Berlin*, 18 mai 1896, S. 67.

30. — *Centralblatt für innere Medicin*. 1896, n° 24.

31. **Koninck** (**De**). — Observations sur les propriétés fébrifuges de la phloridzine. *Bull. de la Soc. de méd. de Gand*, 1836, p. 75 et 108.

32. — Mémoire sur l'emploi de la phloridzine contre la fièvre intermittente. *Ann. Soc. des sc. méd. et nat. de Bruxelles*, 1836, 1-3.

33. — *Mémoire sur les propriétés et l'analyse de la phloridzine*. Louvain, 1836.

34. **Külz** et **Wreigt**. — Zur Kenntniss der Wirkungen der Phloridzins resp. Phloretins. *Zeitschr. für Biologie*, 1890, Bd. XXVI, N. F. Heft 2, S. 181.

35. **Leonhard**. — Versuche mit Phloridzin. *Med. Vereinszeit.*, 1837, n° 47.

36. **Lépine**. — Sur l'existence de la glycosurie phloridzique chez le chien ayant subi la section de la moelle. *C. R. de l'Académie des sciences*, 1895, t. 121, p. 450.

37. — *Société nationale de médecine de Lyon*, 25 juillet 1898.

38. **Lépine** et **Barral**. — Sur les variations du pouvoir glycolytique et saccharifiant du sang dans l'hyperglycémie asphyxique, dans le diabète phloridzique et dans le diabète de l'homme ; et sur la localisation du ferment saccharifiant dans le sérum. *C. R. des séances de l'Acad. des sciences*, 1891, t. 113, p. 1014.

39. **Levene**. — *Journal of Physiology*, 1894, vol. XVII, n°s 3 et 4.

40. **Levene.** — The influence of phloridzin on the bile and lymph. *Journal exper. Medicin. N.Y.*, 1897, II, p. 107-115.
41. **Luchsinger.** — *Pflüger's Arch.*, 1875, Bd. XI, S. 502.
42. **Lusk.** — Ueber Phloridzin-Diabetes und über das Verhalten desselben bei Zufuhr verschiedenen Zuckerarten und von Leim. *Zeitschr. f. Biologie*, 1898, N. F. XVIII, S. 82-114.
43. **Marcuse.** — *Verhandlung. der Vereins für innere Medicin zu Berlin*, 4 avril 1898.
44. **Masoin.** — Rapport de la commission qui a été chargée de l'examen du mémoire de M. F. Coolen. *Bull. Ac. roy. de méd. de Belgique*, Bruxelles, 1894, L. S. VIII, p. 490-496.
45. — *Revue médicale de Louvain*, 1884, p. 97.
46. **Mering (Von).** — Ueber kunstlichen Diabetes. *Centralblatt für die medicinischen Wissenschaften*, 1885, n° 30, S. 531.
47. — *Verhandlung. der fünf. Congress f. innere Medicin*, Wiesbaden, 1886, S. 185.
48. — *Verhandlung. der sechs. Congress f. innere Medicin*, Wiesbaden, 1887, S. 350.
49. — Ueber Diabetes mellitus. *Zeitschr. f. klin. Medicin*, 1888, Bd. XIV, S. 405.
50. — Ueber Diabetes mellitus. *Ibid.*, 1889, Bd. XVI, S. 431.
51. **Minkowski.** — Untersuchungen über den Diabetes mellitus nach Extirpation des Pankreas. *Arch. f. experim. Pathol. und Pharm.*, 1893, Bd. XXXI, S. 137.
52. — *Ibid.*, 1897, Bd. XXXIII.
53. **Minkowski** et **Thiel.** — Ueber experimentellen Glycosurie bei Vögeln. *Arch. für experim. Pathol. und Pharm.*, 1887, Bd. XXIII, S. 142.
54. **Moritz** et **Prausnitz.** Studien über den Phloridzin-Diabetes. *Zeitschr. f. Biologie*, 1890, Bd. XXVII, N. F. IX, Heft I, S 81.
55. **Norden (Von).** — *Lehrb. d. Path. der Stoffwechsels*, Berlin, 1893.
56. **Ouchinsky.** — *Archives de médecine expérimentale et d'anatomie pathologique*, 1893, vol. V, fasc. 1er, p. 545.
57. **Paderi.** — Sul mecanismo d'azione della florizzina. *Societa medico-chirurgica di Pavia*, luglio, 1897.
58. **Pavy.** — Diabète de la phloridzine. *The Journal of Physiology*, 1896, t. XX, n° 5, p. XIX-XXII.
59. — The quantitative determination of sugar in blod. *Ibid.*, 1896, t. XX, p. VII-X.
60. **Pick.** — Ueber die Beziehungen der Leber zum Kohlenhydrat Stoffwechsel. *Arch. f. experiment. Pathol. u. Pharm.*, 1894, Bd. XXXIII, Heft IV u. V, S. 313.
61. **Prausnitz.** — Die Abstammung des beim Phloridzindiabetes angeschiedenen Zuckers. *Zeitschr. f. Biologie*, Bd. XXIX, Heft II, S. 168.
62. **Quinquaud.** — Action des glycosides et spécialement de la phloridzine sur l'organisme. *C. R. de la Soc. de biologie*, 1889, vol. XLI, p. 26.
63. — *Ibid.*, 1882, p. 535.
64. **Richter.** — Diuretica und Glykosurie. *Zeitschr. f. klin. Med.*, 1898, Bd. XXV, S. 481.

65. **Riva-Rocci.** — Azione del bagno di aria compressa sul diabete florizinico. *Gazz. med. di Torino*, 1892, XLIII, p. 983-985.
66. **Rosenfeld.** — *Verhandlung des Congress für innere Medicin.* Wiesbaden, 1894.
67. — Die Fettleber beim Phloridzin-Diabetes. *Zeitschr. f. klin. Medicin*, 1895, Bd. XXVIII, S. 256-269.
68. — *Ibid.*, 1898, Bd. XXXVI, S. 232-246.
69. **Saikowski.** — Centralblatt für die medicinischen Wissenschaften, 1855, S. 769.
70. **Schabad.** — *Wratsch*, 1892, n° 49.
— — Med. Obozr. Mosk., 1894, XLII, p. 662-671.
71. **Schaller.** — Urines fœtales et diabète phloridziqne. *Arch. f. Gynäk.*, 1899.
72. **Sée et Gley.** — Recherches sur le diabète experimental. *C. R. des séances de l'Acad. des sciences*, 1889, t. 108, p. 84.
73. **Seegen.** — *Der Diabetes mellitus.* Berlin, 1893.
74. **Seelig.** — Eine Methode zum Nachweis lokaler Zuckerauscheidung in den Organen, speciel in der Niere. *Arch. f. exper. Pathol. und Pharm.*, 1896, Bd. XXXVII, S. 156.
75. — *Ibid.*, 1897, Bd. XXXVIII, S. 158.
76. **Trambusti et Nesti.** — Pathologisch-anatomische Untersuchungen über Phloridzin-Diabetes. *Beiträge zur pathol. Anat. und zur allgem. Path.* E. Ziegler, 1893, Bd. XIV, Heft 2, S. 341.
77. **Willm et Hanriot.** — *Traité de Chimie minérale et organique.* Paris, 1889.
78. **Wurtz.** — *Dictionnaire de Chimie*, art. *Phloridzine.*
79. **Zuntz.** — *Verhandlungen der physiologischen Geselschaft zu Berlin.* Jahrgang 1894-95, n°s 16-17-18, S. 51.
80. — Zur Kenntniss des Phloridzin-Diabetes.
81. — *Dubois-Reymond Arch.*, 1894, S. 570.
82. **Zuntz et Vogelius.** — Ueber die Neubildung von Kohlehydraten in hungerden Organismus. *Dubois-Reymond Arch. f. Anat. und Physiol.*, 1893, Heft III u. VI, S. 378.

TABLE DES MATIÈRES

DEUXIÈME PARTIE

APPLICATION DE LA GLYCOSURIE PHLORIDZIQUE A LA CLINIQUE

Paris. — Typ. Chamerot et Renouard, 19, rue des Saints-Pères. — 37907.

www.ingramcontent.com/pod-product-compliance
Ingram Content Group UK Ltd.
Pitfield, Milton Keynes, MK11 3LW, UK
UKHW020211250726
13967UKWH00003B/1396

9 782012 989191